Kultur und Rasse

Von

Franz Boas

Mit einer Kurve im Text

Zweite unveränderte Auflage

Berlin und Leipzig 1922
Vereinigung wissenschaftlicher Verleger
Walter de Gruyter & Co.
vormals G. J. Göschen'sche Verlagshandlung · J. Guttentag, Verlagsbuchhandlung · Georg Reimer · Karl J. Trübner · Veit & Comp.

Druck von Metzger & Wittig in Leipzig

Vorwort zur ersten Auflage.

Das vorliegende Buch ist eine Neubearbeitung meiner im Jahre 1911 in englischer Sprache erschienenen Schrift „The Mind of Primitive Man“. Im einzelnen sind mancherlei Einwände gegen ihren Inhalt erhoben worden: ich habe versucht meine Ansichten deutlicher zum Ausdruck zu bringen und die Ausführungen überzeugender zu gestalten.

Zugleich habe ich die Interessen des deutschen Publikums, die Fragen, welche die deutsche Öffentlichkeit beschäftigen, in stärkerem Maße berücksichtigt, als das in der ursprünglichen Gestalt geschehen konnte. Aus diesen Gründen ist das Material umgeordnet worden und vielerlei ist neu zugesetzt. Das Schlußkapitel, das sich mit amerikanischen Verhältnissen beschäftigt, ist ausgefallen und an seine Stelle ist eine allgemeinere kurze Diskussion des Rassenproblems im sozialpolitischen Leben getreten.

Meinen Freunden, die mich durch Anregungen verpflichtet haben, meinen Dank, besonders aber meinem Freunde Professor Dr. Rudolf Lehmann in Posen für sein Interesse an der Arbeit und für ausgiebige Hilfe beim Lesen der Korrektur!

Columbia-Universität, New York,
im August 1914.

Der Verfasser.

Vorwort zur zweiten Auflage.

Infolge des Weltkrieges haben die in vorliegendem Buche besprochenen Probleme neue Wichtigkeit gewonnen. Möchte der Versuch einer wissenschaftlichen Untersuchung des Wesens der Rassenunterschiede zur Klärung der Anschauungen beitragen.

New York, Oktober 1921.

Franz Boas.

Inhalt.

I. Die Bewertung der Menschenrassen.

Unter den Lebensbedingungen der Neuzeit hat sich eine Völkerwanderung entwickelt, die durch ihre Großartigkeit die Volksbewegungen des Altertums klein und unbedeutend erscheinen läßt. Das Eindringen der nordeuropäischen Barbaren in das Mittelmeergebiet und die Eroberungszüge der nordasiatischen Stämme setzten wohl beträchtliche Menschenmassen in Bewegung, die einen Teil der Alten Welt durchzogen: heute aber hat sich ein gewaltiger Strom entwickelt, der von dem dichtbesiedelten Europa aus die fernsten Gestade des Weltmeeres erreicht und zur Bildung neuer großartiger Staaten geführt hat, deren Bürger nach vielen Millionen zählen, — ein Strom, der, langsam einsetzend, in immer breiterem Bette fließt und allmählich rückwärts greifend alle dicht bevölkerten Gebiete des Erdballes in sein Quellgebiet einzuschließen scheint. Durch diese Ereignisse und die damit verbundene Leichtbeweglichkeit des Individuums hat die Berührung zwischen verschiedenen Menschenrassen und -Typen einen früher unbekannten Umfang angenommen, besonders in Ländern, wie in den Vereinigten Staaten von Amerika, wo verschiedene Rassen aufeinanderstoßen; und bei Völkern, wie den Engländern, deren Unternehmungsgeist sie in enge Berührung mit allen Nationen gebracht hat.

Daher ist unserer Zeit die Verschiedenartigkeit der Leistungen und des geistigen Verhaltens der Rassen und Völker mit besonderer Stärke zum Bewußtsein gekommen, und die Frage nach ihrer Entwicklungsfähigkeit hat große

Bedeutung für das tägliche Leben gewonnen; denn anders gestaltet sich unser Verhalten, wenn wir in einigen Rassen oder Völkern nicht nur zurückgebliebene Mitglieder der Menschheit sehen, sondern sie auch unfähig zu weiterem Fortschritt halten; anders, wenn wir eine gleichartige Entwicklungsfähigkeit aller Menschenrassen anerkennen.

Am schärfsten stellt sich naturgemäß der Unterschied im Entwicklungszustande dar, wenn man die höchstzivilisierten Völker mit den sogenannten Naturvölkern, den Kulturarmen, vergleicht. Dürfen wir da nicht stolz auf die Stämme herabsehen, die auf niederer Kulturstufe verharren? Wir beherrschen die Naturkräfte und haben sie in unseren Dienst gezwungen. Unwirtliche Wälder haben wir in fruchtbare Gefilde verwandelt; die Gebirge bringen uns ihre Schätze dar; die wilden Tiere, welche die menschliche Arbeit bedrohten, sind ausgerottet, während wir andere, die uns nützlich sind, veranlassen, sich tausendfältig zu vermehren. Der Ozean trägt unsere Schiffe von einem Lande zum anderen, und unnahbare Gebirgszüge setzen unseren Straßen keine Schranken mehr in den Weg. Unser Geist hat den trägen Stoff in kraftvolle Maschinen umgestaltet, die nur der Berührung durch einen Finger bedürfen, um unseren mannigfachen Bedürfnissen zu dienen.

Welchen Gegensatz weisen hingegen die Völker auf, die es nicht verstanden haben, sich die Natur dienstbar zu machen, die mit Mühe eine armselige Existenz den Erzeugnissen der Wildnis abringen; die vergeblich versuchen, die Früchte ihrer Arbeit vor den wilden Tieren zu schützen; deren Bewegungen vom Ozean und von Gebirgen eingeschränkt sind; und die mit wenigen und einfachen Werkzeugen notdürftig ihre Lebensbedürfnisse befriedigen!

Es ist leicht verständlich, daß dieser augenfällige Gegensatz der Kulturformen zunächst als ein Gegensatz im Wesen der Kulturträger aufgefaßt wird, und daß der zivilisierte Mensch sich für ein höher organisiertes Wesen, im Vergleich zu dem Unzivilisierten, Kulturarmen, hält.

Es ist offenbar, daß wir bei dieser Auffassung unwillkürlich Kulturleistung und Kulturbefähigung gleichsetzen, und doch ist diese Annahme nicht ohne weiteres zwingend. Wir folgern, daß, weil die Kultur der zivilisierten Völker entwickelter ist, auch ihre Kulturfähigkeit größer sein muß; und da diese wieder vermutlich von der erblichen, anatomischen und physiologischen Entwicklung des Körpers und der davon bedingten Entwicklung des Geistes abhängt, so schließen wir, daß die zivilisierten Völker, insbesondere die der weißen Rasse, den vollkommensten Menschentypus repräsentieren. Wir begründen also unser Urteil auf der stillschweigenden Annahme, daß Kulturleistungen ausschließlich, oder doch wesentlich, von der Kulturfähigkeit abhängen.

Die Voraussetzung einer höheren Befähigung des Europäers führt unmittelbar zu einem zweiten Schlusse bezüglich der Unterschiede zwischen unserem Rassentypus und denen anderer Kontinente, oder sogar bezüglich der Typenunterschiede zwischen verschiedenen europäischen Völkern. Wir schließen etwa folgendermaßen: da die Fähigkeiten des Europäers am größten sind, ist auch sein körperlicher und geistiger Typus am höchsten entwickelt, und deshalb ist jede Abweichung vom europäischen Typus notwendigerweise ein Merkmal eines niederen Typus.

Unter sonst gleichen Bedingungen wird daher eine Rasse gewöhnlich als um so tiefer stehend betrachtet, je tiefgreifender ihr Unterschied von der weißen Rasse ist. Die Wirkung dieser Anschauung kann man auch in der wissenschaftlichen Literatur daran erkennen, daß die Versuche, anatomische Merkmale niederer Formen im Körperbau kulturarmer Völker zu finden, einen breiten Raum einnehmen und daß die Abwesenheit solcher Merkmale bei anderen Rassen besonders betont wird, wenn sie bei der weißen vorkommen.

Im Unterbewußtsein der Forscher schlummert eben die Erwartung, daß die weiße Rasse den höchstentwickelten Menschentypus repräsentiert.

Untersuchungen, die auf Volkssitten gerichtet sind,

liegt oft derselbe Gesichtspunkt zugrunde. Man nimmt an, daß die weiße Rasse die höchsten geistigen Fähigkeiten hat, weil ihre geistige Entwicklung am höchsten ist. Da die Grundformen der geistigen Beanlagung nicht so klar zu erkennen sind wie anatomische Merkmale, wird das Urteil über die geistige Beanlagung eines Volkes wesentlich durch den Unterschied zwischen seinen Gesellschaftsformen und den unseren bestimmt. Je größer der Unterschied zwischen ihrem intellektuellen, gefühlsmäßigen und moralischen Leben und dem unseren ist, um so härter fällt das Urteil über das betreffende Volk aus. Nur wenn ein Tacitus die Tugenden vergangener Zeiten unter fremden Völkern wiederzufinden glaubt, oder wenn ein Rousseau sich einen idealen Naturzustand erträumt, erscheinen die Sitten andersgearteter Völker als erstrebenswerte Ideale.

Nun könnte man vielleicht sagen, daß, obwohl Leistungen nicht notwendigerweise ein Maß der geistigen Anlagen sind, man doch im großen und ganzen vermuten darf, daß beide in engem Zusammenhange stehen. Die meisten Rassen haben doch gleich lange Zeit zur Entwicklung gehabt. Warum sollte denn allein die weiße Rasse, wenn ihr nicht eine besondere Anlage zur Hilfe gekommen wäre, eine Zivilisation entwickelt haben, welche die ganze Welt erobert, und im Vergleich mit der alle anderen Zivilisationen als schwache Ansätze erscheinen, die im Keime erstickt oder in ihrer Entwicklung gehemmt und auf früher Stufe stehen geblieben sind? Ist es nicht wenigstens wahrscheinlich, daß die Rasse, welche die höchste Kultur entwickelt hat, auch die begabteste ist, und daß Rassen, die auf tieferen Stufen verharren, unfähig waren, sich über dieselben zu erheben?

Um diese Fragen zu beantworten, müssen wir uns in kurzen Umrissen die Entwicklung unserer Zivilisation vor Augen führen und uns einige tausend Jahre zurückdenken, in die Periode, in der die Kulturen West- und Ostasiens in ihrer Kindheit waren. Im Laufe der Zeit wurden diese von einem Volke zum anderen übertragen. Völker, die eine Zeitlang die höchste Kulturentwicklung entfaltet hatten, sanken ins Dunkel zurück, und andere nahmen ihre Stelle ein. In der Dämmerung der Frühgeschichte sehen wir, wie die Kultur an gewissen Stellen haftet und bald von einem Volke, bald von einem anderen weitergeführt wird. In den häufigen Kriegen dieser Zeiten geschah es oft, daß das höher entwickelte Volk besiegt wurde. Die Sieger lernten aber von den Besiegten die Künste der höher entwickelten Lebensführung und setzten die Kulturarbeit fast ohne Unterbrechung fort. Auf diese Weise bewegten sich die Kulturzentren in einem kleinen Gebiete hin und her, und der Fortschritt war langsam und unsicher. Zu jener Zeit waren die Ahnen der Völker, die jetzt am höchsten zivilisiert sind, in keiner Weise von den Kulturarmen unserer Zeit zu unterscheiden. Es fragt sich nun, ob die Zivilisation des frühen Altertums so beschaffen war, daß wir für ihre Schöpfer eine von der aller anderen Rassen verschiedene Begabung annehmen müssen.

Wir müssen nun zunächst bedenken, daß keine einzige dieser Zivilisationen das ausschließliche Geisteserzeugnis eines einzigen Volkes war. Gedanken und Erfindungen verbreiteten sich damals ebensowohl wie heute, und obwohl der Verkehr langsam vor sich ging, trug doch jedes Volk, das an dieser frühen Kulturentwicklung teilnahm, zum allgemeinen Fortschritte bei. Zahllose Belege beweisen, daß Gedanken sich verbreitet haben, seit Völker miteinander in Berührung gekommen sind, und daß weder Rasse noch Sprache ihrer Ausbreitung je eine Grenze gesetzt haben. Da nun viele Völker zur Entwicklung der Frühkulturen beigetragen haben, müssen wir die Begabung aller gleichmäßig anerkennen, gleichviel, ob sie Hamiten, Semiten, Indoeuropäer oder Mongolen waren.

Es fragt sich nun, ob es nicht andere Rassen gibt, die gleich- oder ähnlichwertige Frühkulturen geschaffen haben. Es scheint mir, daß man die Kultur des alten Peru oder des alten Yukatan und Mexiko wohl mit den Frühkulturen der Alten Welt vergleichen darf. Obwohl der Gebrauch der Metalle nur in beschränktem Maße bekannt war und durchweg nichtmetallische Werkzeuge gebraucht wurden, war doch die Entwicklung der Kunstfertigkeiten in beiden Gebieten nicht wesentlich verschieden, wie ein Blick auf die Weberei, Töpferei und den Ackerbau lehrt. Besonders lehrreich ist der Vergleich der Bauwerke Amerikas mit denen Ägyptens und Babyloniens, denn an Beherrschung der Technik und Großartigkeit halten beide wohl den Vergleich aus. Edle Metalle und andere nutzbare Mineralien wurden durch Minenbau gewonnen. Die Schrift war schon aus den Anfangsstadien der Entwicklung herausgetreten, das Rechnen war bekannt und die astronomischen Kenntnisse waren bedeutend. Auch die politische und priesterliche Organisation in beiden Erdteilen steht auf etwa gleich hoher Stufe. Die Zähmung von Tieren dagegen war weit hinter der Entwicklung der Haustiere in der alten Welt zurückgeblieben, denn nur schwache Anfänge dieser Kunst finden sich in Amerika: der Gebrauch des Lama in Südamerika und etwa der Gebrauch von Truthähnen in Mittelamerika. Die Benutzung von Vieh zu Ackerbauzwecken war ganz unbekannt, und der Wagen als Transportmittel war nicht erfunden. So waren die Völker der alten Welt vielleicht schon etwas weiter in materieller Beziehung fortgeschritten, doch unterliegt es kaum einem Zweifel, daß der allgemeine Kulturzustand in den alten Kulturländern Asiens und Amerikas etwa auf gleicher Stufe stand. Diese Leistungen der amerikanischen Rasse sind ihr unabhängig von den Fortschritten in der alten Welt gelungen.

Lehrreich sind auch die Andeutungen des Vorhandenseins einer Frühkultur bei den Negern des westlichen Sudans. Ihre Erzeugnisse sind uns zuerst durch die kunstvollen Bronzegüsse von Benin bekannt geworden, deren technische und künstlerische Vollkommenheit, deren lebensvolle Wiedergabe des menschlichen Antlitzes gleich bemerkenswert sind. Jetzt beweisen die interessanten Funde, die wir Leo Frobenius verdanken, mit Sicherheit, daß diese Erzeugnisse einer alten, breit begründeten Kultur zuzuschreiben sind, deren politische Lebensäußerungen uns schon aus den älteren Berichten über die Sudanstaaten bekannt waren. Obwohl es sich hier wohl nicht um eine

Entwicklung handelt, die ganz außerhalb des Kulturkreises des Mittelmeeres steht, so beweisen ihre Erzeugnisse doch eine hohe schöpferische Kraft des alten Sudannegers.

Wenn wir nun die annähernde Gleichwertigkeit der meisten dieser Kulturen anerkennen, so können wir eine Verschiedenheit nur in ihrem zeitlichen Auftreten finden. Die Kulturen der alten Welt erreichen einen gewissen Höhestand etwa drei- oder viertausend Jahre vor den amerikanischen Kulturen.

Obwohl dieser Unterschied in der Entwicklungsgeschwindigkeit oft stark betont wird, kann ich darin keinen zwingenden Beweis für verschiedenwertige Rassenanlage erkennen; vielmehr scheinen die Gesetze, welche zufällige Ereignisse beherrschen, eine vollkommen ausreichende Erklärung zu bieten. Wenn zwei Körper mit durchschnittlich gleicher, aber variabler Geschwindigkeit dieselbe Strecke zurücklegen, wird ihre Stellung in einem bestimmten Zeitpunkte um so größere zufällige Unterschiede aufweisen, je länger die Strecke, die sie schon durchlaufen haben. Dieses wird um so mehr der Fall sein, wenn eine Geschwindigkeitszunahme stattfindet, die von der bereits zurückgelegten Strecke abhängt. Nach dem Gesetze, das zufällige Ereignisse beherrscht, würde im ersteren Falle stets ein Stellungsunterschied gleich wahrscheinlich sein, dessen Größe proportional der Quadratwurzel aus der zurückgelegten Strecke ist. Würde also eine Reihe von isolierten Völkern sich so entwickeln, daß nach einem Jahrhundert der durchschnittliche Unterschied in ihrer Entwicklung zehn Jahre betrüge, so würde man nach 10000 Jahren einen hundertmal so großen durchschnittlichen Unterschied, also 1000 Jahre, erwarten dürfen. Im zweiten Falle, welcher, wie wir später sehen werden, bei der Kulturentwicklung zutrifft, nimmt das Maß der zu erwartenden Unterschiede noch bedeutend rascher zu. Der Fall ist analog dem, der sich bei der Entwicklung des Individuums beobachten läßt: zwei ein paar Monate alte Kinder sind in ihrer physiologischen und geistigen Entwicklung einander sehr ähnlich; zwei gleichaltrige junge

Männer sind viel ungleicher; und von zwei gleich alten älteren Menschen mag der eine in der Vollkraft seiner Jahre stehen, während der andere schon dem Altersrückgange erliegt, — Erscheinungen, die sich restlos aus der zufälligen Entwicklungsbeschleunigung oder -verzögerung erklären, die das Leben mit sich bringt, die aber nicht auf erblicher Anlage zu beruhen brauchen.

Wendet man diese Betrachtungen auf die Geschichte der Menschheit an, so darf man sagen, daß ein Unterschied von ein paar tausend Jahren für den Eintritt in einen aus eigener Volkskraft gewonnenen höheren Kulturzustand belanglos ist, wenn man diesen Zeitraum an dem Alter des Menschengeschlechtes mißt. Die Entwicklungsdauer der heutigen Menschenrassen läßt sich nicht mit Sicherheit bestimmen, aber die Zeit, die verflossen ist, seit der Mensch als ein werkzeuggebrauchendes Wesen zuerst auftrat, ist sicher sehr lang und muß mit geologischen Zeiträumen gemessen werden. Pencks Untersuchungen über die Vergletscherung der Alpen während der Eiszeit haben ihn zu dem Schlusse geführt, daß das Alter des Menschengeschlechtes in Europa mehr als 100000 Jahre sein muß, und daß die hochentwickelte Kultur der Madeleine-Zeit mindestens 20000 Jahre zurückliegt. Wir haben keinen Grund, anzunehmen, daß die der Madeleine-Zeit entsprechende Entwicklungsstufe überall zur gleichen Zeit erreicht ist; vielmehr müssen wir als Anfangspunkt unserer Betrachtung den ältesten Zeitpunkt annehmen, von dem menschliche Spuren bekannt sind. Von diesem Gesichtspunkte aus ist es vollständig gleichgültig, ob eine Menschenrasse einen gewissen Standpunkt nach 100000 Jahren erreicht, den eine andere unabhängig nach 105000 Jahren erreicht hat. Als Beweis für die größere oder geringere Begabung der Rassen ist diese Tatsache ganz belanglos, weil sie sich genügend aus den zufälligen Ereignissen erklärt, die das Volk im Laufe seiner Geschichte erlebt hat. Sie ist kein zwingender Grund, höhere Fähigkeiten bei dem rascher entwickelten Volke anzunehmen (Waitz). Eine solche langsamere Entwicklung würde nur dann beweiskräftig sein, wenn man zeigen könnte, daß sie in vielen Fällen, unabhängig voneinander, immer wieder bei derselben Rasse vorkäme, während etwa die raschere Entwicklung in vielen voneinander unabhängigen Fällen charakteristisch für eine andere Rasse wäre.

Man mag nun vielleicht geneigt sein, diese Betrachtungsweise für die Anfänge der Kultur gelten zu lassen, und dennoch in den Leistungen des Hellenentums sowie in der wissenschaftlichen Entwicklung der Neuzeit etwas ganz anderes sehen, das nur aus der ungleich höheren Begabung der Schaffenden zu erklären ist. Diese Ansicht ist aus der geschichtlichen Erfahrung nicht zu widerlegen, da wir es nur mit einer einmaligen Erscheinung zu tun haben. Ob diese sich bei anderen Rassen hätte wiederholen können, wenn sie lange genug von Europäern isoliert geblieben wären, ist eine Frage, die nie zu beantworten sein wird, da eben diese Bedingung sich nicht eingestellt hat. Wir werden diese Frage jedoch im weiteren Verlaufe unserer Untersuchungen im Auge behalten müssen.

Wohl aber lehrt die Geschichte, daß alle Völker des europäischen Kulturkreises fähig sind, die Arbeit unserer modernen Kultur aufzunehmen und weiterzuführen. Nicht weniger ist dieses der Fall bei den Völkern des ost- und südasiatischen Kulturkreises; ja, man muß ernsthaft in Frage ziehen, ob die Schöpfungen des für unsere Geschichte so viel wichtigeren Hellenentums, sachlich betrachtet, den Leistungen jener überhaupt überlegen war.

Die Perioden kraftvoller Tätigkeit und leitender Kulturstellung, welche die Nationen Europas der Reihe nach innegehabt haben, lehren, wie sehr Leistungen von der Gunst oder Ungunst der Verhältnisse, wie wenig sie von Unterschieden in der erblichen Fähigkeit im Kreise der europäischen Völkerfamilie abhängen, — man müßte denn annehmen, daß die erblichen Anlagen starken Schwankungen unterworfen sind. Sollten wir dieser Anschauung, die besonders von Anhängern der Selektionstheorie vertreten wird, beipflichten, so müßten wir doch, um der Geschichte gerecht zu werden, gleichartige latente Anlagen annehmen, die bei günstigen Bedingungen immer wieder zum Durchbruch kommen.

Beachten wir das vorher über die Zufälligkeit in der zeitlichen Entwicklung der Kultur Gesagte, so werden wir in Bezug auf die zuletzt berührte Frage zu dem Schlusse kommen, daß es gar keinen Sinn hat, aus dem zeitlichen Nacheinander, in dem die Völker Europas die intensive Kulturarbeit aufgenommen haben, einen Schluß auf ihre Fähigkeiten zu machen, vor allem aber, wie so oft getan wird, aus ihrem heutigen Verhalten auf ihre späteren Leistungen schließen zu wollen. Wenn heute die willige Unterordnung unter das Gesetz, die Volksbildung, der industrielle Fortschritt, die wissenschaftliche oder technische Produktivität in einem Lande nicht mit unseren Verhältnissen übereinstimmen, sind wir nur zu bereit, dem betreffenden Volke die Fähigkeit abzusprechen, sich eine anders geartete Zukunft zu schaffen, besonders wenn es auf einen früheren Hochstand der Kultur zurückblicken kann. Ich glaube, die letzten sieben Jahrhunderte deutscher Geschichte lehren deutlich das Irrige dieser Auffassung, die für den ernsthaft Denkenden kaum einer Widerlegung bedarf.

Kehren wir zu der Frage zurück, inwieweit Kulturleistungen die Fähigkeiten einer Rasse zu bestimmen erlauben! Zunächst müssen wir bedenken, daß gegenwärtig so ziemlich alle Völker der weißen Rasse mehr oder weniger lebhaft an der modernen Kulturentwicklung teilnehmen, während bei keiner der übrigen Rassen die Zivilisation, die ein oder das andere Volk erreicht hat, die ganze Rasse durchdringt. Dieses bedeutet natürlich nicht, daß alle Völker der weißen Rasse die Keime der modernen Zivilisation mit gleicher Schnelligkeit ins Leben zu rufen befähigt waren; denn wir haben keinen Beweis dafür, daß die verwandten Stämme, die sich alle unter dem Einflusse einer von wenigen Völkern geschaffenen Kultur entwickelten, nicht ohne diese Hilfe eine viel längere Zeit gebraucht haben würden, um die Stellung zu erreichen, die sie jetzt inne haben. Man könnte aber wohl hierin eine starke Anpassungskraft erblicken, die sich nicht in gleicher Weise bei anderen Rassen findet.

Wir müssen daher zu verstehen suchen, wie es kam,

daß die Völker und Stämme des alten Europa sich so leicht die ihnen dargebotene Kultur aneigneten, während wir gegenwärtig nur den verderblichen Einfluß der Zivilisation auf kulturarme Völker gewahren, die vor ihrem Hauche zusammenschmelzen und verkommen, statt durch sie zu höheren Stufen erhoben zu werden. Vielleicht dürfte dieses ein Beweis für die höhere Beanlagung der Europäer sein.

Allein ich glaube, die Ursachen dieser Erscheinung beruhen nicht notwendigerweise auf der höheren Begabung der europäischen und asiatischen Rassen. Zunächst ist zu bedenken, daß die Naturvölker Europas und Asiens im Typus den zivilisierten Völkern des Altertums gleich oder ähnlich waren. Daher fiel eine der Hauptschwierigkeiten fort, die dem Fortschritte anderer Rassen heutzutage entgegenstehen: die Ausnahmestellung, die das Individuum einnimmt, das seinen Stamm verlassen hat, und nach voller Aufnahme der Zivilisation gesellschaftliche Gleichberechtigung mit den Europäern nicht genießt. Aus diesem Grunde konnten in alten Zeiten Kolonien durch Zuzug der eingeborenen Bevölkerung wachsen, was heutzutage nicht vorkommt.

Ferner waren Verheerungen durch Epidemien und andere eingeschleppte Krankheiten, die gegenwärtig eine unvermeidliche Begleiterscheinung der Berührung zwischen Europäern und kulturarmen Völkern bilden, nicht so furchtbar wie heute, da die zivilisierten Völker und die primitiveren Stämme in steter Nachbarschaft wohnten und nie so vollständig getrennt waren, wie Europäer und Indianer, Polynesier und Australier, so daß sie immer mehr oder weniger den gleichen Krankheitserregern ausgesetzt waren. Das Eindringen der Europäer in die Neue Welt und die Inselwelt des Stillen Ozeans dagegen brachte neue Krankheiten in diese Gebiete. Die Verwüstung von Menschenleben durch Epidemien, die der Entdeckung folgten, sind so wohl bekannt, daß wir von einer Beschreibung absehen dürfen. Überall, wo eine starke Bevölkerungsabnahme in einem dünn bevölkerten Gebiete stattfindet, geht die materielle Kultur sowohl wie die

Gesellschaftsordnung rasch zugrunde. Ein Beispiel für diesen zerstörenden Einfluß bietet die geistige Depression vieler Indianerstämme, die durch das Verschwinden ihrer alten Nahrungsquelle, des Wildes, gezwungen sind, sich einer neuen Lebensweise anzubequemen, und die gleichzeitig ganze Familiengruppen, welche priesterliche oder politische Pflichten erfüllen, aussterben sehen, ein Umstand, der die alten Ideen von Grund aus erschüttert und eine Stimmung hoffnungsloser Ergebung in das Geschick erzeugt.

Außerdem müssen wir bedenken, daß der Gegensatz zwischen unserer modernen Zivilisation und der Kultur der Kulturarmen in ökonomischer Beziehung viel größer ist, als der zwischen der Kultur der Alten und der rückständigeren Stämme, mit denen sie in Berührung kamen. Besonders wichtig in dieser Beziehung ist die hohe Entwicklung unserer Herstellungsmethoden von Gebrauchsgegenständen, welche die Industrien der Kulturarmen durch die billigen und massenhaft vom Europäer eingeführten Waren erdrückt. Ein Wettbewerb der primitiven Industrie mit modernem Maschinenbetrieb ist unmöglich, während in alten Zeiten die Handarbeit der Kulturarmen sehr wohl mit der Handarbeit der zivilisierten Völker in Wettbewerb treten konnte. Wenn ein Tag leichter Arbeit genügt, von dem weißen Händler ausgezeichnete Werkzeuge und gute Kleidungsstoffe zu bekommen, während die Herstellung der entsprechenden alten Werkzeuge oder Materialien, die zudem noch weniger brauchbar sind, wochenlange Arbeit erfordern würde, ist es nur zu erwarten, daß die langsame, mühevolle Herstellung einheimischer Produkte bald aufgegeben wird. Zudem werden in einigen Gebieten, z. B. in Nordamerika und in einigen Teilen Sibiriens, sowie in Australien, die eingeborenen Stämme durch die Überzahl der Einwanderer erdrückt, die sie so rasch aus ihrer Heimat verdrängen und sie so vollständig der Bewegungsfreiheit in ihrem alten Gebiet berauben, daß gar keine Zeit für eine allmähliche Assimilation bleibt. In älteren Zeiten dürfte es nicht oft solche Erscheinungen gegeben haben, in denen ein Volk von Einwanderern durch seine Zahl die Eingeborenen erdrückte. Beispielsweise ergeben die Schätzungen der Volksdichte Deutschlands, Frankreichs und Italiens zur Zeit der römischen Kolonisation für Deutschland eine ungefähre Bevölkerung von 250, für Frankreich von 450, für Italien von 1500 Einwohnern auf die Quadratmeile; Schätzungen, die natürlich nur Anspruch darauf machen können, die Verhältnisse ganz im allgemeinen zu schildern (Hoops). Die Wichtigkeit der Bevölkerungsdichtigkeit bei der Beurteilung dieser Erscheinungen ergibt sich auch sofort bei der Betrachtung der Rassenassimilation großer, dichtbesiedelter Gebiete der Neuzeit. So haben die Rassen Mexikos und der südamerikanischen Hochländer — der dicht besiedelten Gebiete Asiens nicht zu gedenken — erfolgreich die Berührung mit den Weißen überstanden, während in allen dünn bevölkerten Gebieten Amerikas die eingeborene Rasse dem Untergange verfallen ist.

Wir schließen aus all diesem, daß im alten Europa die Bedingungen für eine erfolgreiche Anpassung der kulturarmen Völker ungleich günstiger waren, als in den Ländern, wo sie heutzutage mit zivilisierten Völkern in Berührung treten. Wir brauchen darum nicht anzunehmen, daß die alten Europäer begabter waren als die Rassen, die erst neuerdings mit der Zivilisation in Berührung kamen (Gerland, Ratzel).

In dieser Beziehung ist auch die gesamte Kolonisationsgeschichte lehrreich. Wir haben schon die altrömische Kolonisation erwähnt, der in kleinerem Maßstabe die deutsche Kolonisation des slavischen Ostens an die Seite gestellt werden darf. Auffallend ist im Vergleiche zu diesen großartigen Erscheinungen das völlige Versagen europäischer Assimilation in fremdrassigen Gebieten, zumal wenn wir es mit den Erfolgen mohammedanischer, besonders arabischer Assimilation vergleichen, wie wir sie in Afrika und Südasien beobachten können. Besonders interessant ist die mittelalterliche Durchdringung der sudanesischen Staaten durch mohammedanische Elemente. Allerdings waren die Neger dieser Gebiete selbst hoch entwickelt. Ihre Kultur wurde aber offenbar später stark durch die mohammedanischen, hamitischen Völker gefördert, die zwischen der zweiten Hälfte des achten und dem elften Jahrhundert in den Sudan eindrangen und den Islam verbreiteten. Die Eroberer suchten sich Frauen unter den Eingeborenen, und die mehr oder weniger stark gemischten Völker, von denen einige fast reine Sudanneger sind, haben eine ungewöhnlich hohe Kulturstufe erreicht. Die Geschichte Bornus, mit der Barth und Nachtigal uns zuerst bekannt gemacht haben, ist vielleicht eines der besten Beispiele dieser Entwicklung, die sich in gleichem Typus über fast ganz Nordafrika verfolgen läßt.

Warum konnten nun die Mohammedaner diese Stämme so stark beeinflussen und sie nahezu auf dieselbe Kulturstufe erheben, die sie selbst inne hatten, während die Bemühungen der Weißen, den Neger in Afrika zu höheren Zielen zu führen, nur in höchst beschränktem Maße erfolgreich gewesen sind? Allerdings scheint es, als ob die Mohammedaner Westafrika zu einer günstigeren Periode erreichten, als eine lebhafte Kulturbewegung unter den Negern herrschte, die im Sudan eine hohe Entwicklung von Industrie und Kunst und eine Tendenz zu großzügiger Staatenbildung erzeugte, eine Bewegung, die in den Kunstwerken Benins und des Yorubalandes ihren höchsten Ausdruck findet. Doch war diese Bewegung zur Zeit der Ankunft der Portugiesen keineswegs erstorben, wie die Darstellungen von Europäern auf den kunstvollen Bronzen von Benin beweist. Allein es will mir scheinen, als ob die Art und Weise der Beeinflussung seitens der Mohammedaner weit tiefer greife. Während sie die Afrikaner ebenso, wie die Alten die Stämme Nordeuropas beeinflußten, entsenden die Weißen nur ihre Industrieerzeugnisse und einige wenige Vertreter ihrer Rasse. Eine wirkliche Verschmelzung zwischen gebildeten Weißen und Negern hat in Afrika eigentlich nie stattgefunden. Die Verschmelzung zwischen Negern und Mohammedanern wird besonders durch die Vielweiberei begünstigt, da die Eroberer sich mit Frauen des Landes verheirateten und ihre Kinder als Mitglieder ihrer eigenen Familie aufzogen.

Die Ausbreitung der chinesischen Zivilisation in Ostasien läßt sich wohl mit der allmählichen Ausdehnung der mittelländischen Kultur über Europa vergleichen. Kolonisation und Verschmelzung mit verwandten Völkern, in einigen Fällen Ausrottung rebellischer Untertanen mit darauffolgender Kolonisation haben zu großer Gleichheit der Kulturform in einem ungeheuren Gebiete geführt.

Endlich wollen wir noch die niedere Stellung der Neger in den Vereinigten Staaten besprechen, die so oft als Beweis dafür angeführt wird, daß der Schwarze sich keine höhere Zivilisation aneignen kann. Obwohl der Neger dort in engster Berührung mit der modernen Kultur lebt, dürfen wir nicht vergessen, daß das Gefühl der Minderwertigkeit der Negerrasse noch ebenso mächtig ist wie früher und ein fast unüberwindbares Hindernis gegen den Fortschritt und die Entwicklung bildet, trotzdem daß Schulen und Universitäten ihm vielfach offen stehen. Man könnte sich eher darüber wundern, wieviel in den kurzen Jahrzehnten seit der Aufhebung der Sklaverei im Kampfe mit großen Schwierigkeiten geleistet ist. Es ist schwer zu sagen, was aus dem Neger werden würde, wenn er mit dem Weißen auf gleichem Fuße stände. Statistische Untersuchungen über die Gelegenheit zum Broterwerb für den Neger in den Vereinigten Staaten beweisen schlagend die Ungunst der Verhältnisse, unter denen er in wirtschaftlichen Wettbewerb mit den Weißen tritt, selbst jetzt, wo die Gleichheit vor dem Gesetze in den Nordstaaten durchgeführt ist (Mary Ovington).

Die Unklarheit des ganzen Denkens, auf dem unsere Rassenvorurteile begründet sind, tritt nirgends so deutlich zutage, wie bei der Beurteilung des Negers. In Amerika besonders, wo Weiße und Schwarze in so enger Berührung leben, greift man als unwiderleglichsten Beweis schließlich immer auf den Rasseninstinkt zurück, der sich als eine Rassenabneigung oder ein Rassenwiderwille äußern soll. Wie wenig es sich hierbei um ein physiologisches Phänomen handelt, beweist die Existenz einer nach Millionen zählenden Mulattenbevölkerung, wie auch die Beschränkung des scharfen Gegensatzes auf Völker, die auf germanischer gesellschaftlicher Grundlage erwachsen. Der Romane ist in seiner Beziehung zum Neger viel lässiger. Sicher hat dieses Gefühl nichts mit dem Wert, der Lebenskraft und geistigen Anlage der Negerrasse zu tun, sondern ist ein gefühlsmäßiger Ausdruck von gesellschaftlichen Verhältnissen, der eben deshalb instinktiv genannt wird. In seinen physischen Quellen ist das Gefühl offenbar dasselbe wie der instinktive Widerstand gegen Kastenmischung in Indien und wie das alte Widerstreben gegen das Konnubium von Patriziern und Plebejern, Adeligen und Bürgerlichen, Christen und Juden, verstärkt durch das Bewußtsein der nie zu verwischenden Ungleichheit in der äußeren Erscheinung, welche ihren Gefühlswert zum Teil aus der verschiedenen Wertschätzung der Rassen schöpft. Ob und inwiefern die Körpermerkmale des Negers die einer niederen Rasse sind, werden wir später untersuchen. Offenbar spielt die Richtigkeit oder Unrichtigkeit dieser Annahme gar keine Rolle in dem Verhalten der Völker. Sie wird herangezogen, um das Verhalten zu rechtfertigen, aber das Verhalten gründet sich nicht auf sie.

In Wirklichkeit liegt in der Kultur des afrikanischen Negers nichts, das die landläufigen Eindrücke rechtfertigt. Ich glaube, man darf im großen und ganzen den Neger an die Spitze der kulturarmen Völker stellen. Ich habe schon von einigen Errungenschaften afrikanischer Kultur gesprochen. Für irgend jemand, der afrikanische Kultur nicht kennt, muß ein Gang durch ein völkerkundliches Museum eine Offenbarung sein. Er sieht da, daß der afrikanische Schmied, Korbmacher, Töpfer, Weber, Holzschnitzer Arbeiten hervorbringt, die künstlerischen Wert haben, die sorgfältig ausgeführt und Beweise einer liebevollen Vertiefung in die Arbeit sind. Ebenso lehrreich sind die Berichte über die Verhältnisse in Afrika. Da hören wir über gewerbsfleißige Dörfer, Handel und Märkte; über Rechtsprechung und geregelte Verwaltung. Das Vorkommen von Männern ungewöhnlicher Geisteskraft wird durch die Geschichte der großen afrikanischen Staatswesen erwiesen, nicht nur im mohammedanischen Norden, sondern auch in Süd- und Zentralafrika. Ich erinnere nur an die Kämpfe der Engländer mit den Zulus und an die Geschichte der Staatengebilde im südlichen Kongogebiete. Daß hier bei den allgemeinen Erscheinungen der Kulturarmut ein rasches Schwanken des Kulturzustandes herrscht, daß, wo heute blühende Staaten bestehen, morgen der Krieg eine Einöde geschaffen hat und ein allgemeiner industrieller Rückgang in die Erscheinung tritt, darf uns nicht in unserem Urteil stören, da es sich nur um die Beantwortung der Frage handelt, was die Rasse unter günstigen Verhältnissen leisten kann.

Aus unseren Überlegungen schließen wir, daß mehrere Rassen Zivilisationen entwickelt hatten, die den Urformen ähnlich waren, aus denen die europäische Kultur entsprossen ist. Eine Reihe günstiger Umstände machte die rasche Verbreitung der Frühkultur über Europa und Teile von Asien möglich. Darunter waren gleiche äußere Erscheinung, nahes Zusammenliegen der Wohngebiete und geringe Unterschiede der Produktionsmethoden die wichtigsten. Als später die zivilisierten Völker sich über die anderen Kontinente verbreiteten, waren die Völker, mit denen sie in Berührung kamen, ungleich ungünstiger gestellt. Großer Unterschied im Rassentypus, die frühere Isolierung, die verheerende Epidemien in den neuentdeckten Gebieten mit sich brachte, und der Fortschritt der Industrien machte die Ausgleichung der Unterschiede höchst schwierig. Die rasche Verbreitung der Europäer über die ganze Welt zerstörte alle die verheißungsvollen Anfänge, die hier und da im Entstehen waren. So geschah es, daß außer den Ostasiaten kein einziges Volk eine unabhängige Kultur entwickeln konnte. Die Eingriffe der Europäer schnitten die Weiterentwicklung der jungen Keime ab, ohne daß dieses Ereignis irgendwie von der Begabung der betroffenen Völker bestimmt gewesen wäre. Andererseits haben wir gesehen, daß kein großes Gewicht auf die frühere Entwicklung der Kultur in der alten Welt gelegt werden darf, da sie sich genügend als ein Ergebnis zufälliger Ursachen erklärt. Kurz zusammengefaßt: gesechichtliche Ereignisse sind ungleich wichtiger für die Rassenentwicklung gewesen als Begabung, und es folgt daraus, daß die Leistungen der Rassen nicht als Maßstab ihrer erblichen Begabung benutzt werden dürfen.

Nachdem wir so einen vorurteilsloseren Gesichtspunkt gewonnen haben, wollen wir unser Augenmerk genauer auf die Körpermerkmale der Menschenrassen, so weit sie für unsere Fragestellung von Wichtigkeit sind, lenken. Natürlich dürfen wir uns hierbei nicht auf gelegentliche und nichtssagende Bemerkungen von Reisenden stützen, die sich über die ungeheure Größe des Verdauungsapparates, die mangelhafte Entwicklung der Gliedermuskulatur oder die allgemeine Affenähnlichkeit ergehen, ohne irgendwelche greifbare Belege ihrer Behauptungen zu bringen, sondern wir dürfen nur ernsthafte Studien über die Körpermerkmale der Menschenrassen benutzen.

II. Einfluß der Erblichkeit auf den Typus des Menschen.

Ehe wir den Einfluß der Erblichkeit auf den Typus des Menschen besprechen können, ist es unumgänglich, die Stellung des Individuums in der Rasse und die Verhältnisse der Rassentypen zueinander schärfer ins Auge zu fassen, da Unklarheit über ,diese Beziehungen immer zu Mißverständnissen und irrtümlichen Schlüssen führt.

Wir haben bislang die Ausdrücke Rasse und Typus ohne weiteres gebraucht, als ob jede Rasse und jeder Typus eine fest bestimmte Form darstellte. Dieses ist nun durchaus nicht der Fall. Wenn wir alle in einem lokalen Typus vertretenen Individuen miteinander vergleichen, sehen wir sofort, daß sie durchaus nicht gleichartig sind, sondern beträchtliche Verschiedenheiten aufweisen. Wenn wir an einen Schweden und an einen Neger denken, so stehen uns zwei ganz verschiedene Formen vor Augen: der Schwede groß, blond und mit ein wenig welligem Haar, blauäugig, von heller Hautfarbe, mit feinem Gesicht und schmaler Nase; der Neger mittelgroß, mit schwarzem, krausem Haar, dunklen Augen, dunkler Haut, mit hervortretenden Mundteilen und breiter, flacher Nase. Diese Bilder sind aber nur Abstraktionen aus der Erscheinung der Vielzahl der Individuen, die jeden Typus zusammensetzen. Vergleichen wir die Schweden untereinander, oder die Neger untereinander, so ergibt sich sofort, daß jedes Individuum Eigentümlichkeiten hat, die von den anderen nicht geteilt werden. Es gibt große und kleine Schweden; ihr Haar ist hell oder dunkel, schlicht oder gewellt, ihre Hautfarbe heller oder dunkler, ihr Gesicht fein oder grob geschnitten. Und ebenso bei den Negern. Die Dunkelheit der Hautfarbe, das Vorstehen der Mundteile, die Flachheit der Nase — alle zeigen starke Variabilität. Nun hat die Erfahrung gezeigt, daß in fast allen solchen Fällen eine gewisse Form, oder eine gewisse Kombination von Formen, am häufigsten vorkommt, und daß Abweichungen von dieser Form je größer desto seltener sind. In diesem Sinne könnte man die häufigste Form die Norm nennen. So findet sich bei den Schweden vorherrschend Haar von einem gewissen Grade von Blondheit. Viel blonderes Haar, sowie viel dunkleres Haar ist seltener, und um so seltener, je stärker der Unterschied der betreffenden Haarfarbe von dem Normalblond ist. Die Eigentümlichkeit der Typen, verschiedenartige Formen zu umfassen, nennen wir Variabilität. Der Grad der Variabilität ist bei verschiedenen Gruppen verschieden. Mitunter sind die Individuen einer Gruppe ungemein gleichförmig, — dann ist das Vorkommen starker Abweichungen von der Norm sehr selten; in anderen Fällen ist die Verschiedenartigkeit der Individuen, die den Typus zusammensetzen, sehr groß, — dann mag die Norm selten und die stark von der Norm abweichende Werte mögen häufig sein. Da ein Typus um so variabler ist, je häufiger von der Norm abweichende Einzelformen vorkommen, kann der mittlere Betrag der Unterschiede zwischen den Einzelformen und der Norm als ein Maß der Variabilität gebraucht werden.[1]

[1] Eine eingehendere Besprechung der Meßbarkeit der Variabilität ist im Anhang gegeben.

Es ist notwendig hier mit größerer Schärfe den Unterschied zwischen einem konstanten Wert und einem Typus, der verschiedenartige Formen umschließt, ins Auge zu fassen. Es ist sofort einzusehen, daß die beiden Sätze: ein Kubikzentimeter Wasser (d. h. reines Wasser von größter Dichtigkeit, und an einem bestimmten Orte) wiegt ein Gramm; und: die Schotten sind 175 cm groß, nicht gleichartig sind. Wasser ist eben hier mit voller Schärfe definiert. Dehnte ich den Satz auf Wasser irgendwelcher Temperatur und mit irgenwelchen Beimengungen aus, so würden beide Sätze ihrer Form nach übereinstimmen. Ich glaube, dieses beweist, daß der wesentliche Unterschied der beiden Fälle in der Vollständigkeit der Definition von dem, was Wasser ist, gegenüber der unvollkommenen Definition von dem, was ein Schotte ist (oder auch von dem, was unreines Wasser ist), besteht; daß daher die Konstante das Maß eines vollständig definierten Objekts ist, der Typus oder auch die Variable, das Maß einer Klasse. Man sieht hieraus auch sofort, daß, je unvollkommener die Definition um so größer auch die zu erwartende Variabilität ist. Nur wenn wir alle Ursachen kennten und beherrschten, welche die Körperform eines Lebewesens bestimmen, könnte diese eine Konstante sein. Die Variabilität im Typus ist daher an sich kein biologisches Problem, sondern nur ein Ausdruck davon, daß die Körperformen der eine Klasse zusammensetzenden Individuen vielen unbekannten Einflüssen unterliegen.

Dieser Gesichtspunkt ist für die ganze anthropologische Auffassung von allergrößter Wichtigkeit, weil er beweist, daß jeder einzelne Angehörige einer Klasse oder eines Typus als **wesentliche** Merkmale die **Klassenmerkmale** hat, die aber durch unbekannte Ursachen modifiziert sind. Deshalb haben wir nie das Recht, gleichmaßige Individuen, die verschiedenen Typenreihen angehören, einander gleichzusetzen. Ein Beispiel aus der anorganischen Welt wird dieses klar machen. Wenn man eine Flüssigkeitsserie hat, die als 80prozentiger unreiner Alkohol, eine andere, die als 85prozentiger unreiner Alkohol klassifiziert ist, und die Verunreinigungen aus irgendeinem Grunde der chemischen Analyse, also einer vollen Erforschung der Ursachen, nicht zugänglich sind, so hat man nicht das Recht, ein Muster der ersteren Serie einem Muster der zweiten Serie gleichzusetzen, wenn sie zufällig in irgendeiner Beziehung gleiche Eigenschaften aufweisen sollten. Ja, man kann noch weiter gehen. Sollte Wasser unter den Verunreinigungen eine Rolle spielen, so daß etwa ein Muster der ersten und eines der zweiten Serie, etwa beide 82 Prozent Alkohol enthielten, so wären sie doch nicht ohne weiteres gleichzusetzen, da die Arten der anderweitigen Verunreinigungen der beiden Serien ganz verschieden sein können.

Es ist leicht zu beweisen, daß dieses nicht müßige Dialektik ist, sondern daß wirkliche Unterschiede in solchen Fällen die Regel, nicht die Ausnahme sind. Suchen wir z. B. aus einer Bevölkerung, die vorwiegend hellblond ist, Elternpaare von brauner Haarfarbe aus, so werden ihre Kinder immer im Durchschnitt blonder sein als die Eltern. Wählen wir aber Elternpaare von genau derselben Haarfarbe aus einer vorwiegend dunkelhaarigen Bevölkerung aus, so werden ihre Kinder immer im Durchschnitt dunkler sein als die Eltern.[1]

Die Wichtigkeit dieser Betrachtung beruht darin, daß man immer leicht geneigt ist, von bestimmten Gesichtspunkten aus gleich scheinende Typen zweier Serien ohne weiteres zu identifizieren und zu behandeln, als ob sie selbst unabhängige Typen seien. Dieser Fehler wird auch heute noch oft von besonnenen Forschern gemacht; und so redet man oft von Eigenschaften „der Blonden", „der

[1] Die folgenden Werte mögen eine derartige Erscheinung zahlenmäßig ausdrücken. Wählt man Familien aus, in denen Vater und Mutter einen Längenbreitenindex des Kopfes vom Werte 80 haben, und ist der Durchschnittswert des Längenbreitenindex des Kopfes für das Volk, dem sie angehören, 84, dann werden die Kinder einen durchschnittlichen Längenbreitenindex von etwa 82,4 haben. Sollte andererseits der Durchschnittswert für das Volk etwa 76 betragen, so würde bei Kindern der Väter und Mütter, die beide den Längenbreitenindex 80 haben, der entsprechende Wert etwa 77,6 sein.

Kurzköpfe", „der Schmalgesichter", ganz ohne Rücksicht darauf, daß sie sich immer nur als Glieder einer Serie finden und ihr Vergleich ohne Bezug auf die Serie, der sie angehören, gar keinen Sinn gibt; und je verschiedener die Serien sind, um so ausgesprochener wird dieses der Fall sein.

Andererseits wird man wohl zugeben dürfen, daß, wenn zwei Typen einander recht nahe stehen, dann auch die Ähnlichkeiten der Individuen, die in beiden Serien gleiche Maßwerte haben, beträchtlich sein werden. Auf dieser Annahme beruht nun ein zweiter Gesichtspunkt, der bei der Rassenvergleichung von Bedeutung ist.

Es ist schon im vorhergehenden angedeutet, daß die Verteilung der Maße bei verschiedenen Völkertypen gewöhnlich derart ist, daß die gleichen Maße in den verglichenen Serien vorkommen. So mag ein Volk im Durchschnitt kleiner sein als ein anderes. Darum werden aber doch dieselben Körpermaße in beiden vorkommen, nur werden die kleinen Maße bei ihnen häufiger, die großen seltener sein, und außerdem mögen die allerkleinsten Maße nur ihnen, die allergrößten nur dem größeren Volke angehören. Es wird also ein starkes Übergreifen der Zahlenwerte beider Serien stattfinden. Vergleicht man andererseits etwa Haarfarben eines dunkelhaarigen und eines blonden Typus, etwa der Norditaliener und Schweden, so wird das Übergreifen viel geringer sein, weil es die sehr vielfach vorkommenden dunklen Farben der Italiener in Schweden kaum gibt. Noch deutlicher würde eine solche Verschiedenheit sich bei einem Vergleiche der Hautfarben der Neger und der Nordeuropäer zeigen, bei denen es gar kein Übergreifen gibt. Es ist nun wohl klar, daß wir die Verschiedenheit zweier Typen nicht nur nach dem Unterschiede zwischen den häufigsten oder Durchschnittswerten bemessen, sondern daß sie auch um so verschiedener erscheinen müssen, je weniger die Serien übergreifen. So erscheint uns natürlich ein Garderegiment der Körpergröße nach deutlich verschieden von einem Füsilierbataillon der Linie, weil in beiden die Verschiedenartigkeit der Körpergröße durch Auswahl beschränkt ist, bei der Garde durch Auswahl der

Großen, bei den Füsilieren durch Auswahl der Kleinen. Stellen wir aber zwei natürliche Bevölkerungsgruppen nebeneinander, in denen Große und Kleine vorkommen, und die ebensoviel im Durchschnitt variieren, so erhalten wir nicht einen so klaren Ausdruck der Verschiedenheit, und diese erscheint daher weniger bedeutungsvoll.

Es läßt sich nun zeigen, daß, je später im Leben sich ein Individualmerkmal entwickelt, desto stärker das Übergreifen der Serien ist. Nach dem Vorhergehenden dürfen wir daher auch sagen, daß die entsprechenden Typenunterschiede um so weniger bedeutungsvoll, die Individualunterschiede dagegen um so wichtiger sind.

Spezifische Rassenunterschiede, d. h. Unterschiede, bei denen die Individualabweichungen in jedem Typus so klein bleiben, daß die Serien nicht übergreifen, sind fast alle schon in sehr frühen Lebensstadien voll entwickelt. Man darf wohl sagen, daß, je schärfer die Trennung zweier Typen, um so früher auch die Verschiedenheit sich herausbildet. So ist die wesentliche Rassenzugehörigkeit eines europäischen, eines indianischen und eines Negerkindes schon sehr früh und unverkennbar ausgesprochen. Vor dieser Entwicklung liegt eine Periode, in der zunächst die Typenverschiedenheit wohl in der Anlage vorhanden, aber noch nicht so spezifisch ausgedrückt ist; dann aber durch Differenzierung verstärkt wird. Es ist also dieses eine Lebensperiode, in der die Typendifferenzierung die Individualdifferenzierung überwiegt. Die Typendifferenzierung dauert bis zum vollendeten Wachstum und setzt sich sogar in gewissem Sinne durch das ganze Leben fort. Daher kommt es, daß die besonderen Volkscharaktere am deutlichsten bei Männern ausgesprochen erscheinen, da bei ihnen das Wachstum am intensivsten ist und am längsten dauert. In sehr frühem Lebensalter setzt aber auch eine Individualdifferenzierung ein, die ebenfalls das ganze Leben hindurch andauert. Es will nun scheinen, daß nach der Geburt die individuelle die erblich bestimmte Rassendifferenzierung stark überwiegt, so daß bei allen den Merkmalen, die zur Zeit der Geburt oder vielleicht kurz nachher nicht scharf spezifisch unterschieden sind, es auch nie zu einer vollkommenen

Scheidung kommt, vielmehr das Übergreifen der Serien beständig zunimmt. Ausgeschlossen hiervon sind einige sekundäre Geschlechtsmerkmale, die sich zur Zeit der Geschlechtsreife entwickeln und nur dem einen oder dem anderen Geschlecht angehören.

Es ist zu bemerken, daß all dieses nur von natürlich gegebenen Gruppen gilt; denn es ist wohl denkbar, daß durch geeignete Auswahl, oder, wo dieses möglich ist, durch künstliche Veränderung der Lebensbedingungen und durch Zuchtwahl individuelle Eigenschaften in Typeneigenschaften verwandelt werden können, indem man nämlich Gruppen von bestimmt gearteten Individuen züchtet. Dieses hat z. B. Johannsen in seinen Experimenten mit selbstbefruchteten Bohnen ausgeführt, die spezifisch verschiedene „reine Linien" ergeben, da durch seine Auswahl und die Inzucht die individuellen Merkmale einer kleinen, aus der stark variablen Gruppe herausgegriffenen Anzahl gleichartiger Individuen zu einer Gruppeneigenschaft erhoben wurden.

Es scheint nicht überflüssig, diese Behauptungen durch bestimmte Angaben zu erhärten. Zunächst möchte ich nachweisen, daß die Entwicklungsstufen, auf denen Individuen in einem bestimmten Alter stehen, um so stärker variieren, je älter die Individuen sind, so daß sich hieraus eine mit dem Alter stetig wachsende Verschiedenartigkeit gleichaltriger Individuen für solche Merkmale ergibt, die im Laufe des Lebens nicht konstant bleiben.[1] Wenn beispielsweise der durch den Durchbruch der ersten Milchzähne gekennzeichnete Zustand in seinem Eintritt um wenige Wochen, der durch den Durchbruch der Weisheitszähne bestimmte dagegen um etwa zwei Jahre variiert, so bedeutet dies, daß im letzteren Alter die gleichaltrigen Individuen stärker voneinander abweichen, als im ersteren. Es läßt sich nun durch die Untersuchung des Eintritts verschiedenartiger

[1] Hier ist von solchen Wachstumserscheinungen abzusehen, die rasch an Geschwindigkeit abnehmen. Bei diesen kann während der Periode der Verlangsamung des Wachstums die Verschiedenartigkeit der Serie geringer werden.

physiologischer Erscheinungen zeigen, daß der Grad der Verschiedenartigkeit von der Geburt an sehr rasch zunimmt. Zur Zeit der Geburt bemißt sich die Variabilität der Zeit des Eintritts bestimmter Entwicklungsstufen nach Tagen, im Alter von zwanzig Jahren beträgt sie $1^1/_2$—2 Jahre, und ist im Alter von 45 Jahren auf etwa 4 oder 5 Jahre gewachsen.

Nun hat die so zunehmende Verschiedenartigkeit der Entwicklungsstufen nur eine Bedeutung für Lebenserscheinungen, die sich ihnen gemäß stetig ändern. Dieses trifft besonders bei physiologischen und psychologischen Vorgängen zu, die fast alle stark vom Alter beeinflußt werden. Zirkulation, Ernährung, Nerven- und Muskeltätigkeit hängen so stark vom Alter ab, daß man bei ihnen allen mit zunehmenden Jahren eine verstärkte individuelle Verschiedenartigkeit erwarten muß. Ihre Individualunterschiede nehmen daher mit der Zeit zu.

Andererseits haben wir keine Beobachtungen zu verzeichnen, die beweisen, daß auf höheren Altersstufen, besonders nach der Geschlechtsreife, Typendifferenzen sich noch irgendwie in dem Grade verstärken, wie dies bei Individualdifferenzen der Fall ist. Sollte sich dieses bei weiterer Forschung bestätigen, so würde sich ergeben, daß bei physiologischen und psychologischen Erscheinungen die Verschiedenartigkeit der Typennormen im Vergleich zu der Größe der Individualdifferenzen mit dem Alter abnimmt. Ist daher die Typendifferenz schon in der Jugend klein, so wird das gegenseitige Übergreifen der Serien, das wir vorher erläutert haben, mit dem Alter immer größer werden.

Die ganze Erscheinung der zunehmenden Verschiedenartigkeit der Entwicklungsstufe im Verlaufe des Lebens ist natürlich belanglos für Merkmale, die sich vom Ende der Wachstumsperiode bis ins Greisenalter nicht wesentlich ändern. Die meisten anatomischen Merkmale gehören in diese Klasse. Aber ganz abgesehen von diesem Gesichtspunkte könnten sich ja trotz der Zunahme der Verschiedenartigkeit der Entwicklungsstufen Rassenunterschiede verstärken, wenn die Wachstums-, bezüglich Rückgangsperiode in verschiedenen Rassen ganz anders geartete Eigenheiten hätten. Daß diese vorkommen, ist oft behauptet aber nie bewiesen worden. Besonders ist die Ansicht ausgesprochen worden, daß die Dauer der Wachstumsperiode bei verschiedenen Rassen typisch verschieden sei. In einem solchen Falle wäre Zunahme der Differenzierung im Laufe des Lebens möglich, falls nicht die Verkürzung der Wachstumsperiode mit einer Beschleunigung der Wachstumsgeschwindigkeit verknüpft sein sollte, wie das bei den verschiedenen Gesellschaftsschichten derselben Rasse wohl vorkommt. Bislang ist indessen nur der Beweis erbracht, daß wohl nicht die Wachstumsraten bei allen Rassen ganz gleich sind, aber nicht, daß sie wesentlich voneinander abweichen. So wissen wir ziemlich sicher, daß der Halbblutindianer etwas anders wächst als der Vollblutindianer, die Unterschiede sind aber nicht derart, daß sie eine endgültige größere Rassenverschiedenheit hervorbringen.

Wir wissen leider noch allzuwenig über das verschiedenartige Wachstum der Menschenrassen und können deshalb unsere Frage nicht mit voller Sicherheit beantworten. Alle bekannt gewordenen Untersuchungsserien weisen aber darauf hin, daß vom fünften Jahre an bei rasch weiterwachsenden Merkmalen das Maß der individuellen Unterschiede bedeutend rascher zunimmt als der kleine noch zu erwartende Zuwachs der Typenunterschiede. Wir dürfen daher wohl die bis jetzt bekannten Tatsachen dahin zusammenfassen, daß wohl durchweg für Organe, für die sich kurz nach der Geburt noch keine scharf ausgesprochenen Rassenmerkmale herausgebildet haben, diese auch nicht mehr zum Durchbruch kommen, daß vielmehr die allgemeine Tendenz die sein wird, ein stärkeres Übereinandergreifen der Typen bei den raschen und lang andauernden Veränderungen ausgesetzten Formen und Körperfunktionen herauszubilden.

Die schärfere Fassung des Typenbegriffs, die wir zu geben versucht haben, setzt uns nun in den Stand, der Untersuchung der Verschiedenartigkeit menschlicher Körperformen näher zu treten.

Wir müssen hierbei scharf zwischen zwei Problemen

unterscheiden, die allzuoft bei vergleichenden Untersuchungen über die Eigenschaften, besonders aber die geistigen Eigenschaften von zivilisierten und kulturarmen Völkern verquickt werden. Das eine bezieht sich auf Unterschiede zwischen Rassen; das andere auf Unterschiede zwischen Gesellschaftsgruppen, die der gleichen Rasse angehören. Die Ausdrücke „zivilisiert“ und „kulturarm“, „primitiv“ oder „Naturvolk“ enthalten nichts, das auf Rasse Bezug hat, und es ist wohl denkbar, daß es zivilisierte Gruppen gibt, die verschiedenen Rassen angehören, wie etwa Chinesen und Europäer, und daß es zivilisierte und kulturarme Völker gibt, die der gleichen Rasse angehören, wie etwa die Yukagieren in Sibirien und die Chinesen, oder wie die gebildeten Neger der Vereinigten Staaten und die Stämme der afrikanischen Küste. Die beiden Probleme, von denen sich das eine auf die Verschiedenheit der Menschenrassen, das andere auf die Verschiedenheiten zwischen den Gesellschaftsgruppen derselben Rasse bezieht, sind natürlich grundverschieden und verlangen ganz gesonderte Betrachtung. Das erstere ist ein Problem der Erblichkeit, das zweite des Umweltseinflusses.

Wir wollen zunächst das Problem der Erblichkeit besprechen, denn, selbst wenn man die größtmögliche Wirkung des Umweltseinflusses zugibt, ist doch nicht an der Tatsache zu rütteln, daß alle Hauptmerkmale des Menschen zu allererst auf erblicher Anlage beruhen. Die Nachkommen von Negern sind und bleiben Neger, die von Weißen Weiße. Wir dürfen sogar viel weiter gehen und sagen, daß alle hauptsächlichen Einzelzüge eines jeden Typus sich bei seinen Nachkommen wieder vorfinden müssen, daß sie aber durch Einflüsse der Umwelt modifiziert in die Erscheinung treten können. Es ist mir wahrscheinlich, daß der Umweltseinfluß sich so äußert, daß, wenn eine Rasse in neuer Umgebung ihren Charakter ändert, sie doch bei der Rückkehr in die alten Verhältnisse auch wieder wesentlich die alte Form annehmen würde. Diese Ansicht ist nicht durch anthropologisches Material zu erhärten, scheint aber plausibel, da sie analog dem Verhalten von Pflanzen und Tieren ist. Es ist natürlich höchst wichtig, diesem Problem an der Hand von anthropologischem Untersuchungsmaterial nahezutreten. Dieses ist bislang nicht geschehen.

Um nun ein klareres Bild des Rassenproblems zu erhalten, müssen wir zunächst einige allgemeinere Fragen über Erblichkeit kurz beleuchten. Von modernen Anthropologen werden zwei Theorien betreffs der Art der Vererbung elterlicher Merkmale vertreten. Francis Galton und seine Anhänger glauben, daß die Körperform eines jeden Individuums von dem Rassentypus der Eltern abhängt, daß sie indessen durch die Tendenz beeinflußt wird auf die Form zurückzuschlagen, die gerade in der Mitte zwischen der individuellen Form des Vaters und der Mutter steht. Ist z. B. der Vater eines Individuums ungewöhnlich groß, die Mutter wenig größer als der für die Rasse charakteristische Mittelwert, so wird angenommen, daß die Kinder im Mittel eine Körpergröße besitzen würden, die dem typischen Mittelwerte für die Rasse näher liegt, als die exzessiven Werte der Eltern, daß die Abweichung der Körpergröße der Kinder vom Mittel aber nur von dem Werte, der genau zwischen den Maßen beider Eltern liegt, abhängig sein würde.

Diese Ansicht ist aber kaum haltbar gegenüber den zahllosen an Pflanzen und Tieren gemachten Beobachtungn, die zeigen, daß bei der Mischung von Varietäten gewisse Nachkommenreihen dem väterlichen, andere dem mütterlichen Typus folgen, allerdings nicht in der Weise, daß ein Individuum alle väterlichen oder mütterlichen Merkmale aufweist, sondern so, daß diese ein buntes Gemisch bilden, welches nur in wenigen Beziehungen beschränkt zu sein braucht. Bekanntlich gründet sich diese Anschauung auf eine Reihe von Beobachtungen, die von Gregor Mendel gemacht sind, und man nennt diese Aufspaltung der Merkmale deshalb Mendelsche Vererbung. Ihre allgemein durchgehende Eigentümlichkeit ist das Aufspalten der elterlichen Merkmale in ganz bestimmten zahlenmäßigen Verhältnissen, nämlich so, daß bei den Nachkommen von zwei Typen, die rein und generationsweise weitergezüchtet werden, so daß die Paare immer nach gleichen Merkmalen ausgesucht werden, in jeder Generation verschiedene Typen mit bestimmter Häufigkeit auftreten. Ein einfacher Fall ist etwa der, daß bei der Hybridisierung zweier Pflanzen die erste gemischte Generation einen Mischtypus darstellt; die folgende, nur aus der ersten gemischten Generation gezogene Serie in drei Typen auseinanderfällt, von denen der erste und zweite je einem Elterntypus gleicht und je ein Viertel aller Individuen umfaßt, während der dritte, welcher die übrige Hälfte ausmacht, wieder der ersten gemischten Generation gleicht. Zieht man nun das erste oder zweite Viertel dieser Generation rein weiter, so bleibt der Typus der Nachkommen konstant. Die Mischform erscheint nie wieder. Zieht man den Rest weiter, so spaltet er sich wieder in denselben Zahlenverhältnissen. Es kommt auch häufig vor, daß der eine Elterntypus der ganzen Mischform seinen Typus aufprägt. In einem dem vorigen analogen Falle würde dann die ganze erste gemischte Generation dem einen Elterntypus gleich sein, den man deshalb den dominanten Typus nennt; das erste Viertel der nächsten Generation würde dem zweiten Elterntypus gleichen, die übrigen drei Viertel aber dem ersten Elterntypus. Wie gesagt, das Gemeinsame all dieser Erscheinungen liegt in der Bestimmtheit der zahlenmäßigen Häufigkeit verschiedener Typen, nicht in den absoluten Zahlenwerten selbst, die bei verschiedenen Tieren und Pflanzen, und bei verschiedenen Merkmalen sehr verschiedenartig sind (Baur, Plate).

Hiernach dürfte man also annehmen, daß auch beim Menschen der Nachkomme zweier verschiedener Typen in bezug auf jedes Einzelmerkmal wohl ein gemischter Typus sein kann, daß aber seine Nachkommen, falls kein neuer Einschlag stattfindet, zum Teil gemischte Typen sein, zum Teil aber auch auf den einen oder anderen Elterntypus in Bezug auf einzelne Merkmale zurückschlagen werden.

Ich glaube der erste, der das Aufspalten alter Rassenmischungen beim Menschen zu unserer Kenntnis gebracht hat, war Felix von Luschan, der nachwies, daß im südlichen Kleinasien die Kopfform bei einer gesellschaftlich einheitlichen Bevölkerung sehr stark schwankt, und daß sich deutlich Individuen, die der armenoiden Bevölkerung des inneren Kleinasiens, mit ausgesprochen kurzem, hohen Kopfe gleichen, von anderen unterscheiden lassen, die dem lang- und niedrigköpfigen syrischen Küstentypus angehören. Zwischen diesen beiden Typen liegende Formen kommen dagegen selten vor. Es handelt sich hier demnach um eine alte, jahrtausendelang fortgesetzte Mischung, bei der die Ahnentypen immer wieder zum Durchbruch kommen.

Ganz ähnliche Verhältnisse haben sich in Italien nachweisen lassen, wo im Norden eine stark kurzköpfige, im Süden eine langköpfige Bevölkerung wohnt. Im mittleren Italien sind beide Typen infolge von Jahrtausende anhaltenden Völkerwanderungen stark gemischt. Hier zeigen nun die Norditaliener und Süditaliener viel größere Einheitlichkeit des Typus, als die aus beiden gemischten Mittelitaliener, und die starke Verschiedenartigkeit in Bezug auf den Kopfindex, die sich hier findet, ist wohl nur als Rückschlag auf die beiden Komponenten der lang fortgesetzten Mischung zu verstehen.

Ähnliche Beobachtungen konnte ich bei amerikanischen Mestizen, d. h. Kindern indianischer Mütter und weißer Väter machen. Das meiste mir zur Verfügung stehende Material waren Mischlinge späterer Generationen. Der auffälligste Maßunterschied zwischen der amerikanischen und europäischen Rasse findet sich in der Gesichtsbreite. Eine ziemlich lange Serie von Gesichtsbreiten von Mestizen zeigt nun deutlich, daß diese sich nicht um den Mittelwert zwischen den Maßen beider Rassen bewegen, sondern daß die Kinder sich entschieden entweder dem Typus der Weißen oder dem der Indianer nähern. Mit anderen Worten die typische Erscheinung Mendelscher Bastarde, bei denen in späteren Abkömmlingen gemischter Generation Reincharaktere gefunden werden, ergab sich hier in Gestalt einer entschiedenen Neigung zum Rückschlag auf reinere, den elterlichen Formen nahe verwandte Formen, und selteneres Vorkommen der zwischenliegenden Werte. Die Beobachtungen scheinen auch anzudeuten, daß die erste Bastardgeneration sich nicht merkbar von den späteren Generationen unterscheidet und die Neigung zu Rückschlägen allen Generationen eigen ist. Die Verteilungsform der Maße läßt sich aber wohl kaum restlos als ein vollständiger Rückschlag auf die Elternrassen erklären.

Es darf hier noch erwähnt werden, daß nicht alle Körpermerkmale der Halbblutindianer die gleiche Tendenz haben, daß z. B. die Körpergröße der gemischten Rasse die beider Elternrassen übertrifft.

Ähnliche Verhältnisse hat Eugen Fischer bei den Mischlingen, die von Hottentotten und Buren abstammen, gefunden. Hier zeigt die Haarform ganz deutlich die Tendenz, vorwiegend auf die elterlichen Formen zurückzuschlagen. Die Mischlinge haben vorwiegend entweder krauses oder schlichtes Haar. Mittelformen scheinen seltener zu sein. Auch andere Eigenschaften fallen vielleicht auseinander, obwohl dieses nicht so deutlich zutage tritt, wie man vielleicht erwarten dürfte. Die Körpergröße verhält sich ähnlich wie die der indianischen Mestizen. Sie übertrifft die beider Elterntypen.

Es gibt noch mancherlei Einzelbeobachtungen, die angeblich nachweisen sollen, daß die Mendelschen Gesetze auch beim Menschen gültig sind; doch scheinen mir die Beobachtungen nicht überzeugend und reichen nicht hin, um die Vorgänge der Erblichkeit aufzuklären. Sie zeigen aber doch mit Sicherheit, daß oft eine Aufspaltung der Mischtypen, ein wechselnder Rückschlag auf die Elternformen stattfindet.

Es ist nun außerordentlich wichtig zu wissen, ob dieses Aufspalten nur bei Rassenmischung vorkommt, oder ob es sich auch bei Familien, die dem gleichen Typus angehören, nachweisen läßt. Ich bin in der Lage gewesen, diese Frage bei den in New York lebenden osteuropäischen Juden zu untersuchen. Eine einfache Überlegung zeigt, daß, falls die Körperform der Kinder nur von dem Mittelwerte der entsprechenden Formen der Eltern bestimmt wird, dann die Kinder einer Familie denselben Ähnlichkeitsgrad untereinander haben müssen, wie groß auch der Unterschied zwischen den Körperformen der Eltern sein mag; denn wenn sie nur auf die Mittelform zwischen den Eltern zurückschlagen, so ist es einerlei, ob die Mutter ein sehr kleines und der Vater ein sehr großes Maß aufweist, oder ob beide Eltern den Mittelwert des Maßes besitzen. In beiden Fällen würde der Mittelwert für die Elternpaare der gleiche sein und ihr Einfluß auf die Kinder sollte daher auch in beiden Fällen derselbe sein. Wenn andererseits Rückschläge auf die Elternformen stattfinden sollten, müßte dieser Einfluß ganz anders sein. In Familien, in denen beide Eltern Maße nahe dem Mittelwerte aufweisen, sollten die Maße der Kinder auch um den Mittelwert schwanken. Wenn aber die Mutter ein ungewöhnlich kleines, der Vater ein ungewöhnlich großes Maß hat, müßten einige Kinder der Mutter, andere dem Vater ähneln, und deshalb müßte man in den Familien um so größere Unähnlichkeit der Geschwister erwarten, je verschiedener die Typen der Eltern sind. Die Zusammenstellung von Material, das bei mehreren tausend Familien gesammelt ist, zeigt nun deutlich, daß die Verschiedenartigkeit der Kinder von Eltern, die beide der gleichen Rasse und dem gleichen lokalen Typus angehören, um so größer ist, je größer der Maßunterschied zwischen beiden Eltern ist, so daß wir eine entschiedene Neigung zu Rückschlägen auf die Elternformen annehmen dürfen. Einen Beweis der Dominanz für irgendeinen Typus gibt es aber nicht. Diese Beobachtungen entsprechen ganz den laufenden Vorstellungen über Ähnlichkeit zwischen Eltern und Kindern.

Die Beziehungen zwischen den leiblichen und geistigen Eigenschaften von Eltern und Kindern lassen sich auch in einer anderen Form zum Ausdruck bringen. Welche Form nämlich auch die Erblichkeit haben mag, ob sie sich in Rückschlägen, Dominanz oder Zwischenformen äußert, immer wird das Resultat sich als eine durchschnittliche Ähnlichkeit zwischen Eltern und Kindern ausdrücken lassen. Sind viele Kinder den Eltern gleich, oder sind die Unterschiede zwischen Eltern und allen Kindern gering, so wird sich immer ein hoher Grad von Ähnlichkeit ergeben.

Es ist hier notwendig, auf den relativen Wert des Begriffes „Ähnlichkeit" aufmerksam zu machen, der in gewissem Sinne der Relativität des Begriffes „Typenunterschied" analog ist. Diesen haben wir auf S. 18ff. besprochen.

Diese Relativität ist leicht einzusehen. Haben wir eine Bevölkerung, die nur aus Schweden besteht, so sind die Unterschiede zwischen Eltern und Kindern augenfällig. Haben wir eine Bevölkerung, die zur Hälfte aus reinen Negern, zur Hälfte aus reinen Schweden besteht, so ist die Ähnlichkeit zwischen schwedischen Kindern und ihren Eltern groß. Was hier in einem extremen Falle vorliegt, kommt aber überall vor: die Familienähnlichkeit ist um so auffallender, je größer die Verschiedenartigkeit der Familien, die ein Volk zusammensetzen. Man sieht ja leicht, daß, wenn wir nur eine einzige Familie in Betracht ziehen, es auch keine Familienähnlichkeit mehr gibt, sondern nur individuelle Unterschiede. Es folgt hieraus, daß sich auch keine zahlenmäßige Angabe über die Ähnlichkeit von Eltern und Kindern machen läßt, ohne die Verschiedenartigkeit der Bevölkerung in Betracht zu ziehen.

Diese zahlenmäßige Bestimmung läßt sich etwa auf folgende Weise machen. Wählt man eine Anzahl von Müttern aus, die alle um den gleichen Betrag von dem Mittelwerte, der für die gesamte Bevölkerung charakteristisch ist, abweichen, so kann man dann den Mittelwert ihrer Kinder bestimmen und berechnen, wieweit dieser von dem Mittelwerte der gesamten Bevölkerung abweicht. Je näher die Werte für Mütter und Kinder zusammenfallen, um so größer wird die Ähnlichkeit sein; je weiter sie voneinander abstehen, um so größer wird die Unähnlichkeit sein. Ihr gegenseitiges Verhältnis wird daher ein Maß der Ähnlichkeit sein. In dem Beispiele der gemischten Neger- und Schwedenbevölkerung werden natürlich die Variationen der Farbe für jede der beiden Gruppen relativ sehr klein sein, und man könnte ohne weiteres sagen, die Kinder aller Schwarzen sind schwarz, die Kinder aller Weißen weiß, so daß die Ähnlichkeit, durch das Verhältnis zwischen dem Maße der Eltern und dem mittleren Maße ihrer Kinder ausgedrückt, gleich eins sein würde. Betrachtet man andererseits eine rein schwedische Bevölkerung, so ergeben sich kleine Differenzen im Teint, die sich als eine viel kleinere Ähnlichkeit zwischen Eltern und Kindern ausdrücken müssen. In biologischem Sinne können wir daher nicht von einer

Ähnlichkeit sprechen, die nicht zugleich ein Maß der Heterogeneität der Bevölkerung ist. Je inniger alle Elemente durch Inzucht vermischt sind, um so reiner wird die biologische Ähnlichkeit zum Ausdruck kommen. Je stärker die Heterogeneität, die unvollkommene Ausgleichung der Volkselemente durch selektive Paarung oder durch anders hervorgebrachte Differenzierung, um so größer wird die scheinbare Ähnlichkeit zwischen Eltern und Kindern sein.

Es ist vielleicht nicht überflüssig, diese Verhältnisse noch von anderer Seite zu beleuchten. So weit erbliche Einflüsse in Betracht kommen, ist natürlich jedes Individuum in seiner Körperform von allen seinen Ahnen bestimmt. Abweichungen können nur durch Umweltseinflüsse und andere ähnlich wirkende Ursachen zustande kommen. Dieses bedeutet nicht, daß jedes Individuum dieselbe Form haben muß, sondern daß die allgemeine Verteilung der Formen festbestimmt ist. Hätten wir nur intermediäre Erblichkeit, so müßten alle Individuen einer Serie bei panmiktischer Paarung die gleiche Form haben, da eben jedes Individuum das Mittel aus allen Elternpaaren darstellen würde, die natürlich um so mehr gleich sein würden, je länger die Mischung fortdauert. Bei irgendeiner Form Mendelscher Erblichkeit dagegen hat jede Generation Variabilität wegen der verschiedenartigen Rückschläge. Für eine Ahnenserie muß aber der Mittelwert für jede Generation derselbe bleiben, da bei panmiktischer Mischung auch die Arten der Mischungen dieselben bleiben. Am einfachsten liegt dieser Fall bei fortgesetzter Selbstbefruchtung. Was auch das Gesetz der Erblichkeit sein mag, es kann sich in diesem Falle kein Einfluß der Gesamtbevölkerung auf die Abkömmlinge mehr geltend machen, sondern alles spielt sich im Rahmen dieser einen Linie ab. Dasselbe ist aber auch bei einer festen Ahnenlinie der Fall. Bekanntlich hat Johannsen diese Erscheinungen experimentell entdeckt und sogar gezeigt, daß z. B. bei selbstbefruchteten Bohnen die Abweichungen der Individuen von dem Mittel der Linie gar keinen hereditären Wert haben. Es ist aber im Auge zu behalten, daß diese Erscheinung bei jeder Art von Erblichkeit eintreten muß und nur ein Ausdruck der Gleichartigkeit der Abstammung der Familiengruppen ist, daß daher die isolierte Linie etwas ganz willkürliches ist, und nur ein ausgewählter Fall der unendlich vielen Erblichkeitslinien darstellt, die in der ganzen Serie vorkommen.

Es sind demnach bei der Beurteilung der Ähnlichkeit zwischen Eltern und Kindern zwei Fragen zu unterscheiden: die Homogeneität der Serie und die Abhängigkeit der Maße der Kinder von denen der Eltern in einer aus dieser Gesamtserie herausgegriffenen Gruppe gleicher Abstammung.

Bestimmt man nun den Grad der Ähnlichkeit zwischen Eltern und Kindern, so ergeben sich nicht überall die gleichen Werte. Englische Forscher haben in einer Anzahl von Fällen Werte für die Ähnlichkeit zwischen Eltern und Kindern erhalten, die etwa 0,46 betragen; d. h. also: wenn z. B. alle die Väter oder Mütter zusammengestellt werden, die ein um 5 Einheiten höheres Maß aufweisen als das Mittel der Bevölkerung, so werden ihre Kinder ein Mittelmaß haben, das $0{,}46 \times 5 = 2{,}3$ Einheiten über dem Mittel der Gesamtbevölkerung liegt. Für osteuropäische Juden habe ich für die Kopfmaße einen Ähnlichkeitskoeffizienten von 0,36 erhalten; für Eugen Fischers südafrikanische Bastarde, Mischlinge von Hottentotten und Europäern, ist der Betrag sogar nur 0,26.

Wie diese Beträge sich für die Ähnlichkeit zwischen Individuen und ihren Großeltern gestalten mögen, ist empirisch nicht bekannt. Theoretisch läßt sich dagegen der Wahrscheinlichkeitsbeweis dafür erbringen, daß die Ähnlichkeit zwischen Vater oder Mutter und Kindern bei einer ganz gleichartigen Bevölkerung ohne Ahnenverlust etwa 0,3 beträgt, und in jeder weiter zurückliegenden Generation für jeden Ahnen für sich allein betrachtet 0,6, geteilt durch die Zahl der Vorfahren der betreffenden Generation, ausmacht. Ist also der Wert höher als 0,3 für die Ähnlichkeit zwischen Eltern und Kindern, so kann man wohl ohne weiteres Heterogeneität annehmen.

Das Maß der Heterogeneität bestimmt sich nun aus der Geschwisterähnlichkeit, mit anderen Worten aus der Variabilität der Individuen ganz gleicher Ahnenreihen. So habe ich für die Bevölkerung von Worcester (Massachusetts) einen mittleren Wert der Heterogeneität der Ahnenlinien von 0,7 mal die Variabilität der Einzelindividuen gefunden. Für osteuropäische Juden ist die Heterogeneität kleiner. Sie beträgt etwa 0,6 mal die Variabilität der Einzelindividuen. Für Eugen Fischers Bastarde ergibt sich, allerdings bei einer kleinen Zahl von Beobachtungen, vollständige Homogeneität der hybriden Bevölkerung, die gut mit der ausgesprochenen Inzucht übereinstimmt.

Für die Homogeneität der Bevölkerung ist nun die Art der Mischung von größter Wichtigkeit. In einer großen und dichten Bevölkerung, die so unstet in ihren Wohnsitzen ist, wie die modernen Europäer und Amerikaner, nimmt die Ahnenzahl jedes einzelnen Individuums sehr rasch zu. Jeder hat zwei Eltern, vier Großeltern, acht Urgroßeltern, und die theoretische Zahl der Ahnen in der zwanzigsten Generation ist mehr als eine Million, genau 1048576. Zwanzig Generationen würden, gemäß den heutigen Verhältnissen, etwa eine Spanne von siebenhundert Jahren darstellen, gemäß früheren Verhältnissen als Minimum vierhundert Jahre. Diese Zahlen beziehen sich auf die Generationsreihe erstgeborener Männer. Für erstgeborene Frauen würden sie sich auf etwa fünfhundert, bezüglich dreihundertundfünfzig Jahre verkürzen. Zieht man aber die Generationsdauer von später geborenen Männern und Frauen mit in Betracht, so dürfte sich für zwanzig Generationen etwa eine Zeitspanne von acht- bis neunhundert Jahren ergeben; für Naturvölker vielleicht nicht viel weniger, da ja in früherer Zeit der Unterschied in der Geschwindigkeit der Generationsfolge bei Naturvölkern und Europäern nicht groß war. Es erhellt nun sofort, daß die wahre Ahnenzahl eines Individuums unserer Zeit unmöglich so groß gewesen sein kann, wie die Theorie ergibt. Der Grund hierfür ist einleuchtend. Infolge von Heiraten von Mitgliedern der gleichen Familien erscheinen dieselben Ahnen mehrere Male in den verschiedenen väterlichen und mütterlichen Linien, und deshalb ist die Ahnenreihe eines jeden Individuums durch viel kompliziertere Zahlenreihen ausgedrückt als die arithmetische Rechnung ergibt. Die Berechnung der Ahnenreihe des deutschen Kaisers zum Beispiel ist lehrreich. Nach O. Lorenz ist die Zahl seiner Ahnen in den letzten zwölf Generationen wie folgt:

Generation	Theoretische Zahl	Wirkliche Zahl
I	2	2
II	4	4
III	8	8
IV	16	14
V	32	24
VI	64	44
VII	128	74
VIII	256	116[1]
IX	512	177[1]
X	1024	256[1]
XI	2048	342[1]
XII	4096	533[1]

Eine Serie von vierzig königlichen Häusern gibt folgende Mittelwerte:

Generation	Mittlere Ahnenzahl
I	2,00
II	4,00
III	7,75
IV	13,88
V	23,70
VI	40,53

Vergleichen wir nun diese Verhältnisse in den dichtbevölkerten Teilen des modernen Europa und Amerika mit ihrer beweglichen Bevölkerung und die entsprechenden Erscheinungen bei Naturvölkern, so sieht man sogleich, daß in den kleinen, primitiven Gemeinwesen die Gesamtzahl der Ahnen noch sehr viel kleiner sein muß als in modernen Verhältnissen. Ein ganz charakteristisches Beispiel hierfür bieten die Smith-Sund-Eskimos in Nordgrönland. Nach allem, was wir über die Lebensbedingungen der Es-

[1] Diese Generationen sind unvollständig bekannt. Die angegebenen Zahlen stellen Maximalwerte dar, die man erhalten würde, wenn bei den unbekannten Linien kein Ahnenverlust stattfände.

kimos wissen, ist es höchst unwahrscheinlich, daß der Stamm je mehr als ein paar hundert Individuen stark war. Viel eher dürfte man annehmen, daß ursprünglich nur wenige Familien in ihrem gegenwärtigen Jagdgebiete angesiedelt waren, und daß von ihnen fast die ganze heutige Generation abstammt. Das Völkchen ist sehr lange von allen Beziehungen zur Außenwelt abgeschnitten gewesen und abgesehen von der Zuwanderung weniger neuer Individuen aus anderen Stämmen vollständig isoliert geblieben. Natürlich kann unter diesen Umständen die Ahnenreihe auch nicht annähernd die Millionen Menschen enthalten, die die arithmetische Berechnung verlangt, sondern alle Individuen müssen dieselben fernen Ahnen haben; und wenden wir die vorher besprochenen Zahlenangaben an, so ergibt sich, daß in einem derartigen Gemeinwesen, das nicht mehr als etwa zweihundert Mitglieder zählt, die Ahnen jedes Individuums in der achten zurückliegenden Generation dieselben gewesen sein müssen, da die Berechnung für diese Generation schon 256 Individuen erfordert, — mehr als der Stamm zu irgendeiner Zeit besessen hat. Daher ist das Vorkommen irgendwelcher Individuen, die nicht viele nahe und entfernte Ahnen gemein haben, unwahrscheinlich, wenn nicht unmöglich.

Ich habe den Ahnenverlust wenigstens für einen kleinen Stamm zu bestimmen versucht, nämlich für das von Hottentotten und Buren abstammende Bastardvolk in Südafrika, für das Eugen Fischer genealogische Tafeln gesammelt hat. Für einige Familien ergeben sich dort folgende Zahlen:

Generation	Mittlere Ahnenzahl verschiedener Familien		
	Familie 1	Familie 2	Familie 3
I	2	2	2
II	4	4	4
III	8	8	8
IV	14,1	14,3	16
V	20,1	19,7	32
VI	32,0	—	—

Dieses sind Verhältnisse, die den in europäischen Fürstenhäusern gefundenen Zahlenverhältnissen recht ähnlich sind.

Bei so großem Ahnenverlust muß aber die Variabilität der ganzen Serie um ihren typischen Mittelwert relativ klein sein, weil alle Stammesglieder eine gewisse Familienähnlichkeit besitzen müssen, und ihre Gleichartigkeit wird natürlich um so größer sein, je gleichförmiger die kleine Ahnengruppe gewesen ist.

Dieses hat noch eine andere Eigentümlichkeit der isolierten Gruppe im Gefolge. Da in der Gesamtgruppe dieselben Ahnenformen immer wiederkehren, wird auch der Gesamttypus der Gruppe im Laufe der Zeit die körperlichen Eigentümlichkeiten der Ahnen wiederspiegeln; und je kleiner die Ahnengruppe ist, um so größer wird daher auch die Wahrscheinlichkeit, daß die lokale Gruppe ebenso stark oder fast ebenso stark von dem Volkstypus, von dem die Ahnen abzweigten, abweicht, wie die Individualität der Ahnen von den Mittelwerten des Volkstypus sich entfernte. Die Verschiedenartigkeiten, die sich demnach bei isolierten Gruppen entwickeln können, sind fast ebenso groß wie die individuellen Unterschiede in der Urrasse, und diese sind, wie wir bereits gesehen haben, sehr groß. Die Abzweigung einer kleinen langköpfigen Gruppe von einem Volke und ihre andauernde Isolierung kann demnach, auch ohne besondere äußere Einflüsse, zur Bildung eines langköpfigeren Untertypus führen.

Ich glaube diese Umstände erklären zum großen Teil die Verschiedenheit der lokalen Typen bei Naturvölkern. Sehen wir z. B. in Nordamerika einen sehr ausgesprochenen Lokaltypus an der arktischen Küste, einen wesentlich anderen im Talbecken des Mackenzieflusses, wieder andere in scharf umgrenzten Gebieten der pazifischen Küste, noch andere im Mississippi-Gebiete, in den Wüsten des Südwestens und in den Südoststaaten, — so dürfen wir wohl ihre Entwicklung wesentlich dem Anwachsen kleiner isolierter Gruppen zuschreiben, die, wie wir gesehen haben, notwendigerweise zu starker Differenzierung führen müssen.

Diese Ansicht über den Ursprung von Lokaltypen, die wir aus unseren Betrachtungen über Ähnlichkeiten entwickelt haben, steht durchaus im Einklange mit den Resultaten, die Johannsen experimentell in seinen Arbeiten über die Erblichkeit gewonnen hat. Wie schon erwähnt, ahmte er die Bedingungen, die in kleinen Gemeinwesen bestehen, nach und übertrieb sie noch, indem er ganz gleichartige Typen isolierte, die er dann durch Selbstbefruchtung fortpflanzte. Auf diese Weise zog er Bohnenpflanzen aus Bohnen von gleichem Gewichte und war imstande die Variationsbreite des Typus so weit einzuschränken, daß eine Bohne von gewissem Gewichte und gewisser Form sich rein, gemäß dem ausgewählten Ahnentypus, entwickelte, ohne zufällige individuelle Abweichungen, die in den einzelnen Generationen auftreten, zu wiederholen. Wenn die Ahnenreihe auf mehrere Individuen zurückgeht, wie bei unseren isolierten Stämmen, kann die Variationsbreite natürlich nicht ganz so eingeschränkt sein, wie bei den selbstbefruchteten Pflanzen; die Entwicklung stabiler, abweichender Lokaltypen ist aber ganz analog den Resultaten des Johannsenschen Experiments.

Hier möchte ich auf eine andere noch wenig untersuchte Frage, die aber unsere Aufmerksamkeit verdient, hinweisen. Wir haben gesehen, daß in stabilen Gemeinwesen in dünn bevölkerten Gebieten die Verwandschaftsbeziehungen zwischen Mitgliedern eines Stammes sehr eng sein müssen, und daß diese Art der Verwandtschaft einen Einfluß auf den Typus und seine Variabilität ausüben muß. Im Laufe der Zeit mag es nun geschehen, daß zwei Gebiete, deren Bevölkerung sich in solcher Isolierung entwickelt hat, in Berührung kommen, und daß die beiden Bevölkerungen sich mischen. Selbst wenn sie nur wenig in ihrem Typus verschieden sind, muß in solchen Fällen eine tiefgreifende Störung der Erblichkeitsbedingungen eintreten, da sich dann viele Individuen von ganz verschiedener Abstammung mischen. Ich kann ein Beispiel dieser Erscheinung geben. Die Süditaliener und Spanier sind in ihrem Typus nicht sehr verschieden, sind aber seit Jahrhunderten voneinander getrennt. Die kleinen italienischen und spanischen Dorfgemeinden haben ganz den Charakter von Volksgruppen, in denen Inzucht eine lange Zeit hindurch vorgeherrscht hat. In Argentinien kommen nun diese beiden Typen in Berührung und heiraten oft untereinander. Wir besitzen keine Beobachtungen über den Einfluß dieser Mischung auf den Körperbau, es ist aber beobachtet worden, daß die Verteilung männlicher und weiblicher Geburten bei diesen Mischfamilien ganz anders ist, als bei den rein spanischen oder rein italienischen Familien (Pearl). Es ist auch denkbar, daß diese Störung der Inzucht eines der Elemente sein mag, die eine Typenänderung bei den Stadtbevölkerungen Europas im Gegensatze zu der umgebenden Landbevölkerung hervorrufen, und vielleicht könnte sie auch zu den in Amerika beobachteten Typenänderungen europäischer Einwanderer beitragen; denn obwohl die Beobachtungen in Amerika an reinen Volkstypen gemacht sind, finden sich doch daselbst häufiger Heiraten zwischen Einwanderern aus verschiedenen Dörfern, als bei der seßhaften Bevölkerung Europas vorkommen.

Im vorhergehenden haben wir uns ganz auf die Frage der Vererbung körperlicher Eigenschaften beschränkt, weil dort die Ausschaltung der Umwelteinflüsse relativ leicht ist. Bei der Untersuchung der Vererbung geistiger Eigenschaften ist offenbar der ausgleichende Einfluß des nationalen oder häuslichen Milieus ein schwer zu bestimmender Faktor. Versuche sind gemacht worden, die Vererbung geistiger Eigenschaften zu bestimmen, und die Resultate stimmen gut mit den Ergebnissen der Erforschung der Vererbung körperlicher Merkmale überein. Alle Beobachtungen beweisen eine starke Variabilität der geistigen Eigenschaften bei den Individuen, die den Typus zusammensetzen und lassen uns annehmen, daß diese Variabilität auf erblicher Grundlage beruht, aber durch Umwelteinflüsse stark beeinflußt ist. Nach unseren früheren Ausführungen müssen wir vermuten, daß in diesem Falle die Typenunterschiede sehr gering sind, da offenbar die Varianten der verschiedenen Typen weit übereinander übergreifen. Neuere Untersuchungen über einfache geistige Leistungen haben deutlich bewiesen, daß die Ähnlichkeiten zwischen Geschwistern in Bezug auf ihre geistigen Leistungen beträchtlich sind.

Prüfungen der Leistungen im Rechnen, die Courtis

in den Schulen von Newyork vorgenommen hat, beweisen einen gewissen Grad von Ähnlichkeit im Verhalten von Geschwistern. Ich erwähne auch Thorndikes Messungen der Körpermerkmale und einiger geistiger Tätigkeiten von Zwillingen, welche für beide eine Ähnlichkeit von 0,78 ergeben (d. h. wenn einer der Zwillinge in Bezug auf ein Merkmal eine Abweichung hat, die die Maßeinheit beträgt, wird der andere eine Abweichung haben, die 0,78 beträgt). Für einzeln geborene Geschwister findet er für die psychologischen Versuche eine Ähnlichkeit von 0,40. Nun ist wohl anzunehmen, daß infolge der gleichen Umgebung, besonders der gleichen Schulung, denen Geschwister ausgesetzt sind, diese Werte etwas zu groß sind. Doch darf dieser Einfluß nicht zu hoch angesetzt werden, weil der Erfolg der Schulung auch bei größerer Leistungsfähigkeit zunimmt, so daß bestehende, erworbene, oder angeborene Verschiedenheiten nicht durch gleiche günstige Einflüsse verkleinert werden, wenigstens nicht, bis das Maximum der Leistungsfähigkeit nahezu erreicht ist. Nehmen wir den von Thorndike gefundenen Ähnlichkeitswert an, so ergibt sich daraus für die Linien gleicher Abstammung eine Variabilität von etwa 0,64 der Variabilität aller Individuen; also recht beträchtliche Verschiedenheiten. Unseren Erfahrungen gemäß zeigen sich ähnliche Verschiedenheiten bei allen Völkern, bei denen beträchtliche Durchdringungen verschiedener Typen vorgekommen sind, und bei denen keine übermäßige Inzucht herrscht. Aus diesen Zahlenverhältnissen und den relativ kleinen Normunterschieden der verschiedenen Typen dürfen wir auch auf ein starkes Übergreifen der funktionellen Begabung der einzelnen Abstammungslinien bei verschiedenen Rassen schließen. Auch hier gilt dann natürlich alles, was vorher über die Körpermerkmale gesagt ist; besonders auch betreffs der Möglichkeit zur Bildung psychischer Lokaltypen durch Isolation kleiner Gruppen.

Wenden wir die Anschauungen, zu denen wir so gelangt sind, auf die modernen Völker an, um größere Klarheit betreffs des Einflusses erblicher Faktoren auf das Völkerleben zu gewinnen.

Wenn wir von europäischen Menschentypen reden, stellen wir sie uns gewöhnlich als relativ reine Rassentypen vor. Es ist leicht zu zeigen, daß diese Anschauung nicht haltbar ist. Wir brauchen nur einen Blick auf eine Karte der Verbreitung menschlicher Typen in Europa zu werfen, — etwa auf eine Karte von Italien oder von Frankreich, um sofort zu sehen, daß lokale Verschiedenheit innerhalb einer Nation die Regel, Gleichartigkeit die Ausnahme bildet. So hat Ridolfo Livi in seinen grundlegenden Untersuchungen über die Anthropologie Italiens gezeigt, daß die Typen von Nord- und Süditalien ganz verschieden sind: der erstere groß, kurzköpfig, mit einem starken Einschlage blonder, blauäugiger Individuen; der letztere kleiner, langköpfig und sehr stark pigmentiert. Der Übergang zwischen beiden Typen ist im großen und ganzen allmählich, aber isolierte Typen erscheinen dazwischen, inselartig verbreitet. Das Gebiet von Lucca in Toskanien und die Umgebung von Neapel bilden solche Inseln, die entweder als das Überdauern alter Lokaltypen, das Eindringen neuer Typen, oder als durch Wirkung von Umwelteinflüssen entstanden aufgefaßt werden können. Ganz ähnliche Verhältnisse entdeckte Collignon im südlichen Frankreich, wo in dem Winkel zwischen den Pyrenäen und der Auvergne die verschiedenartigsten Typen nebeneinandersitzen.

Geschichtliche Tatsachen stehen ganz im Einklange mit den Beobachtungen über die Verteilung der Menschentypen in der Gegenwart. In sehr früher Zeit finden wir die Halbinsel Italien von äußerst verschiedenartigen Völkern bewohnt, deren sprachliche Zugehörigkeit auch heute noch nicht überall sichergestellt ist. Von den ersten prähistorischen Zeiten an brach eine Volkswoge nach der anderen von Norden kommend über Italien herein. Schon früh kamen Griechen nach Süditalien, phönizischer Einfluß machte sich stark an der Westküste geltend, und lebhafter Verkehr bestand zwischen Süditalien und Nordafrika. Berbersklaven wurden eingeführt und haben ihre Spuren hinterlassen. Der Sklavenhandel brachte bis in ganz neue Zeit fremdes Blut ins Land, und Livi glaubt sogar, den Typus von

Sklaven, die gegen Ende des Mittelalters aus der Krim eingeführt wurden, in der venezianischen Gegend nachweisen zu können. Im Laufe der Jahrhunderte haben die Wanderungen keltischer und germanischer Stämme, die Eroberungen der küstenbeherrschenden Normannen, die Berührung mit Afrika, das Eindringen von Slawen, die Einwanderung von Albanesen und Griechen nach dem Falle des byzantinischen Reiches das ihre zum italienischen Völkergemische beigetragen.

Die Völkermischungen anderer Teile Europas waren nicht weniger buntscheckig. Die Pyrenäische Halbinsel, jetzt eines der isoliertesten Länder unseres Weltteils, hat eine unruhige Geschichte hinter sich. Die ältesten Bewohner, von denen wir wissen, waren vermutlich mit den Basken der Pyrenäen verwandt. In der prämykenischen Periode schon machten sich orientalische Einflüsse geltend, und es folgte das Eindringen der Punier, keltische Völkerwogen, römische Kolonisation, germanische Einbrüche und die maurische Eroberung, sowie noch später der eigentümliche Ausleseprozeß, der die Vertreibung der Mauren und Juden begleitete.

Auch England war nicht frei von derartigen Schicksalen. Es ist nicht unwahrscheinlich, daß in früher Zeit der Typus, der jetzt noch besonders in Wales und zum Teil auch in Irland angetroffen wird, einen großen Teil der Insel bewohnte. Später wurde das Land von keltischen, römischen, angelsächsischen, skandinavischen und französischen Einwanderern aufgesucht und zum Teil geradezu überflutet.

Die Geschichte der Wanderung der Goten und Vandalen, der Verheerungszug der Hunnen, die in einem kurzen Jahrhundert von China bis mitten nach Europa hinein gelangten, sind Beispiele der großen Völkerbewegungen früherer Zeiten, die sicher nicht ohne Blutmischung vonstatten gegangen sind.

Langsame Kolonisation hat gleichfalls große Änderungen in der Blutzusammensetzung sowohl wie in den Sprachen und Kulturen der Völker zuwege gebracht. Vielleicht das auffallendste Beispiel hierfür in der neueren europäischen Geschichte ist die langsame Germanisierung des ostelbischen Gebietes, das nach der Völkerwanderung von slawischen Stämmen besetzt war; oder das Vorrücken der Russen über die östlichen Teile ihres Reiches. Die allmähliche Aufsaugung der Kelten und Basken, die altrömische Kolonisation und später die arabische Eroberung von Nordafrika sind Beispiele ähnlicher Vorgänge.

Man darf nicht etwa denken, daß bei diesen frühen Volksmischungen nur Völker von gleichem Typus, obwohl verschieden in Sprache und Kultur, zusammenstießen. Im Gegenteil, die verschiedenen Typen Nordeuropas, Südeuropas, Ost- und Westeuropas wurden zusammengeworfen, die geringfügigeren Einschüsse aus Afrika und Asien nicht zu rechnen.

Man könnte hiergegen einwenden, daß die Verbreitung scharf charakterisierter Lokaltypen in Europa für deren Homogeneität spricht. Beispielsweise könnte man dieses für den nordwesteuropäischen Typus, den Mittelmeertypus, den Alpentypus behaupten. Hiergegen spricht zu allererst, daß wir historische Belege für die Mischung besitzen, ferner auch, daß, wie wir vorher gezeigt haben, die Heterogeneität der Stammlinien in jedem Einzelgebiete groß ist, und daß das Vorwiegen der einen oder anderen Form in der Mischung die beobachteten lokalen Verhältnisse zur Genüge erklärt.

Die moderne Auswanderung aus Europa hat neuerdings zu ausgedehnten Mischungen in überseeischen Ländern geführt, die auch eine kurze Erwähnung verdienen, und wir wollen uns den Vorgang an dem Beispiele Nordamerikas klar machen.

Die Anfänge der amerikanischen Einwanderung waren einfach. Als die britischen Auswanderer zuerst sich an der atlantischen Küste Amerikas festsetzten, fanden sie den Kontinent von Indianern besiedelt. Die Urbevölkerung war dünn gesät und verschwand ziemlich rasch bei dem Eindringen der Europäer. Die Besiedelung des Hudsontals durch die Holländer, Quebecs durch die Franzosen, Pennsylvaniens durch Deutsche gehören zu den hervorstechenden Zügen der früheren Geschichte der europäischen Niederlassung. Im Gebiete der heutigen Vereinigten Staaten sind die Spanier, die den Südwesten innehielten, und die Franzosen im Gebiete des Mississippi und der kanadischen Seen besonders zu nennen; doch waren sie, wie alle anderen, im Vergleiche zu den Einwanderern britischer Nationalität wenig zahlreich.

Neuerdings hat nun die Auswanderung sich über alle Teile Europas und Westasiens ausgedehnt und auch Nordafrika in Mitleidenschaft gezogen. Bis zum letzten Viertel des neunzehnten Jahrhunderts kamen fast alle Einwanderer der Vereinigten Staaten aus Nordwesteuropa: aus Großbritannien, Skandinavien, Deutschland, der Schweiz, Holland, Belgien und auch aus Frankreich. Später aber trat ein starker Umschwung ein. Mit der wirtschaftlichen Entwicklung Deutschlands nahm die deutsche Auswanderung ab, während gleichzeitig Italiener, die slawischen Völker Österreich-Ungarns, Rußlands und der Balkanhalbinsel, Ungarn, Rumänen, Griechen und osteuropäische Juden in Massen ihre Heimat verließen, um überseeische Länder, besonders Nordamerika, aufzusuchen. Die jährlich in Amerika ankommenden Auswanderer zählen nach Hunderttausenden.

Unsere früheren Bemerkungen über die Geschichte der Völkermischungen in Europa machen es wahrscheinlich, daß dieses moderne, in Amerika beobachtete Phänomen nicht so allein steht, wie man vielleicht glauben könnte, da wir ja eine ähnliche Durchdringung der verschiedenartigsten Elemente auch in Europa beobachten konnten. Man darf kaum sagen, wie oft geschieht, daß sich in Nordamerika eine aus europäischen Elementen gebildete Bastardnation ohne Gleichen entwickele.

Die alten und neuen Mischungsprozesse sind allerdings darin verschieden, daß die ersteren sich im großen und ganzen zu einer Zeit vollzogen, als die Bevölkerung ziemlich dünn war. Sicher war die Zahl der Individuen, die bei der Bildung der Menschentypen von Großbritannien beteiligt waren, sehr viel geringer als die Millionen, welche zusammenströmen, um eine neue Nation in Amerika zu bilden. Offenbar muß nun auch die Verschmelzung in

Gemeinwesen die Millionen zählen, und in einer modernen Demokratie anders verlaufen, als in den alten Staatsformen, und in Ländern, deren Einwohnerzahl nach Zehntausenden zu zählen war. Abgesehen von der trennenden Wirkung von Gesellschaftsklassen, die in früheren Zeiten die Mischung wohl noch mehr aufhielten als jetzt, sollte man annehmen, daß unter modernen Verhältnissen eine größere Beharrlichkeit der einzelnen Bestandteile vorkommen könnte, da ihre große Individuenzahl lokale Absonderung begünstigt, obwohl andererseits die moderne Beweglichkeit der Bevölkerung und der ausgleichende Einfluß der staatlich geordneten Erziehung die rasche Auflösung der Einzelelemente begünstigt.

Wo keine lokale oder gesellschaftliche Absonderung stattfindet, ist der Vorgang der Verschmelzung bei einer gegenseitigen Durchdringung von Völkern sehr rasch. Reine Nachkommen der einzelnen Elemente nehmen von einer Generation zur nächsten schnell ab, und schon in der vierten Generation wird die Blutmischung fast homogen sein.

Man darf daher wohl sagen, daß die Völkermischung, die durch die Auswanderung nach Amerika daselbst entsteht, sich nicht wesentlich von den alteuropäischen Völkermischungen unterscheidet, sowohl was die zusammenströmenden Typen betrifft, wie auch in bezug auf die Geschwindigkeit der Mischung. Der einzige Unterschied beruht in der Größe der Menschenmassen, die an dem Prozeß beteiligt sind.

Es bleibt nun noch eine Erscheinung zu besprechen, die auch durch die modernen Völkerverschiebungen besondere Wichtigkeit gewonnen hat, und deren Bedeutung, wie mit Sicherheit zu erwarten steht, immer größer werden wird. Wir haben nämlich bislang unsere Betrachtung wesentlich auf die Mischung europäischer, nahe verwandter Typen beschränkt. Die Negersklaverei und die Besiedelung Amerikas haben aber auch Mischtypen zwischen Negern und Weißen und zwischen Indianern und Weißen hervorgebracht, die nach Millionen zählen, und es folgt nicht unmittelbar aus dem vorher Gesagten, daß alle

Schlüsse, die sich auf die europäische Typenmischung beziehen, auch auf diese Art von Rassenmischungen anwendbar sind. Es unterliegt wohl keinem Zweifel, daß im Laufe der Zeiten sich dieselben Verhältnisse aus der Auswanderung der Ostasiaten und wohl auch der Malaien entwickeln werden. Bis jetzt geht dieser Mischungsprozeß in zwei typisch verschiedenen Weisen vor sich. In romanischen Ländern entwickelt sich eine beiderseitige Rassendurchdringung. So ist in den Teilen des romanischen Amerika, in denen eine dichte, altangesessene Indianerbevölkerung lebt, kaum ein Unterschied mehr in der Häufigkeit der Heiraten zwischen weißen Männern und indianischen Frauen und umgekehrt von weißen Frauen und indianischen Männern nachzuweisen. In dem germanischen Amerika dagegen gehören Mischungen des zweiten Typus zu den größten Seltenheiten, und man darf wohl sagen, daß fast durchweg der Mann, der mehr weißes Blut hat, sich mit der Frau, die weniger weißes Blut hat, vereint. Da nun die Vermehrung der Völker von den Frauen, nicht von den Männern abhängt, so ergibt sich hieraus eine immer weitere Durchdringung der farbigen Rassen mit weißem Blute, ohne daß zunächst der umgekehrte Prozeß sich geltend macht. Erst wenn alle Kenntnis der fremdrassigen Abstammung verloren ist, vereinen sich auch die Männer von sehr wenig fremdrassigem Blute mit weißen Frauen. Dieses ist z. B. der Fall bei späten Nachkommen nordamerikanischer Indianer, die ganz unter den Weißen aufgegangen sind. Wo also in solchem Falle kein Nachschub von reinem fremdrassigen Blute stattfindet und die Fruchtbarkeit der Bastarde genügend groß ist, muß sich im Laufe der Zeit eine immer zunehmende Durchdringung der farbigen Rasse durch die weiße Rasse herausbilden, nicht umgekehrt. Im ersteren Falle dagegen erleidet die weiße Rasse ebenfalls eine Umwandlung. Das Ergebnis der beiden Prozesse wird daher verschieden sein. Bei der einseitigen Mischung wird in den Mischformen schließlich die weiße Rasse überwiegen, bei der beiderseitigen Mischung werden beide annähernd gleichmäßig überdauern.

So weit wir bis jetzt absehen können, gelten die gleichen Erblichkeitsgesetze bei der Mischung stark verschiedener Rassen, wie bei der Mischung verschiedenartiger Typen, die der gleichen Rasse angehören. Die Beispiele der Hottentotten-Bastarde und amerikanischen Mestizen, die vorher angeführt wurden, beweisen dieses. Wir finden teils ein Aufspalten der Einzelmerkmale, teils vielleicht auch die Bildung von Mischformen. Besonders wichtig für die Beurteilung der Entwicklung der gemischten Rassen ist die Frage nach der Fruchtbarkeit der Bastarde. Bislang haben wir keine sichere Andeutung einer Verminderung der Fruchtbarkeit, bei den indianischen Mestizen ist sogar sicher das Gegenteil der Fall, — entweder aus physiologischen oder aus sozialen Gründen. Ich habe schon 1895 darauf hingewiesen, und die gleichen Resultate wurden durch Roland B. Dixon in der Volkszählung von 1910 aus viel umfassenderem Materiale abgeleitet. So fand er von allen verheirateten Frauen im Alter von 15 bis 44 Jahren unter 10379 Indianerinnen 10,7 Prozent kinderlos, dagegen unter 10752 Mestizinnen nur 6,7 Prozent kinderlos. Die Durchschnittszahl der Kinder von Frauen im Alter von 15—44 Jahren, die mehr als zehn Jahre verheiratet waren, ergab für rein indianische Ehen 4,5, für Mischehen 5,1 Kinder. Allerdings liegt hier eine Unsicherheit wegen der Unbestimmtheit der Altersverteilung vor, doch dürfte diese kaum das Endresultat beeinflussen. Auch die Zahl der überlebenden Kinder ist günstiger bei Mischehen als bei rein indianischen Ehen. Bei den letzteren überlebten 69,7 Prozent, bei den ersteren 79 Prozent aller Kinder, wo allerdings wieder die Altersverhältnisse nicht genauer bekannt sind.

All dieses spricht nicht zugunsten der Annahme einer Abnahme der Vitalität bei Bastarden. Wenn diese doch immer wieder behauptet wird, und ferner noch gesagt wird, daß die Bastarde alle üblen körperlichen und geistigen Eigenschaften der Elternrassen erben, so muß man dem entgegen halten, daß es wirklich brauchbare Untersuchungen, welche die erwähnte Anschauung unterstützen, nicht gibt, und daß aus den Beobachtungen an Mulatten und Mestizen, die in ungünstiger sozialer Stellung leben, gültige Schlüsse über erbliche Anlage nicht zu ziehen sind. Hier liegt noch ein wichtiges, unbebautes Untersuchungsfeld vor uns.

III. Einfluß der Umwelt auf den Typus des Menschen.

Wir wollen nun unser Augenmerk auf die Umweltseinflüsse lenken, besonders auf die Unterschiede zwischen kulturarmen Völkern und Kulturvölkern, insofern sie derselben Rasse angehören. Bei Europäern kann dieser Unterschied nicht mehr beobachtet werden, da es im engeren Sinne keine kulturarmen Völker europäischer Rasse mehr gibt. Trotzdem lassen sich gewisse Analogien finden. Einige der Bauernvölker in den entlegenen Bergländern des südöstlichen Europa führen ein Leben, das nicht so sehr von dem der sogenannten Naturvölker verschieden ist; denn die Lebensweise der ackerbautreibenden Indianer Nordamerikas zur Zeit der ersten Entdeckung, oder die vieler ackerbautreibender Negerstämme ist, soweit Ernährung und Beschäftigung in Betracht kommen, nicht wesentlich anders geartet. Wir dürfen auch einige der europäischen Fischervölker wohl mit den Fischervölkern Amerikas und Asiens vergleichen.

Unmittelbarere Vergleiche können aber in Ostasien gezogen werden, wo sich die zivilisierten Chinesen den primitiveren Amurvölkern, die Nordjapaner den Ainus, die zivilisierten Javaner den Bergstämmen Sumatras und der Philippinen gegenüberstellen lassen. Ähnliches ist bei der Negerrasse durchführbar, denn wir können hier die kleine Gruppe hochgebildeter Neger in Amerika mit den afrikanischen Stämmen vergleichen; und bei der amerikanischen Rasse, da wir den gebildeten Indianer, besonders im romanischen Amerika, den Stämmen der Prärien und Urwälder gegenüberstellen können.

Offenbar vergleichen wir in all diesen Fällen Gruppen von gleicher Abstammung, die unter verschieden gearteten gesellschaftlichen, ökonomischen oder anderen Umwelts-einflüssen leben. Sollten sich also hier Unterschiede nachweisen lassen, so müssten diese auf mittelbaren oder unmittelbaren Umweltseinflüssen beruhen. So gelangen wir zu der grundlegenden Frage, inwieweit menschliche Typen stabil, inwieweit sie unter Umweltseinflüssen veränderlich sind.

Es ist kaum möglich, die Untersuchung dieser Frage auf Grund von Vergleichen von kulturarmen Völkern und Kulturvölkern gleicher Rasse aufzunehmen, teils weil das nötige Material nie gesammelt, teils weil die gleichartige Abstammung des zur Untersuchung gelangenden Menschenmaterials nie überzeugend nachzuweisen ist. Es ist aber klar, daß jede Untersuchung über die Körperform von Menschenmassen, die in verschiedenartiger Umgebung leben und gleicher Abstammung sind, zur Aufklärung der hier gestellten Frage beitragen muß.

Wir wollen an dieser Stelle nicht auf die Frage der allmählichen phylogenetischen Weiterentwicklung der anatomischen Form des Menschen eingehen, welche zu seiner zunehmenden Differenzierung vom Tiere, wie auch zur zunehmenden Differenzierung der isolierten Rassen führt. Diese Frage soll später vom Gesichtspunkte des Fortschrittes in der erblichen Beanlagung besprochen werden (Kapitel V). Hier handelt es sich wesentlich darum, ob die jetzt lebenden Menschentypen unter wechselnden Umweltseinflüssen stabil sind, nicht um die Richtung der vorkommenden Änderungen.

Bei anthropologischen Forschungen begegnen wir im allgemeinen der Neigung, die jetzt lebenden Menschenrassen und ihre Haupteigentümlichkeiten als seit der neolithischen Zeit beständig anzusehen. Kollmann, der ausgesprochenste Vertreter dieser Theorie, behauptet, daß die ältesten, in den neolithischen Kulturstätten Europas enthaltenen Menschenreste ganz denselben Typen angehören, die noch unverändert die Bestandteile der modernen Kulturvölker bilden, und er hat den Versuch gemacht, alle in neolithischer Zeit vorkommenden Varietäten mit modernen Typen zu identifizieren.

Ferner haben Untersuchungen über die Verbreitung der Kopfform und anderer anthropometrischer Merkmale erwiesen, daß gleichartige Formen in ausgedehnten Gebieten und durch lange Zeiträume vorkommen. Die nächstliegende Folgerung aus dieser Erscheinung ist, daß Erblichkeit die anthropometrischen Verhältnisse bestimmt, und daß diese daher stabil sind (Deniker).

Nur eine Ausnahme von dieser Regel wird anerkannt. Anthropometrische Merkmale, die beträchtliche Änderungen während der Wachstumsperiode erleiden, ändern sich je nach mehr oder weniger günstigen äußeren Verhältnissen. Die von Gould und Baxter während der nordamerikanischen Rebellion geleiteten Untersuchungen haben gezeigt, daß die in Amerika geborenen Angehörigen europäischer Nationen größer sind, als die in Europa geborenen; und man hat daraus geschlossen, daß die Besserung der Ernährung, oder vielleicht noch mehr die allgemeine Besserung gesundheitlicher und ökonomischer Verhältnisse die Körpergröße eines Volkes erhöht. Diese Folgerungen werden durch Bowditchs Messungen von Schulkindern in Boston und durch Peckhams anthropometrische Arbeiten über die Schulkinder von Milwaukee bestätigt. In all diesen Serien ist die mittlere Körpergröße der in Amerika geborenen Angehörigen einer Nationalität größer, als die entsprechende Größe bei in Europa geborenen, in der Kindheit sowohl wie bei Erwachsenen. Entsprechende Änderungen der Körpergröße sind neuerdings auch in Europa beobachtet worden. So hat Ammon einen merkbaren Zuwachs der Körpergröße nachgewiesen, der in Baden während der letzten dreißig Jahre vor sich gegangen ist; und gleichartige Beobachtungen sind in Dänemark von Mackeprang und Westergaard, in Holland von Bolk gemacht worden. In Dänemark z. B. ist die mittlere Körpergröße von 165,4 cm in den Jahren 1852—56 auf 169,1 cm in den Jahren 1904—05 angewachsen. Anderweitige Beobachtungen beweisen die Richtigkeit dieser Untersuchungen. So hat Bowditch gefunden, daß in jeder Volksgruppe die Körpergröße bei den Arbeitern am kleinsten ist; Handwerker sind etwas größer, Kaufleute noch größer, und die höchsten Körpergrößen werden bei Mitgliedern der gelehrten Berufsklassen gefunden. Es ist ferner bewiesen, daß eine bestimmte Beziehung zwischen der Körpergröße in wohlhabenden und armen Stadtvierteln besteht (Ripley). Indessen sind diese Änderungen der Körpergröße nie als Typenänderungen angesprochen worden, da sie sich leicht durch Ausmerzung schädlicher Einflüsse erklären lassen und wesentlich darauf begründet sind, daß eine größere Anzahl von Individuen sich gesundheitlich normal entwickelt.

Die Ergebnisse der Beobachtungen über die Körpergröße werden durch die Resultate anthropometrischer Untersuchungen bei verschiedenen Berufsklassen bestätigt. Die bestbewiesene, weil auf großen Beobachtungsreihen begründete Tatsache ist der Unterschied in den Körpermaßen von Soldaten und Matrosen, die während des amerikanischen Bürgerkrieges gemessen wurden. Es ergab sich, daß das Verhältnis der Beinlänge zur Körperlänge bei weißen Matrosen und bei Negern das gleiche war, während der Stamm des Körpers der Matrosen im Verhältnis kürzer war. Die Arme von Soldaten und Matrosen im Verhältnis zum Körper waren dagegen gleichlang. Erwähnenswert sind auch die in amerikanischen Turnanstalten gewonnenen Beobachtungsergebnisse, welche zeigen, daß Maße, die wesentlich von der Muskelentwicklung abhängen, sich bei regelmäßiger Übung sehr rasch ändern. Es ist wohl anzunehmen, daß Verschiedenheiten im Gebrauch der Muskeln während der Wachstumsperiode, besonders wenn sie sich im späteren Leben fortsetzen, zu Verschiedenheiten im Körperbau führen müssen, die sich wenigstens so lange erhalten, wie die funktionellen Ursachen dauern, und die in manchen Fällen permanent werden mögen.

Eine Betrachtung der Wachstumsbedingungen zeigt, wie sich derartige Verschiedenheiten der Körperform entwickeln müssen. Wenn wir auch die Entwicklung vor der Geburt aus dem Spiele lassen, so zeigt sich doch, daß zur Zeit der Geburt einige Körperteile so weit entwickelt sind, daß sie schon beinahe ihre volle Größe erreicht haben, während andere noch sehr unentwickelt sind. Der Schädel

z. B. ist zur Zeit der Geburt groß. Er wächst noch eine Zeitlang mit beträchtlicher Geschwindigkeit, erreicht aber bald fast seine volle Größe und wächst von dann an sehr langsam. Die Gliedmaßen andererseits wachsen lange Jahre hindurch sehr rasch. Bei anderen Organen setzen raschere Entwicklungsstadien erst spät ein. Daher müssen Bedingungen, die eine Entwicklungsverzögerung oder -beschleunigung verursachen, in verschiedenen Wachstumsperioden auch ganz verschiedene Resultate haben. Wenn der Kopf schon fast ausgewachsen ist, kann verzögertes Wachstum der Gliedmaßen ihre endliche Größe noch stark beeinflussen. Das Gesicht wächst länger mit beträchtlicher Geschwindigkeit als der Schädel und kann daher auch länger beeinflußt werden. Kurz und gut, der Umweltseinfluß wird um so ausgesprochener sein, je weniger entwickelt das ihm ausgesetzte Organ ist. Angaben über die ungleichen Wachstumsgeschwindigkeiten des Körpers verdanken wir Weißenberg. Wir werden auf den Einfluß dieser Erscheinungen auf den Volkstypus noch später zurückkommen.

Der Einfluß der Wachstumsverzögerung, so weit er bis jetzt untersucht ist, scheint dauernd zu sein, d. h. eine Verzögerung in der Körperentwicklung kann nicht durch späteres langandauerndes Wachstum eingeholt werden. Wenn infolge ungünstiger Umstände ein Kind eine Reihe von Jahren hindurch langsam wächst, steht zu erwarten, daß seine Wachstumsperiode länger sein wird, als die normaler Kinder; der Gesamtbetrag seines Wachstums wird aber immer unter der Norm bleiben (Boas und Wissler). Andererseits werden Kinder, die in ihrer frühen Entwicklung voraneilen, auch früh vollständig erwachsen sein. Trotzdem wird der Gesamtbetrag ihres kurzdauernden Wachstums über der Norm liegen.

Es folgt aus diesen Beobachtungen über den Einfluß der Verzögerung und Beschleunigung des Wachstums, sowie aus den Verschiedenheiten der Wachstumsperioden verschiedener Körperteile, daß nicht nur die absolute Körpergröße, sondern auch die Körperproportionen von derartigen Bedingungen beeinflußt werden müssen.

Die Gesamtergebnisse der Untersuchungen über das Wachstum beweisen also die Wichtigkeit der Entwicklungsgeschwindigkeit für die Bestimmung der Körpergröße und -proportionen des Erwachsenen. Frühe Kränklichkeit, schlechte Ernährung, Mangel an frischer Luft und an geeigneter Bewegung verursachen Wachstumsverzögerungen, welche bewirken, daß das wachsende Kind in jedem Lebensalter physiologisch nicht so weit entwickelt ist wie das gesunde, wohlgenährte Kind, das in freier Luft aufwächst und das rechte Maß von Bewegung und körperlicher Übung hat. Störungen der normalen Entwicklungsgeschwindigkeit beeinflussen auch die spätere Entwicklung in der Weise, daß das Endresultat um so günstiger ist, je geringer die Verzögerungen sind, — vorausgesetzt, daß Zunahme der absoluten Größe als günstiges Moment aufgefaßt werden darf.

Der Entwicklung einiger einfacher, näher untersuchter geistiger Tätigkeiten nach zu urteilen scheint es, daß sich hier die gleichen Erscheinungen wiederholen, die wir soeben bei dem Körperwachstum besprochen haben (Meumann).

Die hier besprochenen Beobachtungen sind von grundlegender Bedeutung für die richtige Würdigung der oft besprochenen Erscheinung rassenhafter, frühzeitiger Vollendung des Wachstums. Wir haben gesehen, daß unter Angehörigen einer Rasse lange Wachstumsdauer mit ungünstiger Entwicklung verbunden ist, während eine kürzere Wachstumsperiode größere Körperdimensionen und vermutlich auch bessere geistige Entwicklung ergibt. Hierbei sind natürlich Fälle von pathologischem vorzeitigen Aufhören des Wachstums und von pathologischem exzessiven Wachstum ausgeschlossen, — d. h. Zwergenwuchs oder Mikrocephalie ebensowohl wie hypertrophisches Wachstum von Körperteilen oder Organen. Es folgt hieraus, daß bei der Wertung der physiologischen Bedeutung frühzeitigen Wachstumsabschlusses bei verschiedenen Rassen die bloße Tatsache, daß vielleicht bei einer Rasse das Wachstum eher abschließt als bei einer anderen, ohne Untersuchungen über Wachstumsgeschwindigkeit belanglos sind.

Es bleibt nun noch eine offene Frage, ob es Änderungen bei menschlichen Typen gibt, die nicht auf der Beschleunigung oder Verzögerung des Wachstums beruhen.

Rieger hat versucht, die verschiedenen Kopfformen aus physiologischen und mechanischen Bedingungen zu erklären, und Engel betont den Einfluß des Muskeldrucks auf die Kopfform. Walcher will die Kopfbildung wesentlich auf den Einfluß der Lage des Kindes in der Wiege erklären. Er glaubt, daß die Rückenlage runde Köpfe, die Seitenlage lange Köpfe hervorbringt. Die Unterschiede in der Kopfform, die sich in großen Gebieten Europas findet, in denen die Kinder gleichartig behandelt werden, weisen indessen auf das Ungenügende dieser Erklärung hin, obwohl der Einfluß der Lage in einzelnen, exzessiven Fällen nicht geleugnet werden soll.

Wir haben indessen Beobachtungen, die aufs unbestreitbarste einen Unterschied zwischen den Typen der städtischen und ländlichen Bevölkerung beweisen. Angaben über diesen Gegenstand sind zuerst von Ammon gemacht worden, der nachgewiesen hat, daß die städtische Bevölkerung Badens in bezug auf Kopfform, Körpergröße und Pigmentierung von der ländlichen Bevölkerung abweicht. Er nimmt an, daß es sich hier um eine wahre Typenänderung handelt, die indessen nicht auf dem unmittelbaren Einflusse der Umwelt auf das Individuum, sondern auf der Ausmerzung gewisser Typen in den Städten beruht; mit anderen Worten, die ein Resultat der natürlichen Auslese ist. Seine Beobachtungen stimmen mit den von Livi in italienischen Städten gemachten überein, in welchen sich auch ein deutlicher Unterschied zwischen den städtischen Typen und denen des umliegenden flachen Landes findet.

Livi gibt eine andere Erklärung dieser Erscheinung, die zum Teil wenigstens den Unterschied zwischen Stadt- und Landbevölkerung erklärt, ohne die Annahme stärkerer Wirkung der natürlichen Auslese in Anspruch zu nehmen, eine Annahme, die eine unwahrscheinlich starke Beziehung zwischen Sterblichkeit und Fruchtbarkeit einerseits, und Merkmalen wie Kopfform und Pigmentation andererseits zur Bedingung hat. Die Typenänderung in Städten, soweit sie bis jetzt bekannt ist, hat nämlich immer die Eigentümlichkeit, daß die Stadtbevölkerung dem Durchschnittstypus des größeren Landesteils, in dem die Stadt gelegen ist, ähnlicher ist, als die Bevölkerung ihrer unmittelbaren Umgebung. Wenn der lokale ländliche Typus stark kurzköpfig ist, der allgemeinere Typus des größeren Gebietes, aus dem die Stadtbevölkerung gezogen ist, aber langköpfiger ist, so ist auch die Stadtbevölkerung langköpfiger als das unmittelbar benachbarte Land, und umgekehrt. Die genauere Untersuchung der Stadtbewohner läßt aber diese Erklärung nicht als ausreichend erscheinen. Ist nämlich der Zuzug aus der Ferne die Ursache der Formänderung des Typus, so müßten die Stadtbewohner in sich bedeutend heterogener sein als die Landbewohner. Dieses ist aber durchaus nicht der Fall, vielmehr ist der Unterschied von Stadt und Land in dieser Beziehung nur sehr gering. Besonders beweist das Beispiel von Rom, daß, wenn man annimmt, daß alle Zugewanderten die Formen ihrer Heimat wahrten, eine Verteilung von Formen sich ergeben würde, die den beobachteten Verhältnissen durchaus nicht entspricht.

Außer Ammons und Livis eben besprochenen Angaben über die Körpermerkmale der Städter und der Landbevölkerung, und nicht ganz überzeugenden Beobachtungen über den Einfluß der Höhenlage eines Landes auf seine Bewohner, die eine Erklärung durch Annahme verschiedenartiger Abstammung zulassen, haben wir nur wenige sichere Daten, die sich auf wahre Typenänderungen beziehen. In Arbeiten über die Verbreitung menschlicher Typen in Europa sind örtlich auftretende Eigentümlichkeiten, — wie etwa die schon erwähnten scharf bestimmten lokalen Formen im mittleren Frankreich, in Teilen Toscanas, in der Provinz Zeeland in Holland und im südwestlichen Norwegen — bald als Überbleibsel alter Rassentypen, bald als durch natürliche Auslese bedingt, bald als durch die Einwirkung der Umwelt bestimmt, erklärt worden, je nachdem der Forscher durch eine dieser Ursachen oder durch eine passende Kombination derselben die schwierigen Probleme am bequemsten zu lösen vermochte (Ripley).

Es ist wohl unnötig, darauf hinzuweisen, daß die willkürliche Anwendung unbewiesener, wenn auch möglicher Theorien uns nicht Material liefern kann, welches die Wirksamkeit der Umwelt oder der natürlichen Auslese beweist. Die Wirkung der Auslese kann nur durch eine genaue Untersuchung der überlebenden Angehörigen eines Typus im Vergleiche mit den Gestorbenen, oder durch die Untersuchung von Übersiedlungen, die von Auswahlerscheinungen begleitet sind, bestimmt werden. Das Studium des Einflusses der Umwelt erfordert den unmittelbaren Vergleich von Eltern, die in einem Milieu leben, mit ihren eigenen Kindern, die in neue Verhältnisse versetzt sind.

Ich kenne kaum ein Beispiel, das den Einfluß der natürlichen Auslese einwandfrei beweist. Es will mir scheinen, daß der Begriff der natürlichen Auslese nicht auf Fälle ausgedehnt werden sollte, in denen zwei verschiedene geschlossene Typen in Konflikt kommen, von denen der eine unterliegt, wie das etwa bei dem Aussterben der Naturvölker der Fall ist. Denn es handelt sich nicht darum, welche Klasse infolge günstiger Umstände überdauert, sondern darum, ob die natürliche Auslese innerhalb einer geschlossenen Gruppe merkbare Verschiebungen durch Begünstigung bestimmter Formen hervorbringt. Die Gelegenheit zur Betätigung der Auslese ist ja offenbar immer gegeben: die verschiedenartigen Todesursachen und die verschiedenartige Fruchtbarkeit in einer unausgeglichenen Bevölkerung muß immer zur Änderung der Häufigkeitsverteilung von Typen führen. Der Beweis für die Wirksamkeit der natürlichen Auslese muß daher auf der Feststellung einer Heterogeneität der Bevölkerungsschichten beruhen, die in erblichen Merkmalen begründet ist. Wenn die Heterogeneität nur durch die Lebensweise der verschiedenen Schichten physiologisch bedingt ist und keine erblichen Elemente enthält, so kann es kaum zu nennenswerten Verschiebungen infolge der Auswahl kommen. Mir scheint, daß dieser Gesichtspunkt gewöhnlich nicht scharf genug im Auge behalten wird, und deshalb viele der angegebenen Daten keine beweisende Kraft haben (Schallmayer).

Es ist z. B. wahrscheinlich, daß bei den Verbrecherkolonien früherer Zeiten und bei der Besiedlung des amerikanischen Westens durch die kräftigsten Angehörigen der Oststaaten, sowie bei dem entsprechenden Verluste an kräftigen Bestandteilen, welche die Bevölkerung in einigen Teilen Neuenglands erlitten hat, Ausleseerscheinungen sich geltend gemacht haben, doch haben wir keine Beobachtungen, die den Einfluß dieser Auslese, die sicher stattgefunden hat, mit den betreffenden menschlichen Typen in Beziehung setzen. Es fragt sich eben, inwieweit die Auslese erbliche Eigentümlichkeiten betroffen hat.

Durch die ganze moderne rassenbiologische oder eugenische Bewegung ist ja die Frage der Förderung günstiger Fortpflanzungsbedingungen für die körperlich und geistig Gesunden und die Ausmerzung der Minderwertigen scharf in den Vordergrund geschoben worden, ohne daß man sagen könnte, daß die Umwandlung der Typen durch Auslese in genügender Weise erforscht ist. Daß gewisse pathologische Erscheinungen beim Menschen die Fruchtbarkeit herabsetzen und die Widerstandskraft der Nachkommen schädigen, ist wohl nicht zu bezweifeln. Anders liegt aber die Frage, inwiefern der eine oder der andere normale Typus sich als mehr oder weniger widerstandsfähig erweist und daher numerisch in den Vordergrund tritt oder zurückgedrängt wird, sodaß hierdurch dem gesamten Volkstypus eine neue Physiognomie aufgedrückt wird.

Von Ammons Behauptung, daß in der Stadt eine solche Auslese vor sich gehe, haben wir schon gesprochen. Doch ist Ammon uns den Beweis schuldig geblieben, daß Auslese die Ursache des beobachteten Vorganges ist.

Vergleiche zwischen der normalen und der Hospitalbevölkerung Londons, die Shrubsall vorgenommen hat, sprechen ebenfalls zugunsten der Annahme, daß eine gewisse Beziehung zwischen Erkrankungswahrscheinlichkeit und physischem Typus besteht, obwohl die Gleichartigkeit der Quellen, aus denen sich die normale Bevölkerung und die Hospitalbevölkerung in einer Weltstadt wie London rekrutiert, bezweifelt werden darf. Die von Macdonald in Glasgow angestellten Untersuchungen zeigen ebenfalls eine Beziehung zwischen Pigmentierung und Erkrankungswahrscheinlichkeit, während Saunders bei Untersuchungen in Birmingham nichts derartiges nachweisen konnte. Er macht mit Recht darauf aufmerksam, daß die Bevölkerung von Birmingham homogen ist, während in Glasgow ein starkes Zusammenströmen fremder Elemente stattgefunden hat, woraus er auf verschiedene Empfänglichkeit der Elemente schließt. Vielleicht darf man noch hinzufügen, daß auch ihre ökonomische Stellung vermutlich verschieden ist und das ihre zu dem verschiedenen Verhalten beiträgt.

Vielfach behauptet wird eine unmittelbare Beziehung zwischen der Pigmentierung und Empfänglichkeit für Malaria, und von Luschan nimmt eine Ausmerzung des blonden kurdischen Elementes in den fieberreichen Gebieten Kleinasiens aus dieser Ursache an.

Daß es Auswahlerscheinungen in bezug auf verschiedene Typen gibt, ist wahrscheinlich. Sie müssen überall auftreten, wo ein Zusammenhang zwischen gesellschaftlicher Stellung und Typus vorhanden ist, wie das besonders in Ländern mit starker Einwanderung aus verschiedenartigen Gebieten vorkommt. So nehmen die in England einwandernden Irländer eine andere Stellung ein als die alteingesessenen Landbesitzer; der westfälische Grubenarbeiter gehört einer anderen Bevölkerungsschicht an, als der westfälische Bauer, und insofern beide der Abstammung nach sich unterscheiden, macht sich die soziale Auslese auch rassenhaft geltend. Inwieweit das aber auch bei alteingesessener Bevölkerung geschieht, bei der sich nicht, wie in Indien, kastenhafte Absonderung oder auch nur Neigung dazu findet, ist bislang nicht mit Sicherheit ermittelt. Ebensowenig gibt es sichere Tatsachen darüber, ob bei einer Verschiebung der sozialen Lage oder bei Auswanderung in ein neues Klima die Verhältnisse sich so ändern, daß gewisse im Volkstypus vorkommende Formen relativ zahlreich werden, andere zurückgehen oder verschwinden.

Eine Schwierigkeit bei der Beurteilung der dauernden Wirkung der Auslese beruht auch darin, daß man nicht weiß, inwiefern manche bei der sozialen Auslese in Betracht kommenden Körpereigenschaften auf Umwelteinflüssen beruhen und inwieweit sie ererbt und vererbbar sind. So besteht sicher ein Unterschied der Körpergröße bei verschiedenen gesellschaftlichen Schichten, bei Kindern von Eltern verschiedenen Alters, und je nach der Größe der Familien, und alle diese Gruppen unterliegen unmittelbaren Ausleseerscheinungen, da die Sterblichkeit und Fruchtbarkeit aller dieser Klassen ungleich ist. Wir haben aber bereits gesehen, daß die Körpergröße starken äußeren Einflüssen unterworfen ist, so daß es höchst zweifelhaft ist, ob ein merkbares erbliches Element sich hier geltend macht. Wir werden noch genauer sehen, daß für andere Körpereigenschaften ähnliche Betrachtungen zu machen sind.

Die letzte Bemerkung führt uns unmittelbar zu der Frage, ob es wesentlichere Typenänderungen gibt, die nicht auf Auslese, sondern auf unmittelbare Umweltseinwirkung zurückzuführen sind. Ich habe Gelegenheit gehabt, diese Frage eingehender an Europäern zu untersuchen, die sich in New York niedergelassen und fortgepflanzt haben (Boas). Da der Gegenstand für uns besondere Wichtigkeit besitzt, will ich etwas näher darauf eingehen.

Vier Volksgruppen sind in New York zur Untersuchung gelangt: Süditaliener, die dem Mittelmeertypus angehören und durch geringe Körpergröße, länglichen Kopf, dunkle Haut- und Haarfarbe gekennzeichnet sind; Mitteleuropäer, die mittlere Größe, kurzen Kopf und hellere Farbe besitzen; Nordwesteuropäer, Menschen hohen Wuchses, langköpfig, mit heller Haut und blondem Haar; und endlich osteuropäische Juden, die in mancher Hinsicht den Mitteleuropäern ähneln. Körpergröße, Gewicht, Kopfmaße und Haarfarbe dieser Gruppen wurden untersucht. Unter diesen Maßen stehen nur Körpergröße und Gewicht in engem Zusammenhange mit der Wachstumsgeschwindigkeit, während die Kopfmaße nur wenig von dieser beeinflußt werden und die Haarfarbe von ganz gesonderten Umständen abhängig zu sein scheint. Haarfarbe und Kopfform gehören daher nicht zu den vorher besprochenen Maßen, die in ihren bei Erwachsenen erreichten Werten von den physiologischen, während des Wachstums herrschenden Bedingungen abhängen. Sie scheinen hauptsächlich durch Erblichkeit bestimmt zu sein.

Diese Untersuchungen haben nun gezeigt, daß die in Amerika geborenen Nachkommen dieser Menschentypen von ihren Eltern der Form nach verschieden sind. Die Unterschiede zeigen sich schon in früher Jugend, insofern als in Amerika geborene Kinder von in Europa geborenen Kindern gleicher Abstammung und gleichen Alters verschieden sind, und die Unterschiede bleiben das ganze Leben hindurch bestehen. Jeder europäische Typus ändert sich dabei auf besondere Weise. Der Kopf des in Amerika geborenen Sizilianers ist etwas gerundeter als der des daheim geborenen, und zwar liegt dieses an einem geringen Längenverlust und einer Breitenzunahme. Das Gesicht wird etwas schmaler, Körpergröße und Gewicht nehmen ein wenig ab. Der Kopf der in Amerika geborenen Mitteleuropäer zeigt eine Längen- und Breitenabnahme: doch überwiegt die letztere, so daß der Kopf ein wenig länglicher wird. Das Gesicht nimmt bedeutend an Breite ab, Körpergröße und Gewicht nehmen zu. Die Änderungen bei den in Amerika geborenen Nachkommen des nordwesteuropäischen Typus sind gering, nur nehmen Körpergröße und Gewicht zu. In Amerika geborene Juden endlich haben längere, schmalere Köpfe als die in Europa geborenen; der Kopf ist daher beträchtlich länglicher geformt. Das Gesicht ist schmaler, Körpergröße und Gewicht sind größer. In keinem dieser Typen zeigt sich eine nennenswerte Änderung der Haarfarbe.

Zu einem klaren Verständnis der diesen Änderungen zugrunde liegenden Ursachen muß man wissen, wie lange vor der Geburt des Kindes die Eltern in Amerika ansässig gewesen sein müssen, ehe sich ein Einfluß auf die Körperform geltend macht. Diese Frage ist bislang nur für den Längen-Breitenindex, der sich während der Wachstumsperiode nur ganz unwesentlich ändert, ausgeführt worden. Bei den Juden besonders zeigt sich dann, daß der Kopfindex der in Europa Geborenen immer fast der gleiche ist, einerlei wie alt das Individuum zur Zeit seiner Einwanderung war. Dieses steht natürlich zu erwarten, wenn die Einwanderer ganz oder fast erwachsen sind. Es ist aber merkwürdig, daß auch Kinder, die im Alter von einem oder wenigen Jahren in Amerika anlangen, den für in Europa Geborene charakteristischen Kopfindex bewahren. Vergleicht man nun diesen Index mit dem in Amerika geborener Individuen, so findet sich, daß selbst bei solchen, die ganz kurze Zeit nach Ankunft ihrer Eltern in Amerika geboren sind, der Kopfindex sinkt. Bei europäischen Juden beträgt er etwa 83, bei amerikanischen Juden, die kurz nach Ankunft der Eltern in Amerika geboren sind, 82, und fällt für deren Kinder, d. h. bei Enkeln der Einwanderer, auf 79. Mit anderen Worten, der Einfluß der amerikanischen Umwelt macht sich sofort fühlbar und wächst langsam mit Zunahme des Zeitraumes, der zwischen der Einwanderung der Eltern und der Geburt des Kindes liegt.

Bei den Süditalienern liegen die Verhältnisse ähnlich wie bei den Juden. Der Längenbreitenindex des Kopfes der in Europa Geborenen bleibt derselbe, ob nun der Einwanderer im Kindesalter oder als Erwachsener nach Amerika kam. Individuen, die ganz kurze Zeit nach der Ankunft ihrer Eltern in Amerika geboren sind, zeigen schon eine Zunahme des Kopfindex.

Für die Böhmen hat sich ferner nachweisen lassen, daß die schon erwähnte Abnahme der Gesichtsbreite nicht nur bei den in Amerika Geborenen in die Erscheinung tritt, sondern sich auch noch bei Kindern zeigt, die im Alter von weniger als zehn Jahren nach Amerika kamen.

Ich habe an anderer Stelle die möglichen Fehlerquellen, die hier in Betracht kommen, eingehend gewürdigt und glaube bewiesen zu haben, daß, was auch die Ursache der Änderungen sein mag, sie nicht aus Fehlerquellen zu erklären sind, sondern wirklich vorkommen.

Es fragt sich aber, ob diese Änderungen individuell sind oder das Ergebnis natürlicher Auslese bei der Gesamtgruppe zum Ausdruck bringen. Für die Auffassung der Typenänderung ist diese Frage grundlegend, da nur in ersterem Falle eine Plastizität des Individuums zugegeben werden kann, während im zweiten Falle das Individuum seine erblich bestimmten und seine erworbenen Eigenschaften wahren könnte, und durch Änderungen in der

Fruchtbarkeit und Sterblichkeit verschiedener Typen allein Verschiebungen eintreten könnten. Auch in diesem Falle kann die Einwirkung der natürlichen Auslese auf die beobachtete Typenänderung weder bewiesen noch beweiskräftig bestritten werden, obwohl mir, auf Grund der Beobachtungen über das Wachstum des Körpers und seiner Organe, die Vernachlässigung rein physiologischer Änderungen als ganz unzulässig scheint. Im großen und ganzen, dünkt mich, müßte die Wechselbeziehung zwischen Sterblichkeit oder Fruchtbarkeit, oder beiden und dem Längenbreitenindex des Kopfes, der Gesichtsbreite usw. erst erwiesen werden. An und für sich scheinen engere Beziehungen dieser Art höchst unwahrscheinlich und können nicht auf Grund irgendwelcher bekannter Beobachtungen angenommen werden, sondern sind nur eine bequeme Anwendung der als richtig gesetzten Selektionstheorie.

Sobald man die Frage mehr im einzelnen betrachtet, zeigt sich die Unwahrscheinlichkeit des ganzen Vorganges. Nimmt man an, daß die Verschiebung der Werte bei den in Amerika geborenen Kindern jüdischer Auswanderer auf einer Zunahme der Fruchtbarkeit für gewisse Werte, Zunahme der Sterblichkeit für andere Werte beruhe, — eine Annahme, welche die geringste Einwirkung der Auswahl bedingt, so ergeben sich folgende Verteilungen und Beträge der selektiven Wirkung für den Kopfindex:

Kopfindex	Häufigkeit bei Einwanderern	Häufigkeit bei Nachkommen von Einwand.	Einwirkung der Auslese
73	1	1	0
74	3	2	— 0,33
75	6	6	0
76	11	16	+ 0,45
77	22	34	+ 0,55
78	36	64	+ 0,78
79	59	101	+ 0,71
80	80	135	+ 0,69
81	101	157	+ 0,56
82	117	154	+ 0,32
83	128	130	+ 0,02

Kopfindex	Häufigkeit bei Einwanderern	Nachkommen von Einwand.	Einwirkung der Auslese
84	117	93	– 0,21
85	101	56	– 0,45
86	80	30	– 0,62
87	59	14	– 0,76
88	36	5	– 0,86
89	22	1	– 0,95
90	11	1	– 0,91
91	6	—	– 1,00
92	3	—	– 1,00

Wir müßten also annehmen, daß Individuen mit dem Kopfindex 79 um etwa 0,7 ihrer Zahl vermehrt würden; daß dagegen von solchen mit dem Kopfindex von 86 etwa drei Viertel absterben würden. Dieses ist offenbar widersinnig.

Ich gebe gern zu, daß Auslese ein klein wenig zu den Änderungen beitragen mag; aber selbst hierüber kann man nicht Gewißheit erlangen, bis die nötigen Beobachtungen gesammelt sind. Vorläufig neige ich aber der Anschauung zu, daß der plötzliche Wechsel nach der Einwanderung, sowie das Fehlen von Änderungen bei Erwachsenen, die doch auch von Änderungen in der Sterblichkeit betroffen werden, eine so starke und komplizierte Wechselwirkung zwischen Körperform und Sterblichkeit beziehentlich Fruchtbarkeit voraussetzt, daß diese Annahme unwahrscheinlich wird.

Man kann andererseits durch einige Überlegungen wahrscheinlich machen, daß die Umwelt die Körperformen beeinflusst, ohne notwendigerweise erbliche Änderungen hervorzurufen. Am klarsten liegt dies bei Körpermerkmalen, die stark vom Wachstum abhängen. Wenn bei diesen eine bestimmte erbliche Ähnlichkeit zwischen Eltern und Kindern oder zwischen Geschwistern vorliegt, so muß im Laufe des Wachstums die Ähnlichkeit abnehmen, wenn nicht alle Familienmitglieder von gleichen Einflüssen betroffen werden. Dies ist wohl der Fall, wo die soziale Stellung der Familie das Endresultat des Wachstums beeinflußt. Wenn diese Annahme richtig ist, müßte sich bei einer homogenen Bevölkerung ein viel niedrigerer Grad der Ähnlichkeit für solche Merkmale, die spät zur vollen Entwicklung gelangen, einstellen, als bei anderen, die früh fertig ausgebildet sind. Ein solches Verhältnis hat sich bei den osteuropäischen Juden herausgestellt. Wir dürfen also wohl aus allen diesen Beobachtungen schließen, daß die körperliche Form des Individuums durch die Umwelts-einflüsse, denen es ausgesetzt ist, verändert wird.

Was nun auch die Ursache dieser Änderungen sein mag, jedenfalls müssen wir als bewiesen annehmen, daß menschliche Typen plastisch sind. Dann müssen wir auch annehmen, daß der menschliche Geist große Plastizität besitzt. Wir haben gesehen, daß Körperformen, die zur Zeit der Geburt fast ihre volle Größe erreicht haben, in neuer Umgebung sich verändern können, ohne daß die erbliche Organisation des Körpers sich zu ändern brauchte. Wir haben ferner gesehen, daß andere Merkmale, die sich während der ganzen Wachstumsperiode ändern, sich auch bei Individuen ändern, die als Kinder in neue Umgebung kommen. Hieraus darf man schließen, daß die geistigen Eigenschaften, die doch eng mit der Körperentwicklung verbunden sind und deren Entwicklung noch andauert, lange nachdem der Körper seine Reife erreicht hat, noch stärker von Umweltseinflüssen abhängen. Allerdings ist dieses nur ein Analogieschluß; da wir aber die Änderungen der Körperform durch Beobachtungen erwiesen haben, fällt die Beweislast denen zu, die trotz dieser Beweglichkeit der Körperform absolute Stabilität anderer Körperformen und -verrichtungen behaupten. Die früheren Betrachtungen über das Zunehmen der individuellen Abweichungen bei langandauerndem Wachstum zwingen uns geradezu zu der hier vertretenen Ansicht.

Noch eine Frage muß hier besprochen werden, nämlich die, ob die gleichen Umweltseinflüsse eine Angleichung verschiedener Menschentypen bedingen. Das einzige zuverlässige Material über diese Frage bieten uns wieder die italienischen Stadtbevölkerungen und die amerikanischen Einwanderer. Wir haben bereits gesehen, daß die Stadtbevölkerung Italiens gleichförmiger in bezug auf die Kopfform ist, als ihrem gemischten Ursprung nach erwartet werden sollte. Es ließe sich hieraus also wohl in bezug auf das betrachtete Merkmal eine Annäherung verschiedener Typen folgern. Doch dürfen wir diese Beobachtung nicht schlechtweg verallgemeinern. Ebensowenig darf man, trotz der beobachteten Änderungen, ohne weiteres sagen, daß die verschiedenen europäischen Völkertypen in Amerika sich zu einem einheitlichen Typus unter neuen Umweltseinflüssen entwickeln. Dafür sind die Beobachtungen nicht breit genug angelegt. Wir dürfen weder annehmen, daß die Einwirkungen in allen Teilen Amerikas die gleichen sind, wie die in New York beobachteten, vielmehr mögen Änderungen in verschiedenen Richtungen in verschiedenen Landesteilen stattfinden; noch dürfen wir schließen, daß die Veränderungen sehr weit fortschreiten werden. Obwohl die langköpfigen Sizilianer in New York kurzköpfiger, die rundköpfigen Juden und Böhmen langköpfiger werden, kann man nicht beweisen, daß alle die Tendenz haben, sich einer und derselben Grundform zu nähern. Wir wissen ja weder wohin diese Änderungen schließlich führen, noch was für anderweitige Verschiedenheiten sich entwickeln mögen. Mir scheint eine solche Angleichung nicht wahrscheinlich, da der Beweis für die Plastizität des Typus durchaus nicht ausschließt, daß dieselbe an bestimmte Grenzen gebunden ist. Die Weiterentwicklung der britischen Typen in Amerika, der Holländer in Südafrika und Ostindien, der Spanier und Portugiesen in Südamerika, der Neger in Amerika und der Malayen in Madagaskar sprechen zugunsten einer eng begrenzten Plastizität. Jedenfalls sollten wir uns daher vorläufig mit der vorsichtigen Annahme einer solchen bescheiden, wenigstens bis etwa einmal eine unerwartet große Plastizität nachgewiesen wird. Die Wichtigkeit einer weiteren Untersuchung dieser Frage soll hier besonders betont werden.

Um die Bedeutsamkeit von Änderungen in der Körperform des Menschen richtig zu verstehen, müssen wir die Formen des modernen Menschen noch von einem anderen Gesichtspunkte aus beleuchten.

Schon vor vielen Jahren sprach Fritsch in seinen Studien über die Anthropologie von Südafrika die Beobachtung aus, daß einer der auffallenden Unterschiede in den Körperformen der Buschmänner und Hottentotten im Vergleiche mit denen der Europäer darin besteht, daß die Knochen der ersteren schlank und kräftig gebaut sind, während das Skelett der Europäer schwerer ist und der Knochen eine offene Struktur hat. Er wies auf ähnliche Unterschiede zwischen dem Skelett der wilden Tiere und der Haustiere hin und gelangte zu dem Schlusse, daß die Buschmänner in ihrer körperlichen Erscheinung wilden Tieren gleichen, während der Körperbau des Europäers dem Bau der Haustiere entspricht.

Dieser Gesichtspunkt — nämlich, daß der Kulturmensch in seinem Körperbau als ein Haustier, der kulturarme, besser vielleicht der primitive Mensch, als ein wildes Tier betrachtet werden muß — scheint mir außerordentlich wichtig; und eine Untersuchung der modernen Lebensverhältnisse zeigt, daß selbst bei den sogenannten kulturarmen oder Naturvölkern die anatomischen Veränderungen, welche die Domestikation begleiten, fast überall eingesetzt haben müssen.

Man muß nun drei Arten von Veränderungen unterscheiden. Einerseits erleidet der Körperbau beträchtliche Umänderungen, die auf veränderter Ernährung und Lebensweise beruhen. Sodann hat die künstliche Zuchtwahl und endlich die Kreuzung verschiedener Rassen jede das ihre zur Bildung der Haustierrassen beigetragen.

Einige der Umänderungen der erstgenannten Art beruhen auf regelmäßiger, reichlicher Ernährung; andere auf einem Nahrungswechsel, insofern als Haustiere mit anderen Nahrungsmitteln gefüttert werden, als den wilden Tieren der gleichen Gattung zugänglich sind. Noch andere sind der andersgearteten Lebensweise zuzuschreiben, die eine neue Benutzungsweise des Nerven- und Muskelsystems bedingt. Diese Umänderungen sind verschieden bei fleischfressenden und pflanzenfressenden Tieren. Der Hund und die Katze z. B. werden als Haustiere ziemlich regelmäßig gefüttert, und ihre Nahrung ist sehr verschieden von der wilder Hunde und Katzen. Bei Völkern, die fast nur von Fleisch leben, erhalten Hunde meist gekochtes Fleisch oder vielmehr die Abfälle der gekochten menschlichen Nahrung; während bei Völkern, die wesentlich von Pflanzenkost leben, Hunde oft mit Brei und anderer Pflanzenkost genährt werden. Ebenso leben unsere Katzen keineswegs hauptsächlich von Fleischkost. Dazu kommt, daß die körperlichen Anstrengungen, die Raubtiere machen müssen, um ihre Nahrung zu gewinnen, unvergleichlich größer sind, als die gezähmter Raubtiere. Offenbar können diese Ursachen nicht ohne Einfluß auf das Muskel- und Nervensystem bleiben.

Die Lebensgewohnheiten von Pflanzenfressern, die auf Weiden leben, ändern sich nicht so stark, denn das Grasen des Rindviehs, der Pferde, Schafe und Ziegen ist ungefähr das gleiche wie das Grasen wilder Tiere derselben Gattungen, nur daß die Wiesennahrung reichlicher ist, als die natürliche Nahrung der Steppentiere. Dagegen sind die raschen Bewegungsarten, welche die Herde zum Schutze gegen Raubzeug bedurfte, nicht mehr nötig und bei fortschreitender Kultur wegen der Kleinheit des Weidegebietes nicht einmal möglich. Andererseits bedingt Stallfütterung bei pflanzenfressenden Tieren eine so künstliche Lebensweise, daß eine bedeutende Einwirkung auf den Körperbau wahrscheinlich wird.

Unter den beobachteten Merkmalen der Domestikation ist nun besonders die Zunahme der Verschiedenheiten innerhalb der Spezies zu bemerken. Es entwickeln sich starke Verschiedenheiten der Haut- und Haarfärbung, Änderungen in der Haarform, wie das Auftreten lockiger und welliger Formen, Verkürzung des Gesichts und andere Änderungen in den Größenverhältnissen der Körperteile; endlich große Schwankungen der Körpergröße.

Umänderungen, die auf Domestikation beruhen, können schon an den ältesten bekannten Haustierrassen beobachtet werden und finden sich beispielsweise in den neolithischen Niederlassungen Europas, in denen europäische Tiere als Haustiere vorkommen (Keller). Ebenso treten sie bei den Hunden der verschiedenen Kontinente auf, denn alle unterscheiden sich ganz wesentlich von den wilden Arten, von denen sie abstammen. Sogar der Eskimohund, der von dem polaren Wolfe abstammt, mit dem er sich auch noch kreuzt, unterscheidet sich im Körperbau von dem wilden Wolfe (Beckmann). Abweichungen von der wilden Form sind sogar bei relativ spät gezähmten Tieren, wie bei dem Renntier der Tschuktschen zu beobachten, das sich deutlich von dem wilden Renntiere von Nordostsibirien unterscheidet (Bogoras). Nach unserer Kenntnis der Tierzucht bei den Eskimos und Tschuktschen zu urteilen, ist es sehr unwahrscheinlich, daß hier irgendwelche nennenswerte künstliche Auslese stattgefunden und die Rassenbildung beeinflußt hat. Die Gleichartigkeit der gezüchteten Rasse ist in beiden Fällen noch recht groß, obwohl der Typus merklich von dem der wilden Ahnen abweicht.

Eine stärkere Differenzierung der gezüchteten Formen scheint sich erst zu entwickeln, wenn bestimmte Rassenlinien ausgelesen und mehr oder weniger absichtlich isoliert werden. Die Gelegenheit für derartige Isolation hat sich um so häufiger ergeben, je älter die Domestikation der Art ist. Daher ist die Anzahl der Rassen bei den Tieren am größten, deren Domestikation in die frühesten Zeiten fällt und welche die weiteste Verbreitung als Haustiere haben.

Die Rassen von Haustieren sind ferner durch absichtliche oder unabsichtliche Kreuzung verschiedener Arten vermehrt worden, ein Vorgang, aus dem viele neue Formen hervorgegangen sind, deren Abstammung heute schwer zu entwirren ist.

Von den drei Ursachen, welche die Entwicklung von Rassen bei Haustieren fördern: veränderter Ernährung und Lebensweise, künstlicher Auslese und Rassenkreuzung, sind nun die erste und dritte für die Rassenbildung beim Menschen besonders bedeutsam. Fast überall sind die Lebensverhältnisse des Menschen, so weit die Ernährungsweise in Betracht kommt, von denen der wilden Tiere grundverschieden, und Beobachtungen über die Lebensweise prähistorischer Völker beweisen, daß dieselben Verhältnisse schon sehr lange bestehen. Es ist wohl sicher, daß überall, wo Ackerbau oder Viehzucht getrieben wird, die Ernährung des Menschen regelmäßiger geworden ist, als die wilder Tiere; und in all diesen Fällen bedarf der Mensch zum Nahrungserwerb ganz spezialisierter Bewegungsarten seiner Muskeln. Als Beispiel dieser Art der Lebensführung können wir die Neger von Zentralafrika anführen, deren Gärten von Frauen bearbeitet werden, während die Männer einer Anzahl von anderen handwerklichen Verrichtungen obliegen. Hier findet sich auch nicht mehr die Art der Verteidigung, die für wilde Tiere charakteristisch ist, denn im Kampfe kommt es nicht sowohl auf körperliche Kraft und Behendigkeit an, als vielmehr auf List und Brauchbarkeit der Schutz- und Trutzwaffen. Ganz ähnliche Verhältnisse herrschen bei den ackerbautreibenden Indianern des Mississippitales und der südamerikanischen Waldgebiete. Als Beispiel eines viehzuchttreibenden Volkes, bei dem die Ernährung ziemlich regelmäßig ist, können wir die sibirischen Renntierzüchter oder die afrikanischen Rindviehzüchter erwähnen.

Gewiß gibt es unter all diesen Stämmen periodische Hungersnöte, die durch Mißraten der Ernte oder durch Viehseuchen verursacht werden; aber unter normalen Verhältnissen ist der Vorrat an Nahrungsmitteln ausreichend und die Ernährung regelmäßig.

Bei Fischervölkern liegen die Verhältnisse nicht wesentlich anders, da sich bei ihnen überall Methoden zur längeren Aufbewahrung von Lebensmitteln entwickelt haben und der Überfluß, der sich zur Zeit der Fischzüge findet, für das übrige Jahr aufgespeichert und so eine regelmäßige Ernährung gesichert wird. Hier erfordert auch die Technik des Fischfangs ganz besondere Arten von Bewegungen, die mit den für die einfache Verfolgung des Wildes nötigen wenig gemein haben.

Fast die einzigen Völker, bei denen der Einfluß der Kultur auf die Ernährungsweise relativ geringfügig ist, sind die reinen Jägervölker, wie etwa die Buschmänner in Südafrika, die Eskimo im arktischen Amerika und die Weddah in Ceylon, die ihren Unterhalt durch die täglich sich wiederholende Jagd oder durch Sammeln von Pflanzen und kleinen wirbellosen Tieren, die sich weit zerstreut über ein großes Gebiet finden, gewinnen. Selbst bei diesen ist die Lebensweise der Frau stärker modifiziert, als die des Mannes.

Im Zusammenhang hiermit steht auch die charakteristische Auswahl von Nahrungsmitteln bei verschiedenen Völkern, wie die ausschließliche Fleischkost, die sich am ausgesprochensten bei den Eskimos findet, und die ausschließliche Pflanzenkost, die z. B. in Südasien vorherrscht. Vermutlich hat diese auch einen Einfluß auf die Körperformen der verschiedenen Völker.

Die zweite Ursache, vielleicht die wichtigste bei der Entwicklung neuer Rassen bei Haustieren, die künstliche Auslese, ist vermutlich nie von besonderer Wichtigkeit für die Rassenbildung beim Menschen gewesen. Wir kennen kein einziges Beispiel davon, daß Heiraten zwischen Individuen verschiedener Körperform, aber gleicher Abstammung verboten wären. Wenn es irgendeine Art Auslese in primitiven Gesellschaftsformen gegeben hat, scheint dieselbe wohl eher auf einer Begünstigung von Paarungen ähnlicher Individuen begründet gewesen zu sein; oder sie bestand in der eigentümlichen, komplizierten Auslese, die durch Heiratsgebote und -verbote bedingt ist, und die oft Heiraten zwischen bestimmten Verwandtschaftsgraden und zwischen Angehörigen verschiedener Generationen verhinderte, dagegen Heiraten zwischen anderen Verwandtschaftsgraden begünstigte oder sogar erzwang. So bedingt eine häufige Form der Heiratsbeschränkung, daß die Kinder eines Bruders immer die Kinder seiner Schwester heiraten, während die Kinder zweier Brüder oder zweier Schwestern nie einander heiraten dürfen. Ähnliche Beschränkungen sind sehr häufig, und können vielleicht als eine gewisse Art von Auslese gewirkt haben, doch ist es nicht wahrscheinlich, daß sie einen beträchtlichen Einfluß auf die Körperform gehabt haben (Pearson).

In einigen Fällen hat die Gesellschaftsordnung die Erhaltung von Unterschieden zwischen verschiedenen Bevölkerungsklassen zur mittelbaren Folge, oder sie verzögert wenigstens den Ausgleich zwischen ihnen. Dieses ist immer der Fall, wenn die Sitte endogamische Heiraten innerhalb der einzelnen Bevölkerungsgruppen vorschreibt und diese Gruppen verschiedener Abstammung sind. In Bengalen, beispielsweise, haben die niederen Kasten den eigentümlichen südindischen Typus, während die höchsten Kasten den Stammestypus von Nordwestindien bewahren (Risley und Gait). Die vielen dazwischenliegenden Kasten beweisen aber, daß die Sitte der Endogamie, selbst wo sie so schroff befolgt wird wie in Indien, nur unvollständig Rassenmischung zu verhindern vermag. Es läßt sich kaum entscheiden, ob in extremen Fällen die Endogamie in kleinen Familiengruppen, wie im alten Ägypten, zur Entwicklung gut bestimmter Typen geführt hat. Sicher sind aber alle solche Typen im Laufe der Zeit in der Gesamtbevölkerung wieder verschwunden.

Der dritte Faktor in der Domestikation endlich, die Kreuzung, ist ohne Zweifel von allergrößter Wichtigkeit für die Rassenentwicklung gewesen. Kreuzungen zwischen verschiedenen Typen sind so auffallend häufig in der geschichtlichen Entwicklung aller Völker und so auffallend selten bei den meisten wilden Tieren, daß hier die Analogie zwischen Menschen und Haustieren sofort ins Auge springt. In der Natur sind hybride Formen zwischen verschiedenen Tierarten selten, während Haustiere beständig untereinander und mit wilden Tieren gekreuzt sind. Kreuzungen zwischen den verschiedenartigsten Menschenrassen sind auch sehr häufig. Ich erwähne hier die Mischungen von Hamiten der Sahara und den Negern des Sudan (Nachtigal), die in Malakka so häufigen Kreuzungen von Negritos und Malaien (Martin), die auch von wesentlichem Einfluß auf die Typenverteilung im malaiischen Archipel gewesen sind, die auf den Fidji-Inseln beobachteten Mischungen, die der Aino und Japaner im nördlichen Japan, der Europäer und Mongolen im östlichen Europa, und die Kreuzung der Europäer mit anderen Rassen, die sich seit der modernen Kolonisation der ganzen Welt entwickelt hat.

Dieser Gesichtspunkt — die Betrachtung des Menschen als Haustier — ist auch von großer Wichtigkeit für das Verständnis seiner geistigen Eigenschaften. Das Betragen primitiver Haustiere, wie etwa das des Eskimohundes oder des Tschuktschenrenntieres, ist ganz verschieden von dem Betragen wilder Tiere. Man darf vielleicht ganz allgemein sagen, daß das geistige Leben der Haustiere lebhafter ist, als das wilder Tiere, und daß die Vielseitigkeit ihres Geisteslebens bei zunehmender Zähmung zunimmt. Es kommt allerdings vor, daß die Intelligenz bei Haustieren mangelhafter ist, als bei der entsprechenden Wildart, wie etwa bei den Schafen, doch ist das Umgekehrte entschieden häufiger.

Zusammenfassend können wir sagen, daß die Umwelt einen mächtigen Einfluß auf die Formen und physiologischen Funktionen des Körpers ausübt, und daß man daher Unterschiede im Typus und dem Verhalten bei Naturvölkern und Kulturvölkern der gleichen Rasse erwarten darf. Ferner ist es wahrscheinlich, daß eine der gewichtigsten Ursachen solcher Veränderungen in der fortschreitenden Domestikation des Menschen, einer Begleiterscheinung der fortschreitenden Kultur, zu suchen ist.

IV. Beziehungen zwischen Körpermerkmalen und Beanlagung.

Auf Grundlage der Untersuchungen über Erblichkeit und Umwelteinflüsse können wir uns nun der Frage nach den Beziehungen zwischen Körperform und Beanlagung zuwenden. Diese Betrachtungen fußen auf der Tatsache, daß höhere Tiere auch höhere geistige Begabung haben. Es fragt sich, ob beim Menschen ähnliche Unterschiede zu beobachten sind.

Ganz kurz nur wollen wir auf die wesentlichen, geistigen Unterschiede zwischen Tier und Mensch hinweisen.

Die beiden äußeren Merkmale, in denen der Mensch sich vom Tier unterscheidet, sind der Besitz einer organisierten, artikulierten Sprache und der Gebrauch von Werkzeugen. Beide Merkmale sind der ganzen Menschheit gemein. Kein Volksstamm ist je entdeckt worden, der nicht eine wohlgegliederte Sprache besäße; keiner, der nicht den Gebrauch von Werkzeugen zum Schneiden, Brechen und Bohren, den Gebrauch des Feuers und der Schutz- und Trutzwaffen kennte. Obwohl auch Tiere sich durch Laute über gewisse Sinnesausdrücke oder Gefühle verständigen können, und obwohl sogar niedere Tiere, wie Insekten, imstande sind gemeinsame Arbeit vieler Individuen ins Werk zu setzen, kennen wir doch kein Beispiel einer wahren Tiersprache, aus der bestimmte Klassifikationsprinzipien abstrahiert werden könnten. Der Gebrauch von zweckdienlichen Gegenständen fehlt auch in der Tierwelt nicht vollständig; die höheren Affen mögen gelegentlich Baumäste und Steine zur Verteidigung benutzen. Aber die absichtliche Herstellung von Werkzeugen findet sich bei keinem Tiere. Nur beim Wohnungsbau lassen sich Andeutungen komplizierter Benutzung von Gegenständen finden. Die Art der Benutzung ist aber bei jeder Tierart ganz stabil — wie wir sagen, instinktiv —, und ihr fehlt ganz die persönliche Freiheit, die den Grundcharakter menschlicher Erfindungen ausmacht. Der Ursprung der instinktiven Tätigkeiten, die bei Tieren zur Ausführung verwickelter mechanischer Arbeiten führen, ist noch ein ungelöstes Rätsel, doch ist das Verhältnis, in dem das einzelne Tier zum Gebrauche dieser Hilfsmittel steht, offenbar grundverschieden von dem freien Gebrauche, den der Mensch von seinen Erfindungen macht.

Ein anderes Hauptmerkmal der geistigen Vorgänge beim Menschen ist das vernunftgemäße Denken, das breite Gebiete seines Geisteslebens beherrscht. Während das Tier ebensogut wie der Mensch zweckmäßige Handlungen ausführen kann, die auf der Erinnerung an frühere Erfahrungen, welche zur Erreichung des gleichen Zweckes geführt haben, beruhen, läßt sich nicht beweisen, daß die Ideen, die aus solchen Handlungen abstrahiert werden können, je einem Tiere ins Bewußtsein treten. Alle Menschenrassen dagegen, von den primitivsten Menschen der Jetztzeit an, haben die Fähigkeit, solche Ideen zu bilden und klar zu erkennen.

Es fragt sich nun, ob mit der verschiedenartigen Körperform des Menschen, sei sie nun durch Erblichkeit oder Umweltseinflüsse bedingt, auch verschiedenartige geistige Begabung verknüpft ist.

Ehe wir auf diese Frage eingehen, möchte ich auf einen Fehler aufmerksam machen, der sich immer wieder in derartige Untersuchungen einschleicht.

Die selbstbewußte Schätzung unserer Leistungen bringt es mit sich, daß wir an den Vergleich zwischen den Körpermerkmalen der weißen Rasse und anderen Rassen immer mit dem unausgesprochenen, aber trotzdem merklichen Gefühle herantreten, daß die Eigentümlichkeiten der weißen Rasse Kennzeichen einer höheren Entwicklungsstufe sein müssen und im Zusammenhange mit höherer geistiger Begabung stehen. Wir haben schon in unseren einleitenden Bemerkungen erkannt, daß dieser Standpunkt unhaltbar ist, falls er nicht durch unmittelbare anatomische oder physiologische Gründe gerechtfertigt werden kann.

Ich will diesen logischen Irrtum durch ein Beispiel erläutern. R. B. Bean hat in einer vor wenigen Jahren veröffentlichten sorgfältigen Arbeit gewisse Unterschiede zwischen den Gehirnen von Negern und Weißen aus Baltimore nachgewiesen, Unterschiede, die sich sowohl in der gesamten Hirngestalt, wie in der Form der einzelnen Teile nachweisen lassen, und die wesentlich in der verschiedenen Form und Größe der Stirn- und Hinterhauptlappen, und in der Größe des Corpus callosum bestehen. Seine Schlußfolgerung ist, daß die geringere Größe der Stirnlappen und des Corpus callosum Merkmale der niederen geistigen Entwicklung der Neger sind, eine Folgerung, die treffend von Franklin P. Mall widerlegt ist. Hier, wo wir unser Augenmerk nur auf den logischen Fehlschluß zu richten haben, genügt es darauf hinzuweisen, daß die beobachteten Unterschiede wesentlich auf der Langköpfigkeit der Neger beruhen, und daß daher ähnliche Unterschiede sicher bei lang- und kurzköpfigen Individuen derselben Rasse zu finden sein werden, — wie etwa bei einem Vergleich zwischen langköpfigen Nordfranzosen und kurzköpfigen Bewohnern Mittelfrankreichs. In dem letzteren Falle aber würde der Schluß auf größere oder geringere Begabung des einen oder anderen Typus von besonnenen Forschern sicherlich nicht gemacht werden, und niemand würde den Unrerschied so bewerten, wie Bean es ohne weiteres bei Negern und Weißen tut.

Es unterliegt natürlich keinem Zweifel, daß die Menschenrassen große Unterschiede im Körperbau aufweisen. Hautfarbe, Haarform, Gestalt der Nase und Lippen unterscheiden den Afrikaner scharf vom Europäer. Die Frage, um deren Entscheidung es sich handelt, betrifft den Zusammenhang dieser Merkmale mit der geistigen Begabung. Man kann zwei Gesichtspunkte bei der Behandlung dieses Problems im Auge behalten. Einerseits fragt es sich, ob eine Rasse, bei der Merkmale gefunden werden, die in irgendeiner Weise als tierähnlich gedeutet werden müssen, auch in anderen Beziehungen einem niederen Typus angehört. Andererseits können wir unsere Aufmerksamkeit wesentlich der Entwicklung des zentralen Nervensystems zuwenden und untersuchen, ob sich in dieser Beziehung wichtige Rassenunterschiede finden.

Es wird also zu untersuchen sein, ob die Menschenrassen überhaupt höhere und niedere Körpermerkmale aufweisen, und dann, ob diese mit höherer geistiger Beanlagung verbunden sind. Grundlegend für diesen ersten Gesichtspunkt ist die gesamte phylogenetische Betrachtungsweise der Biologie. Auch abgesehen von den hin- und herschwankenden Einflüssen der Umwelt, können wir nicht von einer permanenten Stabilität irgendwelcher Körperform reden. Die gesamten, modernen Anschauungen über die Entwicklung von Varietäten und Spezies beruhen auf der Annahme von Veränderungen, entweder durch Anhäufung kleiner Variationen, oder durch das plötzliche Auftreten neuer Formen.

Die von der Norm abweichenden Bildungen, die im menschlichen Körper vorkommen, entsprechen ganz dieser

Anschauung, und ich will hier einige Sätze aus Wiedersheims vortrefflicher Arbeit „über den Bau des Menschen als Zeugnis für seine Vergangenheit" anführen, welche dieses klar zum Ausdruck bringen. Er sagt: „Der Körper des Menschen unterlag im Laufe seiner Stammesgeschichte einer Reihe von Veränderungen, welche zum Teil auch in seinen Ontogenese zum Ausdruck kommen. Ja, alles weist darauf hin, daß dieselben auch heute noch fortdauern, daß also der Mensch der Zukunft ein anderer sein wird, als der jetzige."

Die besten Beispiele solcher Änderungen finden sich bei Organen, die im Rückgange begriffen sind. So kann man beobachten, daß beim modernen Menschen die kleine Zehe oft nur zwei Glieder hat, eine Erscheinung, die vielleicht auf mangelnden Gebrauch zurückzuführen ist. Dieser Zustand ist sowohl bei barfußgehenden Völkern, wie bei beschuhten beobachtet worden, so daß man ihn nicht auf künstliche Verbildung zurückführen darf. Die Zähne zeigen gleichfalls allgemeine Rückbildungserscheinungen, besonders in der verschiedenen Größenentwicklung der Backenzähne und der oberen, äußeren Schneidezähne. Der dritte Backenzahn — der Weisheitszahn — kommt oft gar nicht zum Durchbruch und ist bei den meisten Rassen im Vergleich zu den vorderen Backenzähnen klein. Retention oder mangelhafte Entwicklung der oberen äußeren Schneidezähne ist gleichfalls häufig. Ähnliche Rückbildungen lassen sich am unteren Ende des Brustkorbes beobachten, wo die Entwicklung des Brustbeins wie der Rippen starke Variationen aufweist.

Diese Abweichungen sind bedeutsam, insofern sie als Neubildungen aufgefaßt werden können, die heutzutage bei verschiedenen Rassen mit verschiedener Häufigkeit auftreten. Sollten diese Neubildungen an Häufigkeit zunehmen und schließlich normal werden, so würden sie eine Änderung in der stabilen Körperform bilden und müßten dann als neue Rassenformen aufgefaßt werden. Ein Beweis dafür, daß diese Formen wirklich an Häufigkeit zunehmen, ist nie erbracht worden, und nur auf Grund dieses Beweises könnte die theoretische Deutung als endgültig festgestellt betrachtet werden. Die Wahrscheinlichkeit spricht aber für die Richtigkeit der Annahme, die durch das Vorkommen rudimentärer, funktionsloser Organe, und durch das zeitweilige Erscheinen niederer Merkmale während der ontogenetischen Entwicklung gestützt wird.

Es ist nachgewiesen, daß einige dieser Rückbildungen — wie die Retention der äußeren Schneidezähne — erblich sind und daher von einer Generation zur anderen fortgepflanzt werden. Dieses erklärt bis zu einem gewissen Grade die Beobachtung, daß manche Abweichungen bei kulturarmen Völkern häufiger sind, als bei Kulturvölkern. Bei ersteren sind die gesellschaftlichen Einheiten nicht zahlreich und sie haben wenig Verkehr mit fremden Stämmen. Wenn daher in einer solchen Gruppe eine der Ahnenfamilien zu einer Abweichung neigte, so muß sie sich dort besonders häufig festgesetzt haben. Einen derartigen Fall bietet vermutlich das häufige Vorkommen überzähliger Wirbel bei den Indianern der Vancouver-Insel, und wohl auch das häufige Vorkommen des mittleren Gaumenwulstes bei den Lappen. Ich wage nicht sicher zu entscheiden, ob die Häufigkeit des Inka-Knochens, der Abtrennung des oberen Teiles der Hinterhauptschuppe durch eine Quernaht, die besonders häufig in Peru und bei den Pueblo-Indianern von New-Mexiko und Arizona vorkommt, ebenso zu erklären ist. Es ist daher wohl möglich, daß die größere Häufigkeit solcher Abweichungen bei gewissen Menschengruppen keineswegs ein Ausdruck ihrer höheren oder niederen Entwicklung ist, sondern nur das Vorhandenein von Mitgliedern gewisser, durch diese Merkmale ausgezeichneter Familien kennzeichnet. In solchen Fällen haben wir es nicht mit spontanen Neubildungen zu tun, sondern mit erblicher Übertragung älterer Eigenschaften. Mit anderen Worten, wenn wir die Schlußfolgerung annehmen sollen, daß größere Häufigkeit von Neubildungen bei einem Menschentypus eine Fortentwicklung der Spezies oder Varietät bedeutet, so müssen wir uns zuerst überzeugen, daß eine solche Neubildung spontan in irgendeinem Individuum auftreten kann und nicht durch erbliche Familienanlage bedingt ist. Sonst müßte noch nachgewiesen werden, daß in größeren Verbänden Familien, die derartige Eigentümlichkeiten haben, größere Wahrscheinlichkeit hatten sich fortzupflanzen und an Zahl rascher zunehmen, als andere.

Jedenfalls beweist aber das Vorkommen dieser Abweichungen, daß die Körperform von Menschengruppen nicht absolut stabil sein kann, da ja jede Verschiedenheit in der Häufigkeit der abweichenden Bildung auch als eine Veränderung des Typus der Gruppe aufgefaßt werden muß. Es ist natürlich eine offene Frage, wieviel Zeit dafür erforderlich sein mag, Neubildungen, wie die hier besprochenen, zur Norm zu gestalten.

Außer diesen fortschreitenden Neubildungen gibt es auch andere Formen, die nicht bei allen Individuen vorkommen, und die als Reste alter Formen aufgefaßt werden können, jedenfalls diesen ähneln. Eine solche Bildung ist eine Eigentümlichkeit in der Form des Schläfenbeines, das beim Menschen gewöhnlich vom Stirnbein durch das Keilbein und Scheitelbein getrennt ist. Man hat beobachtet, daß manchmal das Schläfenbein sich weiter vordrängt und mit dem Stirnbein in Berührung kommt. Dieses ist die gewöhnliche Bildungsform beim Affen. Es hat sich herausgestellt, daß diese Form bei allen Rassen, aber mit verschiedener Häufigkeit, vorkommt.

Die eigentümliche Form des Schienbeins, die Platyknemie (seitliche Flachheit) genannt wird, findet sich bei den Skeletten der ältesten Rassen Europas, aber auch beim modernen Menschen. Andere Merkmale, die uns an niedere Formen erinnern, sind gewisse Eigentümlichkeiten an den Gelenkflächen des Oberschenkelknochens und des Schienbeins, die mit dem aufrechten Gange des Menschen in Beziehung gesetzt werden können und sich bei verschiedenen Rassen finden; der schon erwähnte „Inka-Knochen", d. h. die Trennung der Hinterhauptschuppe von der Basis des Hinterhauptbeins, eine Bildung, die bei allen Rassen vorkommt, aber besonders häufig bei mehreren amerikanischen Stämmen zu sein scheint; die Kleinheit der Nasenbeine und ihr Verwachsen mit dem Oberkiefer; die sogenannten Pränasalgruben, die an analoge Formen beim

Affen erinnern, und gewisse Abweichungen im Verlaufe der Arterien und der Anordnung und Entwicklung der Muskeln. Alle diese variablen Merkmale finden sich wohl überall, ihre Häufigkeit bei verschiedenen Rassen ist aber ungleich. Vom Standpunkt der Entwicklungslehre kann man solche Abweichungen als menschliche Merkmale bezeichnen, die sich im großen und ganzen durchgesetzt haben, aber noch nicht ganz stabil geworden sind. Wenn eine solche Deutung zulässig ist, so darf man diejenigen Rassen als hochstehend bezeichnen, bei denen die charakteristischen menschlichen Merkmale am stabilsten sind.

Man kann die Menschenrassen auch verschiedenen Merkmalen nach so anordnen, daß die eine weiter von den homologen Erscheinungen beim Tiere entfernt ist als die andere. Bei all diesen Versuchen ist die Lücke zwischen Mensch und Tier breit, und die Verschiedenheiten zwischen den Menschenrassen sind im Vergleich dazu gering. Es zeigt sich z. B., daß das Gesicht bei der Negerrasse im Vergleich zum Schädel größer ist, als bei den Amerikanern, deren relative Gesichtsgröße wieder größer ist, als die der Europäer. Die untere Gesichtshälfte des Negers ist groß, der Zahnbogen liegt weit vorgeschoben und erhält so eine Form, die etwas an affenartige Formen erinnert. Diese Eigentümlichkeiten sind sehr weit verbreitete Merkmale der afrikanischen Rasse und sie kennzeichnen einen Typus, der dem Tiere etwas näher steht als der Typus des Europäers. Das gleiche kann man von der breiten, niederen Nase der Neger und mancher Mongolen sagen. Trotzdem ist der Abstand der Gesichtsform und der Nasenform der Neger von tierischen Formen viel, viel größer, als ihr Abstand von der Form der Europäer.

Wenn man den Theorien Klaatschs, Stratzs und Schoetensacks folgt, welche die Australier für den ältesten und am wenigsten spezialisierten Menschentypus halten, dürfte man auch andere Merkmale erwähnen, wie die Schlankheit der Wirbel, die geringe Krümmung der Wirbelsäule, auf die Cunningham schon aufmerksam gemacht hat, und die Fußform, welche an die Bedürfnisse eines kletternden Wesens, das sich von Ast zu Ast bewegt, erinnert.

Um nun diese Erscheinungen richtig zu deuten, müssen wir stets im Auge behalten, daß die sogenannten „höheren Rassen" keineswegs in bezug auf alle ihre Körpermerkmale an der Spitze der Reihe stehen und vom Tiere am stärksten verschieden sind. Die Europäer und Mongolen haben die größten Gehirne; die Europäer haben kleine Gesichter und hohe, schmale Nasen, — Züge, in denen sie sich von den vermutlichen Ahnen des Menschengeschlechts mehr unterscheiden als andere Rassen. Andererseits haben die Europäer andere, niedere Merkmale mit den Australiern gemein; denn beide haben am meisten unter allen Rassen die Körperhaarentwicklung des Ahnentypus beibehalten. Die typische Entwicklung der menschlichen Lippen findet sich am ausgesprochensten beim Neger, dessen Körperproportionen, was die Länge der Gliedmaßen anbetrifft, auch stärker von den höheren Affen abweichen, als dies bei den Europäern der Fall ist.

Drücken wir diese Beobachtungen modernen biologischen Anschauungen gemäß aus, so muß man sagen, daß die spezifisch-menschlichen Charakterzüge bei verschiedenen Rassen mit ungleicher Stärke auftreten, und daß die Entwicklungsrichtung nicht bei allen Rassen dieselbe ist.

Nun fragt es sich, was diese Rassenunterschiede in bezug auf die geistige Begabung beweisen. Wir wollen für den Augenblick Verschiedenheiten in der Größe und dem feineren Bau des Zentralnervensystems beiseite lassen und unser Augenmerk auf die Bedeutung anderer Merkmale für die Beurteilung der geistigen Begabung lenken. Die allgemeine Analogie zwischen der geistigen Entwicklung von Tieren und Menschen bestimmt uns, niedere Geistescharaktere mit Tierähnlichkeit zu assoziieren. Im naiven Sprachgebrauch des täglichen Lebens sind tierische Züge und Bestialität oder Brutalität eng verbunden. Wir müssen hier aber zwischen den eben besprochenen anatomischen Merkmalen und der Muskelentwicklung des Gesichtes, des Körpers und der Gliedmaßen, soweit sie durch gewohnheitsmäßige Bewegungen bestimmt sind, unterscheiden. Eine Hand, die nicht an Arbeit gewohnt ist, welche feine Bewegungen erfordert, weil sie von komplizierten, psychologischen Vorgängen begleitet ist, wird der feinen Modellierung, des Resultates der unabhängigen Entwicklung eines jeden Muskels entbehren. Ein Gesicht, das nie den Innervationen gehorcht, die Begleiterscheinungen ernsten Denkens und feinen Fühlens sind, wird keine starke, durchgeistigte Individualität entwickeln. Ein Nacken, der immer schwere Lasten trägt und nicht auf die vielartigen Stellungen eines beweglichen und mannigfach gebrauchten Körpers eingestellt ist, muß schwer und plump erscheinen. Solche physiognomischen Unterschiede dürfen uns nicht irreführen. Doch selbst, wenn wir von all diesem absehen, sind wir geneigt, aus einer fliehenden Stirne, einem massiven Untergesicht, großen, vorstehenden Zähnen und wohl selbst aus ungewöhnlicher Länge der Arme, oder ungewöhnlichen Graden der Behaarung auf die geistigen Eigentümlichkeiten des Menschen zu schließen.

Von wissenschaftlichem Gesichtspunkte erscheinen solche Schlüsse höchst fragwürdig.

Wir besitzen allerdings nicht viele Untersuchungen über diese Zusammenhänge, aber bis jetzt haben sie nur negative Resultate gegeben. Das beweist, wie mir scheint, besonders der von Karl Pearson gemachte Versuch, die Beziehung zwischen der Größe und Form des Kopfes und der Intelligenz festzustellen. Seine Schlußfolgerungen sind so wichtig, daß ich sie hier wiederholen will: „Ich glaube", sagt er, „die Beweislast dafür, daß andere Messungen und feinere psychologische Beobachtungen bestimmtere Resultate ergeben würden, fällt nun den Forschern zu, die aus apriorischen Gründen eine solche Beziehung für wahrscheinlich halten. Mich persönlich hat das Resultat meiner Untersuchung überzeugt, daß die Beziehungen zwischen der äußeren Erscheinung und dem geistigen Charakter des Menschen sehr unbedeutend sind." Alle bis jetzt gemachten Beobachtungen zwingen uns anzunehmen, daß die Merkmale des Knochen-, Muskel-, Eingeweide- und Zirkulationssystems so gut wie gar keine Beziehung zu der geistigen Beanlagung des Individuums haben (Manouvrier).

Diese Schlüsse, welche sich aus Untersuchungen an verschiedenen Individuen derselben Rasse ergeben haben, kann man freilich nicht ohne weiteres auf Rassentypen übertragen, da es denkbar und sogar wahrscheinlich ist, daß die morphologischen Rassenverschiedenheiten und die Individualverschiedenheiten, die in einer Rasse vorkommen, nicht den gleichen Gesetzen folgen. Immerhin aber macht das vollständige Fehlen der oben besprochenen Beziehungen es unwahrscheinlich, daß sie eine bedeutende Rolle bei Rassenunterschieden spielen sollten.

Wenden wir uns nun der wichtigen Frage zu, welche Beziehung zwischen Gehirngröße und Beanlagung besteht, eine Frage, die eine ganz unmittelbare Bedeutung für unser Problem hat. Unterschiede in der Gehirngröße bei verschiedenen Rassen gibt es. Es läßt sich nun zunächst vermuten, daß mit der Größe des Hirns auch die Begabung des Menschen für geistige Arbeit zunimmt. Wir wollen hier die bekannten Tatsachen kurz zusammenstellen. Die Größe des zentralen Nervensystems kann auf zwei Weisen bestimmt werden, — entweder durch Gehirnwägungen oder durch Bestimmungen des Rauminhaltes der Schädelhöhle. Die erstere Methode gibt die genauesten Resultate. Naturgemäß sind viel mehr Gehirne von Weißen gewogen worden, als von Menschen anderer Rassen. Es gibt indessen genügendes Material, um es außer jedem Zweifel zu stellen, daß das Gehirngewicht der Weißen größer ist, als das der meisten anderen Menschentypen, besonders aber als das der Neger. Das Gehirngewicht des weißen, erwachsenen Mannes beträgt im Durchschnitt etwa 1360 Gramm. Untersuchungen über den Rauminhalt der Schädelhöhle stimmen ganz mit den so gewonnenen Zahlen überein. Nach Topinard ist der Rauminhalt von Männerschädeln aus der neolithischen Periode Europas im Durchschnitt 1560 ccm (44 Schädel); der moderner Europäer ebensogroß (347 Schädel); der von mongoloiden Individuen 1510 ccm (68 Schädel); von afrikanischen Negern 1405 ccm (83 Schädel); von Negern des Stillen Ozeans 1460 ccm

(46 Schädel). Die Mittelwerte zeigen also einen Unterschied zugunsten der weißen Rasse.

Bedeutet aber nun dieses größere Hirn des Weißen eine höhere Begabung? Das ist zunächst nicht unwahrscheinlich, und es lassen sich Beobachtungen anführen, die für diese Anschauung sprechen. Die wichtigste darunter ist die Tatsache, daß höhere Tierformen im Verhältnis zu ihrer Körpergröße große Gehirne haben, sowie der bedeutende Unterschied zwischen der Gehirngröße des Menschen und der gleich großer Tiere. Es gibt allerdings eine Reihe von Ausnahmen. So finden wir bei kleinen Vögeln relativ sehr große Gehirne, ohne daß damit ungewöhnlich große Intelligenz verbunden wäre. Solche Ausnahmen stören aber das allgemeine Bild nicht, das in den verschiedenen Tierformen eine Zunahme der Intelligenz bei zunehmender Hirngröße beweist. Ferner sprechen hierfür die Resultate der Beobachtungen Manouvriers, der den Rauminhalt der Schädelhöhle von 35 hervorragenden Männern gemessen hat. Er fand als Mittelwert 1665 ccm, während 110 Durchschnittsmenschen ihm einen Mittelwert von nur 1560 ccm ergaben. Andererseits erhielt er aus seinen Beobachtungen für den Rauminhalt der Schädelhöhle von 45 Mördern 1580 ccm, einen Wert, der nicht auf einen wesentlichen Unterschied vom allgemeinen Mittel schließen läßt. Ein ähnliches Resultat hat sich aus den Wägungen der Gehirne hervorragender Männer ergeben, die im Mittel um etwa 93 Gramm das Gewicht von 1357 Gramm, welches den Durchschnittswert für die allgemeine Bevölkerung darstellt, überschreiten. Ferner kann man zugunsten der Theorie über den Zusammenhang zwischen großen Gehirnen und höherer Beanlagung Galtons Beobachtung anführen, der bewiesen hat, daß die Köpfe guter Studenten an englischen Universitäten größer sind als die der Durchschnittsstudenten.

Trotz alledem darf man diese Gründe nicht allzuhoch bewerten. So sind durchaus nicht alle Gehirne hervorragender Männer groß. Im Gegenteil, es fanden sich einige ungewöhnlich kleine Gehirne in der ganzen Beobachtungsreihe. Ferner müssen wir bedenken, daß die meisten Gehirngewichte, die beobachtet sind, an Material gemessen sind, das seinen Weg zur Anatomie findet, d. h. an Individuen, die in wenig günstigen Verhältnissen gelebt haben und deshalb wegen mangelhafter Ernährung und anderer ungünstiger Umstände körperlich nicht so gut entwickelt sind wie die wohlhabenderen Bevölkerungsgruppen. Da nun unter diesen Umständen die mittlere Größe und das mittlere Gewicht des ganzen Körpers kleiner als der Durchschnitt ist, muß auch das Gehirn im Gewichte sinken. Dies entspricht der allgemeinen Tatsache, daß bei verschiedenen sozialen Gruppen desselben Menschentypus, die infolge von physiologischen Einflüssen der Umgebung sich stärker oder schwächer entwickeln, alle Körperteile fast gleichmäßig durch diese Einwirkung betroffen werden. Es ist daher durchaus nicht sicher, daß das größere Gehirngewicht hervorragender Männer unmittelbar von ihrer größeren Beanlagung bedingt ist. Aus diesen Verhältnissen wird sich auch die von Ferraira in Portugal und von Matiegka in Böhmen beobachtete größere Gehirngröße der Gebildeten im Vergleich zu Arbeitern erklären.

Wir müssen aber noch andere Bedenken äußern. So scheint mir der Unterschied zwischen dem Gehirngewicht von Männern und Frauen zu Zweifeln an der unmittelbaren Beziehung zwischen Hirngröße und Begabung Anlaß zu geben. Absolut sowohl wie im Verhältnis zur Körpergröße ist das Hirngewicht der Frauen ein wenig kleiner als das der Männer, und dieser Unterschied macht sich schon in der Kindheit geltend. Wenn nun auch die Geistesrichtung der Frauen verschieden ist von der der Männer, so liegt doch kein Grund vor, dem einen Geschlecht eine höhere, dem anderen eine niedere Begabung zuzuschreiben. Wir finden also Gehirngewichte von verschiedener absoluter und relativer Größe, die durchweg gleichgroße Begabung begleiten. Natürlich muß man hier den grundlegenden Geschlechtsunterschied im Auge behalten, der andere wichtige physiologische Unterschiede mit sich bringt und daher die unmittelbare Übertragung der Beobachtungen auf das Verhältnis gleichgeschlechtlicher Individuen verschiedener Rassen unzulässig macht. Doch erkennen wir daraus, daß bei ungleicher anatomischer und physiologischer Körperorganisation ungleiche Gehirngrößen gleichwertige Geistesfunktionen begleiten können.

Trotz all dieser Bedenken bleiben die Zunahme der Gehirngröße bei höheren Tieren und die mangelnde Gehirnentwicklung bei Mikrocephalen zu Recht bestehen, und diese Tatsachen machen eine Abhängigkeit der Begabung von der Gehirngröße wahrscheinlich, wenn auch die Beziehung zwischen beiden nicht so eng ist, wie oft angenommen wird.

Die Ursache für den Mangel solch enger Beziehungen liegt nicht fern. Die Funktionen des Gehirns hängen von den Nervenzellen und Fasern ab, die durchaus nicht die größte Masse des Gehirns ausmachen. Ein Gehirn mit vielen Zellen und komplizierten Verbindungslinien mag weniger Bindegewebe enthalten, als ein anderes mit einfacherer Struktur des Nervensystems. Mit anderen Worten, wenn es eine enge Beziehung zwischen Gehirnform und Begabung gibt, muß dieselbe in dem feineren Bau des Zentralnervensystems gesucht werden, nicht in seiner Größe. Es gibt natürlich eine Beziehung zwischen der Gehirngröße und der Zahl der Zellen und Fasern, aber die Beziehung ist sehr locker.

Trotz vielfacher Versuche, Unterschiede im feineren Bau des Gehirns verschiedener Rassen zu finden, die unmittelbar mit psychologischen Unterschieden in Verbindung gebracht werden können, sind bis jetzt keine überzeugenden Beweise für ihr Vorhandensein erbracht worden. Der Stand unseres gegenwärtigen Wissens ist vor kurzer Zeit von Franklin P. Mall, auf dessen Arbeit ich mich schon bezogen habe, gut charakterisiert worden. Er behauptet, daß wegen der großen Unterschiede zwischen gleichrassigen Individuen Rassenunterschiede sehr schwer zu erweisen sind, und daß bis jetzt noch keine gefunden sind, die einer ernsthaften Kritik Stand halten. Es macht sich hier eben wieder die Tatsache geltend, daß die individuellen Verschiedenheiten des Gehirnbaues und der Gehirngröße in jeder einzelnen Rasse so groß sind, daß die rassenhaften Unterschiede im Vergleich zu ihnen klein und unbedeutend erscheinen.

Es mag hier noch mit einigen Worten der vermutlichen kulturellen Bedeutung der geringeren durchschnittlichen Gehirngröße des Negers gedacht werden. Bei dem losen Zusammenhange zwischen Gehirngröße und Begabung darf man es für möglich halten, daß bei den Negern nicht ganz so viele hochbegabte Individuen vorkommen, wie bei Weißen und Mongolen, so daß in dieser Beziehung die Rasse ein weniger ungünstiger gestellt sein würde als andere. Man muß hierbei natürlich nicht vergessen, daß bei großen Menschenmengen auch die starken Abweichungen häufiger vorkommen, und daß deshalb auch bei den Negern ungewöhnlich begabte, so wie ungewöhnlich unbegabte Individuen auftreten werden. Wir müssen die weitere Betrachtung dieser wichtigen Frage auf später verschieben (Kap. 6).

Ist es so also nicht möglich, unmittelbar aus den physiologischen Beziehungen zwischen Körperform und Hirnfunktion einen Schluß auf die Begabung der Rassen zu machen, so fragt es sich, ob die Beobachtung des geistigen Verhaltens der Rassen bessere Resultate verspricht. Es ist doch wohl denkbar, daß die psychologischen Eigenschaften uns ein unmittelbares Urteil über die Rassenbegabung gestatten. Das mißliche dieser Methode liegt darin, daß die Kultursteigerung selbst einen starken Einfluß auf die Geistesäußerungen des Menschen hat, so daß es außerordentlich schwierig ist, zu bestimmen, inwiefern das Verhalten des Menschen von seiner Begabung, inwiefern es von der Kultur abhängig ist.

Viele Versuche sind gemacht worden, um auf diese Weise die geistigen Merkmale der Völker zu erschließen. Unter den Forschern, die in ihnen wesentlich den Ausdruck der Rassenbegabung zu erkennen glauben, nenne ich Klemm, Carus, de Gobineau, und Nott und Gliddon. Klemm und Wuttke, der ihm folgt, bezeichnen die Kulturvölker als Völker der aktiven Rasse, alle anderen als passiven Rassen angehörig. Sie nehmen an, daß die Elemente und Anfänge höherer Kultur unter kulturarmen Völkern, sei es nun in Amerika oder auf den Inseln des Stillen Ozeans, einer Berührung mit den Schöpfungen der aktiven Rassen entstammen. Carus teilt die Menschheit in Tages-, Nacht-, und Dämmerungsvölker. De Gobineau nennt die gelbe Rasse das männliche, die schwarze das weibliche Element, und erkennt allein der weißen Rasse edelste Begabung zu. Nott und Gliddon behaupten, daß die niederen Rassen nur tierische Instinkte haben, während sie annehmen zu dürfen glauben, daß die weiße Rasse einen höheren Instinkt besitzt, der ihre Entwicklung hervorruft und deren Richtung bestimmt.

Der Glauben an die höhere erbliche Beanlagung der weißen Rasse hat neues Leben aus dem modernen Glauben an die „Herrenmenschen" und ihre Vorrechte gesogen, eine Anschauung, die wohl ihren kühnsten Ausdruck in den Werken Nietzsches gefunden hat.

Diese Versuche, rassenhafte Unterschiede zu bestimmen, sind aber nicht ohne weiteres annehmbar, da ihnen andere Versuche gegenüberstehen, ähnliche Unterschiede festzulegen, die das Rassenhafte ganz beiseite lassen und nur den allgemeinen Kulturzustand des Volkes ins Auge fassen. Ich nenne hier Spencer und Tylor, und unter den älteren Forschern Theodor Waitz.

Tylor und Spencer, welche eine geistvolle Analyse des Geisteslebens der kulturarmen Völker geben, sehen ausdrücklich von allen Beziehungen zu bestimmten Rassen ab und behandeln ihr Material als Daten für die Kenntnis der Entwicklung des menschlichen Geistes auf den niedersten Kulturstufen und als gültig für alle Rassen. Besonders bei Spencer tritt dieser Gesichtspunkt klar hervor. Ähnliches gilt von den Anschauungen Friedrich Schultzes und Levi-Bruhls.

Verschieden von diesen, obwohl auch auf dem Kulturzustande, nicht der Rassenzugehörigkeit fußend, ist der Gesichtspunkt, den Waitz in seiner großen Anthropologie der Naturvölker entwickelt. Er sagt: „Wir behaupten im Gegensatze zu der gewöhnlichen Ansicht, nach welcher die Bildungsstufe eines Volkes oder eines Individuums vorzugsweise oder ausschließlich das Produkt seiner geistigen Fähigkeiten ist, daß wenigstens ebensosehr umgekehrt seine jedesmaligen Fähigkeiten, die nichts weiter bezeichnen als die Art und Größe der jedesmal in der nächsten Zukunft von ihm ausführbaren Leistungen, von der Bildungsstufe und den Kulturfortschritten abhängen, die von ihm wirklich schon erreicht sind. Die Fähigkeiten eines Volkes ändern sich nicht bloß im Laufe, sondern auch wesentlich nach Maßgabe seiner Geschichte."

Der Gegensatz dieser beiden Standpunkte führt uns die Schwierigkeit unseres Problems vor Augen. Offenbar herrscht in bezug auf die Psychologie der kulturarmen Völker eine noch größere Verwirrung als in den Fragen der Anatomie. Man weiß weder, was die unterscheidenden Merkmale ihres Geisteslebens sind, noch ob es sich um rassenhafte oder auf Umweltseinflüssen beruhende Erscheinungen handelt. Das Beweismaterial, das die verschiedenen Forscher benutzen, besteht teils aus Geisteseigenschaften von Völkern verschiedener Rassen, bei denen von der Kulturstufe abgesehen und alles anscheinend Charakteristische als rassenhaft gedeutet ist; teils aus Beobachtungen, bei denen von dem Rassenhaften ganz abgesehen ist, und alle Stämme und Völker gleicher Kulturstufe als wesentlich gleich angesehen werden. Es handelt sich demnach nicht um zwei einander ausschließende Anschauungen, sondern um die beiden zusammenwirkenden Ursachen, Erblichkeit und Umweltseinfluß, die, wenn möglich, getrennt werden sollten.

Hieraus sieht man auch, daß ohne eingehendere Untersuchung dieser Frage die eindeutige Erklärung der Unterschiede als rassenhaft unzulässig ist, daß es ohne solche Vorsichtsmaßregel nicht möglich ist zu sagen, ob Geisteseigenschaften auf Vererbung beruhen oder ob sie vom Kulturzustande bedingt sind. In der Tat zeigt auch die Geschichte der Wissenschaft, daß viele der Versuche, Rassencharaktere festzulegen, sich unter dem Drucke starker Gefühle entwickelt haben, durch humanitäres Mitleid mit zurückgebliebenen Rassen, durch den Wunsch, die Sklaverei zu rechtfertigen, oder durch das brennende Verlangen, dem geistig Bedeutendsten die größtmögliche Freiheit zu sichern. Nicht minder gilt natürlich das Verlangen nach vorsichtiger Abwägung der Verhältnisse für den Forscher, der die Rassenzugehörigkeit vernachlässigt, ein Vorgehen, das nur zu rechtfertigen ist, wenn die Gleichheit der Geisteseigenschaften aller Rassen bewiesen werden kann.

Wir erkennen so, daß der Einfluß beider Elemente auf das Geistesleben der Völker untersucht werden muß. Es ist wohl möglich, daß die erbliche geistige Anlage verschiedener Völker verschieden ist, und daß daher die Art der geistigen Betätigung auch verschieden ausfallen muß. Aber es ist auch möglich, daß die erbliche Geistesanlage überall ungefähr gleich ist, daß aber die Verschiedenartigkeit der geistigen Betätigung aus der individuellen Erfahrung entspringt und daher ganz von deren Inhalte abhängt.

Es bedarf keines weiteren Beweises, daß die menschliche Geistestätigkeit auf beiden Elementen beruht. Die Geistesanlage darf man vielleicht definieren als die Gesamtheit der Gesetze, welche Denken, Fühlen und Willensakte, ohne Betracht auf den besonderen Inhalt geistiger Tätigkeit, bestimmen. Solchen Gesetzen unterworfen ist die Wahrnehmung von Unterschieden zwischen Sinneseindrücken, die Art und Weise der Assoziation von neuen Sinneseindrücken mit älteren; die Auslösung von Bewegungen und Gefühlen durch Reize. Diese Gesetze bestimmen gewisse Gebiete der Geistestätigkeit, und wir erkennen in ihnen erbliche Merkmale.

Andererseits ist es aber auch leicht nachzuweisen, daß der Einfluß der individuellen Lebenserfahrung groß ist. Die Hauptmasse der Erfahrung des Menschen wird von oft wiederholten Eindrücken gewonnen. Nun ist es eines der Grundgesetze der Psychologie, daß die Wiederholung geistiger Vorgänge die Leichtigkeit der Ausführung vergrößert und zugleich den Bewußtseinsgrad, der zu ihrer Ausführung nötig ist, verringert. Dieses Gesetz liegt den bekannten Erscheinungen, die wir unter dem Ausdruck Gewöhnung und Gewohnheiten zusammenfassen, zugrunde. Wenn eine Sinneswahrnehmung sich häufig mit einer anderen früher gemachten Sinneswahrnehmung assoziiert, wird die eine gewohnheitsmäßig die andere begleiten. Wenn ein gewisser Reiz häufig eine bestimmte Handlung auslöst, so wird er gewohnheitsmäßig immer wieder die gleiche Handlung auslösen. Wenn ein Reiz oft dieselben Gefühle in Bewegung gesetzt hat, wird er sie auch immer wieder hervorrufen. Solche Verbindungen gehören nun offenbar zu den Umweltseinflüssen.

In der Tat zeigt nun die Beobachtung des Verhaltens von Menschen verschiedener Rasse, die auf gleicher Kulturstufe stehen, so wenige Unterschiede, daß aus ihnen gar kein Schluß auf die Geistesanlage zu ziehen ist. Wir werden uns mit diesen Tatsachen später, beim Vergleich der Kulturarmen und Zivilisierten, ausführlich zu beschäftigen haben, so daß hier ein bloßer Hinweis auf die Erscheinung genügen mag.

Um größere Klarheit betreffs der Frage zu gewinnen, inwieweit die Körperform die Geistesanlage bestimmt, dürfen wir auf unsere früheren Ausführungen über die individuellen Unterschiede zurückgreifen. Da in der Kindheit die Geistestätigkeit nur schwach ausgebildet ist und eine lange Entwicklung durchmacht, sind große individuelle Unterschiede unter den Mitgliedern jeder Rasse zu erwarten. Andererseits beweisen alle Erfahrungen über die Entwicklung der Kinder eine große Gleichartigkeit der Rassen. Diese Gleichartigkeit ist besonders bei Kindern der weißen und der Negerrasse in amerikanischen Schulen beobachtet worden (MacDonald). Nach unseren früheren Betrachtungen ergibt sich hieraus mit großer Wahrscheinlichkeit, daß die Rassenunterschiede im Vergleich zu den Individualunterschieden immer klein bleiben. Es ist nicht überflüssig, daran zu erinnern, daß die Größe der Individualunterschiede auf der Verstärkung der ererbten Unterschiede durch Umweltseinflüsse beruht, die während der Entwicklung wirksam sind.

Nun ist keineswegs anzunehmen, daß die kleinen Unterschiede zwischen den Rassen im Vergleich zu dem breiten Spielraum der individuellen Differenzen ganz zu vernachlässigen sind, oder daß sie von den letzteren vollständig verdeckt werden. Trotz aller Gleichartigkeit der Äußerung der Geistesanlagen mag es eben doch Richtungsunterschiede geben, die wegen der Schwierigkeit der Beobachtung bislang unauffindbar gewesen sind. Es ist gewiß nicht wahrscheinlich, daß die Geistestätigkeit von Rassen, die sich anatomisch stark unterscheiden, und deren physiologische Funktionen gewisse Unterschiede aufweisen, ganz die gleiche sein sollte. Die Charakterunterschiede bei verschiedenen Rassen der Haustiere macht es eher wahrscheinlich, daß Unterschiede in der Geistesrichtung bestehen. Verschiedenheiten im anatomischen Bau müssen von Unterschieden in den physiologischen und psychologischen Funktionen begleitet sein, und da wir wissen, daß es bedeutende Unterschiede im Körperbau gibt, sollten wir auch Unterschiede in der Richtung der Beanlagung erwarten. Allerdings dürfen wir nicht vergessen, daß die Korrelationen zwischen anatomischer Form und geistiger Funktion nicht enge sind, und daß bei jeder Rasse dem Mehr der Begabung in einer Richtung ein Weniger in anderer Richtung gegenüberstehen mag, daß, wenn wir auch eine gewisse Verschiedenheit im Komplex der geistigen Tätigkeiten erwarten dürfen, diese doch nicht einen niedrigeren oder höheren Gesamtwert auszudrücken braucht. Wir haben schon früher gesehen, daß ein solches Mehr selbst in Fällen einer Rasse mit größerem Gehirne nur bedingt zuzusprechen ist. Unsere Anschauung muß also die sein, daß die individuellen Unterschiede in den Rassen einen breiten Spielraum einnehmen, daß viele Individuen verschiedener Rassen sich in ihren Anlagen gleichen werden, während eine statistische Zusammenstellung aller in einer Rasse vorkommenden geistigen Eigenschaften eine charakteristische Verteilungsart aufweisen wird. Wie ferner anatomische Merkmale in gewissen Familien und daher auch in Volksstämmen erblich sind, so gibt es auch geistige Merkmale, die bestimmte Linien kennzeichnen und vielleicht in ganzen Stämmen zur Herrschaft gelangen können.

Vorläufig tappen wir in bezug auf das Vorhandensein erblicher Anlagen noch ganz im Dunkeln. Galtons und Pearsons Versuche, die Bedingungen der Erblichkeit geistiger Anlagen festzustellen, zeigen die großen Schwierigkeiten, die bei der Beantwortung dieser Fragen zu überwinden sind, weisen aber gleichzeitig die Möglichkeit nach, durch vorsichtige Analyse den Einfluß der Erblichkeit auf geistige Eigenschaften zu bestimmen.

Andere Versuche, einen Boden für die sicherere Beurteilung der erblichen Geisteseigenschaften der Rassen zu gewinnen, sind durch die experimentelle Untersuchung europäischer Kinder in bezug auf einfache geistige Tätigkeiten und physiologische Vorgänge gemacht. Durch die Arbeiten der wissenschaftlichen Expedition der Universität Cambridge nach der Torresstraße (Rivers), ist die erste systematische Prüfung einfacher psychologischer Vorgänge bei kulturarmen Völkern vorgenommen worden; ihr folgten die umfangreichen Untersuchungen, die Dr. Woodworth an den auf der Weltausstellung von St. Louis ausgestellten Stämmen ausgeführt hat; und die Studien Dr. Thurnwalds über die Stämme von Neu-Guinea. Bislang sind die Resultate dieser Beobachtungen der Feststellung bedeutender Rassenunterschiede bei einfachen psychischen Vorgängen wenig günstig.

Überblickt man all diese Angaben und Überlegungen, so zeigt sich, daß trotz aller Mühen bislang brauchbare Rassenunterschiede nicht entdeckt sind. Wir dürfen daraus schließen, daß, wenn diese schon bei verschiedenen Rassen nur gering sind, sie beim Vergleich nahe verwandter Völker, wie der Nationen Europas, sicher ganz zu vernachlässigen sind.

Im Zusammenhange hiermit ist noch die Frage zu erörtern, ob äußere Einwirkungen einen durch den Körper vermittelten Einfluß auf die Geistesbeschaffenheit der Völker ausüben. Als Beispiel einer solchen Untersuchung möchte ich die vorsichtige und gründliche Analyse des Seelenlebens der Japaner anführen, die wir A. Wernich verdanken. Er glaubte beweisen zu können, daß manche ihrer Eigenschaften auf der mangelhaften Entwicklung ihres Muskel- und Verdauungssystems beruhen, die ihrerseits wieder durch ungenügende Ernährung verursacht sind. Andere physiologische Merkmale, die den Geist des Japaners beeinflussen, hält er für erblich. Aber wie hinfällig haben sich alle diese Schlüsse angesichts der Kraft und

Ausdauer erwiesen, die die Japaner in ihrer ganzen modernen Entwicklung und in ihrem Kampfe gegen Rußland zur Schau gestellt haben!

Wirkungen mangelhafter Ernährung, die viele Generationen beeinflußt hat, glaubte Virchow auch bei den Lappen und Buschmännern zu erkennen. Doch wird man nach dem eben angeführten Beispiel zögern, eine entschiedene Meinung zu äußern.

Es bleibt nun noch eine Frage betreffs der Vererbung von Geistesanlagen zu besprechen, nämlich die, ob die erblichen menschlichen Anlagen unter dem Einflusse der fortdauernden Kultur gesteigert sind; und besonders auch, ob die Anlagen der Kulturarmen unter dem Einflusse der Kultur sich steigern werden. Auch hier müssen wir den anatomischen und den psychologischen Teil dieser Frage unterscheiden. Ich habe schon ausgeführt, daß Zivilisation analog der Züchtung Körperveränderungen hervorruft. Vermutlich sind Änderungen der geistigen Anlagen Begleiterscheinungen dieser Vorgänge. Die bekannt gewordenen anatomischen Veränderungen gehören aber alle dieser einen Gruppe an. Fortschreitende Änderung im Körperbau des Menschen, besonders auch Fortschritte im Gehirnbau unter dem Einflusse der Zivilisation lassen sich nicht nachweisen.

Die Schwierigkeit, einen wirklichen Fortschritt in den Geistesanlagen zu beweisen, ist noch größer. Es will mir scheinen, als ob der Einfluß der Hochkultur auf die Entwicklung der menschlichen Geistesbegabung stark überschätzt würde. Die psychischen Veränderungen, die eine unmittelbare Folge der Domestikation sind, mögen ja sehr groß sein. Sie sind als Umweltseinflüsse aufzufassen. Es ist aber nicht zu beweisen, daß eine fortschreitende Entwicklung, die erblich übertragen wird, statthat. Die Generationszahl, die diesen Einflüssen ausgesetzt war, ist doch gar zu gering. Für große Teile Europas dürfen wir kaum mehr als vierzig oder fünfzig Generationen annehmen; und sogar diese Zahl ist vermutlich viel zu hoch, da doch im Mittelalter und bis in die Neuzeit die Hauptmassen des Volkes auf einer sehr niederen Kulturstufe gelebt haben.

Dazu kommt noch, daß die Tendenz der Vermehrung des Menschengeschlechts darauf hinzielt, die höchst gebildeten Familien auszumerzen, während andere, die weniger intensiven Kultureinflüssen ausgesetzt waren, ihre Stelle einnehmen. Deshalb ist es viel wahrscheinlicher, daß die Fortschritte auf den Ergebnissen der Erziehung beruhen, nicht auf Erblichkeit.

Um die Vererbung erworbener höherer Geistesanlagen als ein Ergebnis der Zivilisation zu erweisen, werden oft Beispiele des Rückfalls von Angehörigen kulturarmer Rassen, die in Europa sorgfältig erzogen sind, angeführt. Solche Rückfälle werden dann als Beweis dafür gedeutet, daß das Kind einer niederen Rasse sich nicht an unsere fortgeschrittene Zivilisation anpassen kann, selbst wenn ihm die besten Gelegenheiten geboten werden. Gewiß sind eine ganze Anzahl solcher Fälle bekannt geworden. Ich erinnere an Darwins Feuerländer, der ein paar Jahre lang in England lebte und dann in seine Heimat zurückkehrte, wo er in die Lebensweise seiner Stammesgenossen zurücksank; und an das westaustralische Mädchen, das einen Weißen geheiratet hatte, plötzlich aber ihren Mann erschlug und in die Wildnis floh, um mit ihren Stammesgenossen zu leben. Die Ereignisse sind wohl richtig, aber kein einziges ist mit genügenden Einzelheiten beschrieben. Die gesellschaftlichen und seelischen Lebensbedingungen solcher Individuen sind nie auch nur mit annähernder Genauigkeit untersucht worden. Sollte nicht bei den meisten von ihnen, trotz der besseren Erziehung, ihre gesellschaftliche Stellung immer eine isolierte gewesen sein, während Verwandtschaftsbeziehungen immer ein einendes Band mit ihren Stammesgenossen aufrecht erhielten? Die Macht, mit der die Gesellschaft uns an sich bindet und uns gewisse Grenzen nicht überschreiten läßt, kann bei ihnen nicht mit voller Kraft wirksam gewesen sein. Auf der anderen Seite dürfte der Erfolg mancher gebildeter Neger in Amerika ebenso großes Gewicht in Anspruch nehmen, wie die wenigen Fälle, in denen ein Rückfall beobachtet ist, und die mit so viel Eifer und Sorgfalt gesammelt sind. Ich glaube man kann ihnen die zahlreichen Fälle des Abfalls Weißer von unserer modernen Zivilisation zur Seite stellen; von Männern, die ihre Heimat freiwillig verlassen, mit kulturarmen Stämmen leben und fast immer in halbe Barbarei zurückfallen; oder von Mitgliedern hochgebildeter Familien, die schrankenlose Freiheit den Fesseln gesellschaftlicher Konvention vorziehen, in die Wildnis fliehen und ein Leben führen, das dem der Kulturarmen wohl kaum überlegen ist.

Wenn es sich um das Verhalten von Angehörigen fremder Rassen handelt, die in Europa erzogen sind, sollten wir auch der Möglichkeit gedenken, daß die Art zu denken, zu fühlen und zu handeln, die in allerfrühester Kindheit erworben ist und von der keine bewußte Erinnerung haftet, einen Einfluß auf das spätere Leben behält. Wenn Sigismund Freud mit der Annahme Recht hat, daß diese vergessenen Dinge eine lebendige Kraft für das ganze Leben bilden — um so mächtiger, je vollständiger sie vergessen sind —, so dürfen wir schließen, daß viele der kleinen Charakterzüge des Menschen, die wir gewöhnlich für ererbt halten, durch den Einfluß der Eltern und Verwandten erworben sind, unter denen das Kind seine ersten Lebensjahre zugebracht hat. All unsere Beobachtungen über die Macht der Gewohnheit und den starken Widerstand gegen Änderungen von Gewohnheiten sprechen für eine derartige Anschauung.

Ehe wir den ganzen Gegenstand verlassen, soll hier betont werden, daß wir gemäß den modernen Anschauungen über die Entwicklung biologischer und psychologischer Erscheinungen notgedrungen annehmen müssen, daß beide sich aus früheren, einfacheren Zuständen entwickelt haben, und daß es sicher einmal Menschengruppen gegeben haben muß, deren geistige Anlagen nur schwach entwickelt waren. Es ist aber als erwiesen zu betrachten, daß die Geistesanlagen der jetzt lebenden Menschenrassen, so primitiv ihre Angehörigen im Vergleich zu uns auch sein mögen, bereits hoch entwickelt sind.

Die Ergebnisse unserer Untersuchung der Beziehungen zwischen Körperform und Begabung sind nach all dem vorhergehenden wesentlich negativ. Wir konnten weder Beweise dafür finden, daß phylogenetisch niedere Körpermerkmale eine Beziehung zu niederen geistigen Anlagen haben, noch irgendwelche wichtige Korrelationen zwischen den individuell verschiedenen Körperformen in jeder einzelnen Rasse und der Beanlagung des Individuums feststellen. Die ethnologische Beobachtung gab uns auch keine zuverlässigen Daten an die Hand. Das Wesentliche in den Geistesanlagen der verschiedenen Rassen scheint im Vergleiche zu der Größe der individuellen Unterschiede recht gleichartig. Obwohl wir Richtungsunterschiede in der Begabung als möglich annehmen dürfen, sind sie doch nicht mit Sicherheit festzustellen. So viel darf man aber mit Gewißheit sagen, daß die mittlere Begabung der weißen Rasse in gleichem Maße unter den Angehörigen fremder Rassen vorkommt, und daß keinerlei Grund vorliegt anzunehmen, daß die Volksmassen anderer Rassen nicht die gleiche Kulturstufe wie die europäischen Völker erreichen könnten.

V. Sprache, Rasse und Kultur.

Ich habe schon gesagt, daß die Untersuchung von Stämmen verschiedener Rasse, aber gleicher Kulturstufe, keinerlei Aufschlüsse über Verschiedenheiten der Geistesanlagen der Rassen gibt.

Es wäre nun noch denkbar, daß sich bei komplizierteren Vorgängen doch erhebliche Unterschiede herausstellen würden. Namentlich könnte man versuchen, aus dem Charakter der Kulturleistungen selbst auf die Art der Begabung Rückschlüsse zu machen. Daß wir hier nicht einfach Leistung und Anlage gleichsetzen dürfen, haben wir bereits gesehen. Es würde sich hier nur um die Möglichkeit des Nachweises handeln, daß die unabhängig geschaffenen Geistesprodukte der Völker je nach ihrer Rassenzugehörigkeit verschiedenartig und verschiedenwertig sind.

Wir wenden uns daher dieser Frage zu und wollen besonders untersuchen, ob es einen festen Zusammenhang zwischen Rasse, Sprache und Kultur gibt. Häufig wird die Annahme gemacht, daß die Sprache als eindeutiger Ausdruck der Geistestätigkeit einer Rasse aufzufassen ist; ja, wir finden sogar Völker so gruppiert, als ob sprachliche Verwandtschaft und Rassenverwandtschaft gleichbedeutend und vertauschbare Ausdrücke wären. Die „teutonische", „angelsächsische", „slawische" Rasse spielen noch immer ihre Rolle, nicht nur in der politischen Tagesliteratur, sondern auch in wissenschaftlichen Werken; und in dem Streit über die Heimat der Arier wird noch immer die Frage nach dem Ursprunge der blonden, nordwesteuropäischen Menschenart ohne weiteres mit der anderen zusammengeworfen, wo und von wem die arische Muttersprache gesprochen wurde. Trotz des Widerspruchs vieler Forscher ist diese Anschauung noch weit verbreitet.

Wäre es möglich zu beweisen, daß jede Sprache oder wenigstens jeder Sprachtypus e i n e r, und nur e i n e r Menschenrasse angehörte, und daß andererseits jede Menschenrasse nur e i n e n oder doch nur wenige ähnliche Sprachtypen besitzt, sowie daß diese Sprachtypen verschiedenen Entwicklungsrichtungen angehören oder verschiedene Denktypen zum Ausdruck bringen, so würden wir imstande sein, das innerste Geisteswesen jeder Menschenrasse in der Form zu erkennen, in der es sich in der Sprache wiederspiegelt. Könnten wir außerdem noch beweisen, daß jede Menschenrasse Kulturtypen geschaffen hat, die anderen fremd sind, so würden unsere Schlußfolgerungen bedeutend an Überzeugungskraft gewinnen.

Wir gelangen so zur Betrachtung der grundlegenden Frage, ob menschlicher Typus, Sprache und Kultur so innig verbunden sind, daß sie in stetem Zusammenhang in derselben Menschenrasse vorkommen und in anderen Rassen im gleichen Zusammenhange nicht vorkommen.

Wenn ein solcher Zusammenhang regelmäßig bestände, müßten offenbar die Klassifikationen der Menschenrassen von allen drei Gesichtspunkten aus zu dem gleichen Resultate führen; mit anderen Worten: jeder der drei Gesichtspunkte könnte für sich oder im Vereine mit den anderen benutzt werden, um die Beziehungen zwischen den Menschenrassen zu untersuchen, und alle Methoden müßten die gleichen Beziehungen erweisen. Klassifikationsversuche, die biologische Typen, Sprache und Kulturerscheinungen berücksichtigen, sind oft gemacht worden: manche Forscher stützen sich auf anatomische Beobachtungen im Zusammenhange mit geographischen Betrachtungen, andere auf Verbindungen von körperlichen und kulturellen Merkmalen, welche als charakteristisch für bestimmte Menschheitsgruppen gehalten werden; noch andere auf die Verwandtschaftsbeziehungen von Sprachen und auf körperliche Merkmale.

Diese Versuche haben zu wesentlich verschiedenen Schlußfolgerungen geführt (Topinard). Blumenbach, einer der ersten Forscher, der eine Gruppierung der Menschenrassen versuchte, unterschied fünf Rassen: die kaukasische, mongolische, äthiopische, amerikanische und malayische. Diese Gruppierung beruht offenbar ebensosehr auf geographischen wie auf anatomischen Prinzipien, denn die scharfe Scheidung einiger dieser Gruppen läßt sich bei einer durchaus anatomischen Behandlung nicht aufrecht erhalten. Cuvier gruppiert die Menschenrassen in drei Gruppen, die weiße, gelbe und schwarze. Obwohl seine Klassifizierung offenbar auf anatomischen Prinzipien beruht, erkennen wir doch in der Stellung, welche er der weißen Rasse gibt, während er andere stark abweichende Varietäten vernachlässigt, den Einfluß des Interesses an der kulturellen Wichtigkeit der Weißen, das noch durch ihre weite Verbreitung und Individuenzahl verstärkt ist. Huxley hebt den morphologischen Gesichtspunkt noch schärfer hervor. Er faßt einen Teil von Blumenbachs mongolischer und amerikanischer Rasse zusammen, stellt einen Teil der südasiatischen Völker zu den Australiern und teilt die Europäer ihrer Farbe nach in eine helle und eine dunkle Gruppe. Offenbar hat auch ihn die große Zahl der Europäer bestimmt, in dieser Rasse den Unterabteilungen größeren klassifikatorischen Wert beizulegen. Es wäre leicht, in anderen Rassen Unterabteilungen von gleichem morphologischen Wert zu machen.

Der kulturelle Gesichtspunkt ist leitend in den Klassifikationen von Klemm und Gobineau, die auf den Kulturleistungen der verschiedenen anatomischen Typen beruhen (siehe S. 89).

Der konsequenteste Versuch, die Menschenrassen nach einer Verbindung von morphologischen und sprachlichen Gesichtspunkten zu klassifizieren, ist von Friedrich Müller gemacht worden, der die Haarform als Grundlage für die Hauptklassen benutzt, während er alle feineren Unterabteilungen nach sprachlicher Verwandtschaft bestimmt.

Wenn man versucht, all die verschiedenen vorgeschlagenen Klassifikationen zusammenzufassen, ergibt sich ein Zustand heilloser Verwirrung und unüberwindlicher Widersprüche, so daß wir zu der Überzeugung gedrängt werden, daß vermutlich morphologischer Typus, Sprache und Kultur gar nicht unlösbar miteinander verbunden sind. Um hierüber Klarheit zu gewinnen, müssen wir der Entwicklung dieser Erscheinungen bei modernen Völkern nachspüren.

In unserer Zeit lassen sich viele Fälle beobachten, in denen sich ein vollständiger Wechsel von Sprache und Kultur ohne entsprechende Typenänderung vollzieht. Ein Beispiel solchen Wechsels sind die amerikanischen Neger, die der Abstammung nach wesentlich Afrikaner geblieben, in Sprache und Kultur aber Europäer geworden sind. Allerdings finden sich bei ihnen einige wenige Überbleibsel afrikanischer Sitten und Bräuche, doch ist ihre Kultur der Hauptsache nach dieselbe wie die der ungebildeten Weißen, unter denen sie leben, und ihre Sprache ist im Grunde gleichartig mit der ihrer weißen Nachbarn, — englisch, französisch, spanisch oder portugiesisch, je nach der herrschenden Landessprache, obwohl sich stets lautliche und grammatische Sonderheiten finden. Man könnte hiergegen einwenden, daß die Überführung der afrikanischen Rasse nach Amerika künstlich ist, und daß in früherer Zeit derartig ausgedehnte Wanderungen oder Überführungen nicht stattgefunden haben. Die Geschichte des mittelalterlichen Europas zeigt indessen, daß vielfach analoge Fälle vorgekommen sind, daß oft Sprache und Sitte sich geändert haben, ohne von entsprechenden Wandlungen der Körperform begleitet zu sein.

Neuere Untersuchungen über die Menschentypen Europas zeigen deutlich, daß die geographische Verteilung der verschiedenen Formen lange Zeiten hindurch die gleiche geblieben ist. Ohne auf Einzelheiten einzugehen, darf man sagen, daß man einen nordwesteuropäischen, einen mitteleuropäischen und einen südeuropäischen Typus erkennen kann (Ripley). Der mitteleuropäische Typus findet sich in ziemlich gleichförmiger Verbreitung in dem großen Gebiete der Bergländer Frankreichs, der Schweiz, Österreichs und weiter nach Südosten, ohne jede Rücksicht auf die Sprache, die in den verschiedenen Gebieten gesprochen wird, und ohne Rücksicht auf die Verbreitung verschiedener nationaler Kulturen. Der mitteleuropäische Franzose, Deutsche, Italiener und Slawe haben einen so gleichartigen Typus, daß wir trotz der Verschiedenartigkeit der Sprachen mit Sicherheit nahe Blutsverwandtschaft annehmen dürfen.

Angleichungen derselben Art finden wir auch bei Rassen, die tiefgehendere morphologische Unterschiede aufweisen, und bei denen trotz sprachlicher Gleichheit die Unterschiede im Typus fortbestehen. Als ein Beispiel erwähne ich die Weddah in Ceylon, ein Volk, das einen kleinwüchsigen australoiden Typus besitzt, sprachlich aber von den Singhalesen assimiliert ist, die einem gänzlich verschiedenen Typus angehören. Trotzdem die Weddah ein Jägervolk sind, haben sie mit der Sprache viele Sitten und Bräuche von den Singhalesen übernommen (Sarasin, Seligman). Andere Beispiele sind die negroiden Aëta von Luzon, die eine malayische Sprache sprechen, die Japaner der nördlichen Inseln, die unzweifelhaft teilweise von Aino-Voreltern abstammen (Bälz), und die Jukagiren in Sibirien, welche sprachlich und kulturell von den benachbarten Tungusen assimiliert sind, aber sehr wenig fremdes Blut aufgenommen haben.

Etwas anders liegen die Verhältnisse bei den Juden, die gleichfalls meist linguistisch von den Völkern, unter denen sie leben, assimiliert sind, aber dennoch ihre hereditären, morphologischen Merkmale bewahrt haben, obwohl die starken lokalen Differenzen zwischen den jüdischen Typen verschiedener Länder an der Rassenreinheit Zweifel aufkommen lassen (Fishberg). Immerhin ist auch in diesem Falle die Beimischung fremden Blutes während der Periode der sprachlichen Assimilation gering.

Endlich möchte ich als Beweis der Permanenz lokaler Typen trotz der Verwischung sprachlicher und kultureller Unterschiede auf die verschiedenen Gebiete Europas hinweisen, in denen ein morphologischer Typus scharf von den Typen der Nachbargebiete abgesetzt ist, ohne daß sich entsprechende scharfe Kultur- oder Sprachgrenzen nachweisen ließen. Solche Gebiete haben wir schon früher beschrieben (S. 43). In diesen Fällen sind wir ganz außerstande, die isolierten Körperformen mit irgendeiner alten Sprache oder Kultur beweiskräftig in Beziehung zu setzen.

Es ist also sicher, daß in vielen Fällen ein Volk ohne beträchtliche Änderung seines morphologischen Typus durch Mischung seine Sprache und Kultur ändern kann. Ebenso kann man aber zeigen, daß ein Volk seine Sprache beibehalten kann, obwohl wesentliche Änderungen des morphologischen Typus sowie der Kultur vor sich gehen. Als ein derartiges Beispiel dürfen wir die Magyaren erwähnen, welche ihre alte Sprache beibehalten haben, obwohl sie in ihren Wohnsitzen an der Donau sich stark mit den Nachbarvölkern gemischt haben und ihnen ganz assimiliert sind.

Die eigentümliche Verschiedenartigkeit der französischen und spanischen Basken weist gleichfalls darauf hin, daß trotz der einheitlichen Sprache die beiden Volksteile auf verschiedene Abstammungslinien zurückgeführt werden müssen, so daß bei einer der beiden Gruppen gleichfalls entweder eine Änderung des Typus unter Beibehaltung der Sprache, oder eine Änderung der Sprache bei Beibehaltung des Typus stattgefunden haben muß.

Ein klareres Beispiel dieses Vorganges bieten die Athabasken, eine der großen Sprachfamilien Amerikas. Das größte zusammenhängende Areal, in dem diese Sprachen gesprochen werden, liegt im Westen der Hudsonbai, und erstreckt sich über die Flußgebiete des Mackenzie und Yukon. Andere Dialekte werden von kleineren Stämmen in Britisch-Kolumbien, Washington, Oregon und Kalifornien gesprochen, und eine dritte große Gruppe dieser

Dialekte findet sich in Arizona und New Mexico (Hodge). Die sprachliche Verwandtschaft zwischen all diesen Gruppen ist recht eng, viel enger als beispielsweise die Verwandtschaft der indogermanischen Sprachen untereinander, und wir müssen annehmen, daß alle Dialekte sich aus einer Muttersprache entwickelt haben, die einstmals in einem zusammenhängenden Gebiete gesprochen wurde. Gegenwärtig sind die morphologischen Typen der Völker, welche diese Dialekte sprechen, ganz verschieden. Die Bewohner des Mackenziegebietes sind verschieden von den kalifornischen Athabasken, und von beiden unterscheiden sich die Stämme von New Mexico. Im Norden finden wir einen ziemlich hellfarbigen, breitgesichtigen Typus; in Kalifornien dunklere Farben und feinere Gesichter; in New Mexico und Arizona noch dunklere Farben, größere Statur und Gesichter, die denen anderer südwestlicher Wüstenbewohner ähneln. Die Kulturformen in diesen Gebieten sind gleichfalls verschieden: die Kultur der arktischen Athabasken, außer in den Randgebieten, wo sie von Nachbarstämmen stark beeinflußt ist, erinnert in ihrer Einfachheit an die der nordwestlichen Plateaustämme; in Kalifornien ähnelt die Kultur der athabaskischen Stämme der anderer Kalifornier, und auch in New Mexico und Arizona lassen sich bei ihnen die Kulturformen der benachbarten Völker deutlich erkennen (Goddard). Die wahrscheinlichste Erklärung dieser Verhältnisse wird durch die Annahme geboten, daß Volksstämme, die athabaskische Sprachen redeten, Wanderzüge duch das ganze von ihnen jetzt besetzte Gebiet und die zwischenliegenden Landstriche unternahmen, sich mit den älteren Einwohnern mischten und so ihre Körperform veränderten, gleichzeitig aber ihre Sprache beibehielten. Ohne genauere historische Nachweise läßt sich dieser Vorgang allerdings nicht im einzelnen verfolgen.

Die beiden hier besprochenen Erscheinungen — Erhaltung des morphologischen Typus bei Änderung der Sprache, und Erhaltung der Sprache bei Änderung der Körperform —, anscheinend einander schroff gegenüberstehend, sind trotzdem eng verbunden und kommen oft gleichzeitig und nebeneinander vor. Als ein derartiges Beispiel können wir die Verbreitung der Araber in Nordafrika anführen. Im großen und ganzen haben die Araber ihre Sprache beibehalten; gleichzeitig sind aber Heiraten zwischen Arabern und Eingeborenen häufig, so daß die Nachkommen der Araber oft ihre Sprache beibehalten haben, aber sich stark dem nordafrikanischen Lokaltypus nähern. Andererseits haben die Eingeborenen oft ihre Sprache aufgegeben, ohne sich stark mit Arabern zu mischen und haben daher ihren Typus behalten. Wenn ein derartiger Wechsel durch Mischung vor sich geht, müssen immer beide Änderungsarten nebeneinander vorkommen. Diese werden wir als Änderungen des Rassentypus oder als Sprachänderungen bezeichnen, je nachdem unsere Aufmerksamkeit sich auf das eine oder das andere Volk wendet, oder auch je nachdem der eine oder der andere Wechsel auffallender ist. Fälle vollständiger sprachlicher Assimilation ohne irgendwelche Mischung zwischen den einander beeinflussenden Völkern scheinen sehr selten zu sein. Vielleicht kommen sie gar nicht vor.

Fälle, in denen die Kultur eines Volkes fundamentalem Wechsel unterworfen ist, ohne daß die Sprache und der morphologische Typus sich ändern, sind sehr häufig. In der Tat ist die ganze Entwicklung Europas, von vorgeschichtlicher Zeit an, nur von diesem Gesichtspunkt aus zu verstehen, und der Vorgang scheint überall sich sehr leicht zu vollziehen, weil kulturelle Angleichung durch Nachahmung vor sich geht und nicht des innigen Kontaktes bedarf, der für sprachliche Angleichung nötig ist, noch weniger der Rassenmischung, welche Typenänderung bedingt. Beweise für die allmähliche Verbreitung von Kulturelementen können überall gefunden werden, wo ein Kulturgebiet mehrere Sprachfamilien umfaßt. In Nordamerika bietet das Küstenland von Kalifornien oder das von Britisch Kolumbien ein gutes Beispiel, denn hier finden sich viele Sprachfamilien auf engem Raume, eine gewisse Differenzierung der morphologischen Typen und trotzdem große Gleichförmigkeit der Kulturformen in jedem der beiden Gebiete (Kroeber, Boas). Ein anderes Beispiel findet sich im Küstengebiete von Neu-Guinea, wo trotz aller lokalen Eigentümlichkeiten ein recht gleichförmiger Kulturtypus obwaltet, der sich über das ganze vielsprachige Gebiet erstreckt. Unter fortgeschrittneren Völkern dürfen wir das ganze Völkergewirr erwähnen, das unter den Einfluß der chinesischen Kultur gekommen ist.

Diese Betrachtungen zeigen daher, daß wenigstens in unserer Zeit morphologischer Typus, Sprache und Kultur eines Volkes nicht notwendiger Weise die gleichen Schicksale haben; daß ein Volk seinen Typus und seine Sprache bewahren und doch seine Kultur ändern kann; daß es seinen Rassentypus erhalten und seine Sprache aufgeben kann; oder daß es seine Sprache beibehalten und Rassentypus und Kultur ändern kann. Es folgt daraus, daß die Versuche, die Menschheit nach der gegenwärtigen Verteilung von Typen, Sprachen und Kulturen zu klassifizieren zu widersprechenden Resultaten führen, und daß die Resultate je nach dem eingenommenen Standpunkte verschieden ausfallen müssen. Eine Klassifikation, die auf Rassentypen begründet ist, muß mit größerer oder geringerer Klarheit die Blutsverwandtschaft der Völker darstellen, und diese fällt nicht notwendig mit Sprache und Kulturverwandtschaften zusammen. Ebenso brauchen sprachliche und kulturelle Gruppierungen nicht mit den Resultaten der biologischen Klassifikation übereinzustimmen.

Wenn dieses wahr ist, gibt es ein „arisches Problem“ in dem vorher angegebenen Sinne nicht, weil das Problem ein sprachliches ist und sich nur auf die indo-europäischen Sprachen bezieht. Die Annahme, daß ein bestimmtes Volk, dessen Glieder alle blutverwandt waren, im ganzen Verlaufe der Weltgeschichte Träger dieser Sprache gewesen ist, und daß dieses Volk immer einen bestimmten Kulturtypus besessen hat, ist ganz willkürlich und steht nicht im Einklange mit den Beobachtungen über die verschiedenartigen Schicksale von Typus, Sprache und Kultur.

Trotz alledem muß zugestanden werden, daß die bisherige Betrachtungsweise unser Problem nicht löst, denn obwohl wir beweisen können, daß gegenwärtig und in der jüngeren Vergangenheit Sprachen und Kulturen übertragen sind und neue Volkstypen sich durch Mischung entwickelt haben, berührt dieses die Ursprungsfrage nicht. Theoretische Betrachtungen über die Entwicklung der Menschheit führen uns notgedrungen zu der Annahme, daß es eine Periode gegeben haben muß, in der die einzelnen geographischen Gruppen schärfer isoliert waren, als heutzutage der Fall ist. Besonders ist die Ausbildung lokaler morphologischer Typen nur bei ausreichender Isolierung zu verstehen (siehe S. 39). Deshalb müssen auch Sprache und Kultur, die sich bei einem Menschentypus entwickelt haben, schärfer von denen getrennt gewesen sein, die sich bei anderen Menschentypen entwickelten. Ein solcher Zustand ist allerdings nie beobachtet worden, doch zwingt uns die beobachtete Entwicklung der Rassen fast zu der Annahme, daß in sehr frühen Zeiten in der Geschichte der Menschheit diese Bedingungen erfüllt waren. Dann müßten wir die Frage stellen, ob eine dieser alten, isolierten Gruppen notwendigerweise einen und nur einen Typus, eine Sprache und eine Kultur hatte, oder ob in diesen Gruppen schon Verschiedenartigkeiten in bezug auf eine oder die andere dieser Erscheinungen vorkamen.

Die historische Entwicklung der Menschheit würde uns einfach und klar erscheinen, wenn wir annehmen dürften, daß in den frühesten örtlichen Gruppen die drei Erscheinungen eng verbunden gewesen wären. Dieses ist aber nicht zu erweisen. Im Gegenteil, der Vergleich zwischen der gegenwärtigen Verbreitung der Sprachen, so weit sich ihr genetischer Zusammenhang nachweisen läßt, und der Verbreitung morphologischer Typen macht es wahrscheinlich, daß selbst in sehr frühen Zeiten die biologischen Gruppen größer waren als die sprachlichen Gruppen, die wir jetzt als Sprachfamilien bezeichnen, und vermutlich auch größer als kulturelle Gruppen. Ich glaube, man darf den Satz aussprechen, daß überall in der Welt die biologischen Gruppen, abgesehen von örtlichen Varietäten, bedeutend umfassender sind als die sprachlichen. Mit anderen Worten: Menschengruppen, die in ihrer Körpererscheinung einander so ähnlich sind, daß sie als Vertreter derselben Rasse angesehen werden müssen, umfassen eine größere Zahl von Individuen, als diejenigen, welche Sprachen reden, die wir als genetisch verwandt erkennen können. Derartige Beispiele können aus vielen Gebieten erbracht werden. Die europäische Rasse, wenn wir unter diesem Ausdrucke ganz allgemein die Individuen verstehen, die ohne Bedenken als „Weiße" aufgefaßt werden, umfaßt Völker, die indoeuropäische, baskische und uralaltaische Sprachen reden. Die westafrikanischen Neger gehören einem bestimmten Negertypus an, sprechen aber sehr verschiedene Sprachen; die Nordsibirier haben alle einen ähnlichen Typus, sprechen aber verschiedene Sprachen; und in Amerika wiederholen sich ähnliche Verhältnisse in Kalifornien und in Mexico.

So weit unsere historischen Kenntnisse reichen, deuten sie nicht darauf hin, daß in früheren Zeiten die Zahl der unterscheidbaren Sprachfamilien kleiner war als heute. Im Gegenteil sehen wir, daß die Anzahl der untergegangenen Sprachen beträchtlich ist, und daß vermutlich viele Sprachfamilien ausgestorben sind. Andererseits scheint es nicht, daß vor der Neuzeit und den ausgedehnten Wanderungen der Europäer viele Menschentypen ausgestorben sind. Wir können daher nicht annehmen, daß in früheren Zeiten eine genauere Übereinstimmung zwischen der Anzahl der morphologischen Typen und der Sprachfamilien geherrscht hat. So gelangen wir zu der Schlußfolgerung, daß in früher Zeit jeder Menschentypus in einer Anzahl von Gruppen existiert hat, von denen jede ihre eigene Sprache und Kultur entwickelt hatte.

Hier möchte ich bemerken, daß von diesem Gesichtspunkte aus die große Sprachverschiedenheit, die in manchen abgeschlossenen Gebirgsgegenden beobachtet worden ist, nicht als ein Resultat des langsamen Zurückdrängens von Volksstämmen in unzugängliche Gebiete aufgefaßt werden sollte, sondern vielmehr einen älteren, jetzt aber verschwundenen Zustand darstellt, in dem alle Kontinente von kleinen Völkergruppen bewohnt wurden, die alle verschiedene Sprachen redeten. Die gegenwärtigen Verhältnisse würden sich dann durch das allmähliche Aussterben vieler der alten Sprachfamilien und ihr Aufgehen in anderen erklären lassen. In diesem Sinne würde Amerika, wo keine Sprachfamilie solches Übergewicht erlangt hat wie das Indoeuropäische, Hamitische, Bantu, Türkische und Chinesische, einen älteren Zustand bewahrt haben, als die Kontinente der Alten Welt.

Jedenfalls ist es also unwahrscheinlich, daß ursprünglich eine enge Beziehung zwischen Typus, Sprache und Kultur bestand, und besonders, daß jeder Menschentypus nur eine Sprache und eine Kultur entwickelt haben sollte.

Die Annahme, daß Typus, Sprache und Kultur ursprünglich zusammengehören, würde die weitere Annahme nötig machen, daß alle drei sich ungefähr gleichzeitig entwickelten, und daß ihre Entwicklung längere Zeit gleichen Schritt hielt. Dieses ist aber sehr unwahrscheinlich. Hauptrassen des Menschengeschlechts, wie etwa Mongolen und Neger, müssen sich lange vor der Bildung unserer Sprachfamilien entwickelt haben. Ich glaube sogar annehmen zu dürfen, daß die wichtigeren Unterabteilungen der Hauptrassen vor der Bildung der Sprachgruppen, die wir jetzt als verwandt erkennen können, stattgefunden hat. Gewiß aber war die morphologische und sprachliche Differenzierung in jener frühen Zeit durch dieselben Gesetze bestimmt, die jetzt noch wirksam sind, und alle Forschungen weisen darauf hin, daß große Änderungen sich in der Sprache viel rascher entwickeln können, als im Körperbau. In dieser Beobachtung liegt der Hauptgrund für die Theorie einer unabhängigen Entwicklung von morphologischen Typen und Sprachfamilien.[1]

Wenn schon die Sprache sich als unabhängig von dem Typus erweist, so muß dieses noch viel mehr der Fall bei

---

[1] Diese Bemerkung soll nicht bedeuten, daß primitive Sprachen in stetem Flusse sind. Wir haben viele Beweise dafür, daß Sprachen Jahrhunderte hindurch stabil sind. So ist das heutige Mexikanische in seiner Phonetik und Grammatik mit dem Mexikanischen des 16. Jahrhunderts fast identisch; das Eskimoische scheint sich in den letzten 400 Jahren kaum geändert zu haben. Wenn aber aus irgendwelchen äußeren oder inneren Ursachen Änderungen eintreten, ändert sich mitunter die ganze Sprache dem Inhalt sowie der Form nach. Die Bildung des Englischen und Neupersischen sind bekannte Beispiele. Die Dialektbildung vieler primitiver Sprachen zeigt, daß ähnliche Erscheinungen bei ihnen eingetreten sind.

der Kultur sein. Mit anderen Worten, wenn ein gewisser Menschentypus über ein weites Gebiet wanderte zu einer Zeit, als seine Sprache noch nicht die Form angenommen hatte, die wir in unseren Sprachfamilien erkennen können, und ehe seine Kultur eine Form annahm, die noch erkennbare Spuren bei seinen modernen Nachkommen hinterlassen hat, ist es unmöglich eine Beziehung zwischen Typus, Sprache und Kultur zu entdecken, selbst wenn es je eine solche gegeben hätte. Es ist aber sehr wahrscheinlich, daß eine derartige Beziehung nie vorhanden war.

Es ist sehr wohl möglich, daß ein gewisser Menschentypus sich über ein größeres Gebiet ausbreitete, als die Sprache sich in einem sehr weit zurückliegendem Zustande befand, und daß die Sprachen, welche sich bei seinen verschiedenen Ortsgruppen entwickelten, so verschieden geworden sind, daß wir ihre Verwandtschaft, oder vielmehr gemeinsame Abstammung nicht mehr erweisen können. Ebenso mögen neue Kulturrichtungen eingeschlagen sein, die von dem alten Typus ganz unabhängig sind oder doch so stark abweichen, daß genetische Beziehungen, wenn sie auch vorhanden gewesen sein sollten, nicht mehr nachzuweisen sind.

Nehmen wir nun diese Schlußfolgerungen als erwiesen an und vermeiden wir die hypothetische Annahme einer engen Beziehung zwischen ursprünglichem morphologischen Typus, ursprünglicher Sprache und Kultur, so erkennen wir, daß jeder Versuch, die Menschheit nach Prinzipien zu klassifizieren, der mehr als einen dieser Gesichtspunkte berücksichtigt, zu Widersprüchen führen muß.

Ich darf noch hinzufügen, daß der unbestimmte Ausdruck „Kultur", wie ich ihn hier gebraucht habe, keine Einheit darstellt, die historisch durchaus die gleichen Schicksale gehabt hätte. Dieselben Betrachtungen, die wir vorher in bezug auf die Sprache angestellt haben, lassen sich auf die verschiedensten Kulturäußerungen anwenden. So haben wir keinen Grund anzunehmen, daß technische Erfindungen sich auf die gleiche Weise wie Gesellschaftsordnung oder Religion entwickeln oder mit ihnen irgendwie in engerem unlösbaren Zusammenhang stehen. Als Beispiele dieser Art dürfen wir Fälle anführen, in denen bei gleicher materieller Kultur wesentliche Unterschiede in den Anschauungen und Institutionen herrschen, wie beispielsweise bei den Küsten-Tschuktschen und Eskimos, bei den verschiedenen Gruppen der Prärie-Indianer oder auch bei den verschiedenen Zweigen der Bantu. Am klarsten tritt dieser mangelnde Zusammenhang hervor, wenn man versucht, gewisse Kulturerscheinungen kartographisch festzulegen, wie z. B. Ankermann für Afrika versucht hat. Trotz einzelner Zusammenhänge tritt dann immer deutlich die Verschiedenartigkeit der Verbreitung hervor. Ein spezifisches Beispiel dieser Art ist die Verbreitung der Töpferei in Amerika, welche an das geographische Gebiet des mittleren Amerika gebunden ist und nur im äußersten Nordwesten — nordwestlich einer von Kalifornien nach der Hudsonbai gezogenen Linie — nicht vorkommt und im äußersten Süden Südamerikas zu fehlen scheint. Die Grenzlinie bindet sich weder an Sprachen, noch Typen, noch an andere Kulturerscheinungen: Gesellschaftsordnung, religiöse Ideen, Kunststil usw. sind keineswegs auf die gleichen Gebiete beschränkt.

Wir dürfen sogar sagen, daß nicht einmal die Sprache als ein einheitliches Ganzes behandelt werden darf, und daß ihr lautlicher, grammatikalischer und lexikographischer Charakter keine unlösbare Einheit bilden, daß vielmehr eine Reihe verschiedener Sprachen durch Angleichung einen ähnlichen Charakter annehmen kann, und daß in genetischer Beziehung ihr phonetischer Charakter und Wortbestand nicht fest mit ihrem grammatischen Bau zusammenhängen.

Wendet man diese Betrachtungsweise speziell auf die arische Frage an, so muß man sagen, daß die Sprache sich nicht notwendigerweise bei einem der Volkstypen entwickelt hat, die jetzt Träger dieser Sprachen sind; daß keines dieser Völker als reiner und unvermischter Abkömmling eines Urvolkes das die arische Sprache redete, nachzuweisen ist; und daß, wenn eines von ihnen doch ein verhältnismäßig reiner Sproß des Urstammes sein sollte, dann doch anzunehmen ist, daß sich bei ihm andere Sprachen außer der arischen entwickelten.

Die Lockerheit des Zusammenhanges zwischen Rasse, Sprache und Kultur, die wir nachgewiesen haben, macht es wenig wahrscheinlich, daß je irgendwelche durchgreifende Rassenunterschiede auf Grund von Kulturleistungen zu entdecken sind. Immerhin aber darf man noch fragen, ob die unabhängigen Kulturschöpfungen der Rassen in eine aufsteigende Reihe zu bringen sind, so daß die eine Rasse nur niedere Werte hervorgebracht hat, während anderen größere Schöpfungen gelungen sind. Ließe sich eine bestimmte entwicklungsgeschichtliche Ordnung der Kulturformen herstellen und ließe sich ferner beweisen, daß frühere Formen in unabhängiger Entwicklung sich immer wieder bei bestimmten Rassen finden, während spätere Formen anderen Rassen angehören, so ließe sich ja hieraus ein Schluß auf die Rassenbegabung ziehen. Nun lehrt aber schon eine flüchtige Beobachtung, daß bei den meisten Rassen die verschiedensten Kulturformen vorkommen. In Amerika können wir dem hochentwickelten Mexikaner und Peruaner die Feuerländer und die Stämme des kanadischen Nordens gegenüberstellen. In Asien finden wir nebeneinander Chinesen und Jukagiren, Javaner und Igoroten; in Afrika den hochentwickelten Neger des alten Sudan und die Jägerstämme des Urwaldes. Nur im australischen Gebiete will es nicht gelingen höher entwickelte Kulturformen zu finden, und unsere moderne Zivilisation findet als unabhängiges Produkt nichts ähnliches bei anderen Menschenrassen. Für die mittleren Kulturstufen ist keine rassenhafte Verteilung zu erkennen.

Die Schwierigkeiten, welche die Rückständigkeit gewisser Gruppen einem richtigen Verständnisse bietet, sind schon früher berührt worden (S. 90). Besonders soll hier nochmals hervorgehoben werden, daß wir nie mit Sicherheit wissen, welche geistigen Merkmale der Kulturarmen ihre niedere Kultur verursacht haben; und welche durch die niedere Kultur bedingt sind, ob mithin irgendwelche ihrer geistigen Eigenschaften rassenhaft bestimmt sind, oder ob sie bei höherer Kulturentwicklung verschwinden würden. Material für eine objektive Behandlung dieser Frage ist schwer zu beschaffen, weil heutzutage keine großen Gruppen fremdrassiger, kulturarmer Völker in Verhältnisse gelangen, in denen sie wirklich dem Europäer gleichstehen und sich derselben Entwicklungsmöglichkeiten erfreuen, die uns zur Verfügung stehen. Die Kluft gegenüber unserer Gesellschaft bleibt immer offen, besonders wo sie mit Nordeuropäern zusammenleben, und sie ist um so klaffender, je größer der Unterschied in der äußeren Rassenerscheinung ist. Schon aus diesem Grunde darf man nicht dieselbe Art der Geistesentwicklung bei beiden erwarten. Die Betrachtungen, die uns im Anfange unserer Untersuchungen zu dem Schlusse führten, daß die kulturarmen Völker der Neuzeit keine Gelegenheit bekommen ihre Anlagen zu entwickeln, verhindert uns, ein sicheres Urteil über ihre rassenhaft ererbten Fähigkeiten zu bilden.

Zur Beantwortung all dieser Fragen bedürfen wir einer klareren Einsicht in den Begriff der Kulturentwicklung, und wir wollen uns jetzt diesem Problem zuwenden.

VI. Der Charakter der Kulturarmen.

Beim Eindringen in die sozial bedingten Merkmale der menschlichen Seele begegnen wir einer eigentümlichen Schwierigkeit, die sowohl der unbefangenen Untersuchung wie der erfolgreichen Darstellung der Ergebnisse im Wege steht. All unser Denken bewegt sich nämlich in den Formen der gesellschaftlichen Umwelt, in der wir selbst leben. Die geistigen Tätigkeiten des Menschen aber spielen sich in unendlich verschiedenen Formen ab. Um diese nun klar zu erkennen, muß der Forscher sich vollständig aller der Anschauungen und der fast unkontrollierbaren gefühlsmäßigen Auffassungen entäußern, in denen er doch lebt und webt. Er muß sein Denken und Fühlen auf die Denk- und Fühlart des Volkes, das er untersucht, einstellen. Je vollständiger er sich von den Vorurteilen und gefühlsmäßigen Reaktionen, die in unserer Kultur begründet sind, befreit, um so sicherer kann er das Denken, Fühlen und Wollen des fremden Volkes deuten. Er muß Denkrichtungen verfolgen, die seinem Geist ungewohnt sind. Er muß sich in neue Gefühlsäußerungen versetzen und verstehen, wie unter fremden Verhältnissen Gedanken und Gefühle Handlungen auslösen. Die Grundlage für ein richtiges Verständnis kann nur aus einer Vertiefung in die Gebräuche und Anschauungen der Völker und in das Verhalten des Einzelnen, wie es sich den Ansprüchen des täglichen Lebens und der Augenblicke gesteigerter Lebensintensität gegenüber gestaltet, verstanden werden.

Es könnte den Anschein haben, als ob das Denken, Fühlen und Wollen des Kulturmenschen im Vergleiche zu dem des Kulturarmen bewiese, daß der menschliche Geist bei verschiedenen Menschengruppen ganz verschieden reagiert, wenn er denselben äußeren Verhältnissen ausgesetzt ist. Das Fehlen logischer Schlußfolgerungen, und genügender Kontrolle des Willens sind scheinbar zwei der hervorstechendsten Geisteseigentümlichkeiten der Kulturarmen. Bei der Bildung von Überzeugungen nimmt blinder Glaube die Stelle logischen Beweises ein. Der Gefühlswert der Gedanken ist groß, und daher führen sie leicht zu Willenshandlungen. Der Wille selbst erscheint unausgeglichen, denn neben der Neigung, starken Gefühlen ohne weiteres Folge zu leisten, findet sich auch trotziger Widerstand bei kleinlichen Gelegenheiten.

Unglücklicherweise sind die Beschreibungen der seelischen Zustände kulturarmer Völker, so wie sie von den meisten Beobachtern gegeben werden, so oberflächlich, daß sie nicht für eine psychologische Analyse gebraucht werden können. Nur wenige Reisende verstehen die Sprachen der von ihnen besuchten Völker; und wie kann man über einen ganzen Stamm aburteilen, wenn man nur auf Angaben von Dolmetschern und zusammenhanglose Beobachtung von Handlungen, deren Beweggründe nicht deutlich zutage treten, angewiesen ist? Selbst wenn der Besucher die Sprache eines Volkes kennt, lauscht er zumeist mit wenig Verständnis den Erzählungen und Unterhaltungen der Eingeborenen. Der Missionar hat gewöhnlich seine feste, vorgefaßte Meinung gegen die religiösen Anschauungen und Gebräuche des Landes, und der Händler ist gleichgültig gegen Ideen und fremdartige Kunst. Beobachter, die ernsthaft versuchen in die innerste Volksseele einzudringen, wie Callaway, Grey, Pechuël-Loesche, sind nur allzu dünn gesäet. Daher beruhen die meisten Untersuchungen über das Seelenleben der Naturvölker auf den Angaben flüchtiger und oberflächlicher Zeugen. Kritik ist deshalb hier besonders am Platze.

Lenken wir unser Augenmerk auf die Geisteseigenschaften, die kulturarmen Völkern gemein zu sein scheinen und untersuchen wir zunächst, ob es überhaupt Geisteseigenschaften gibt, welche die kulturarmen Völker von zivilisierten unterscheiden. Es handelt sich, wie schon vorher angedeutet, um die Geisteseigenschaften selbst, die das Denken, Fühlen und Wollen charakterisieren, um die Gesetze, die es bestimmen, nicht etwa bloß um die besonderen Formen, in denen sie zum Ausdruck kommen. Sollte es sich nun hierbei zeigen, daß die Kulturarmen ohne jeden Bezug auf ihre Rassenzugehörigkeit gemeinsame Merkmale gegenüber den Kulturvölkern haben, so müssen wir schließen, daß diese Eigenschaften von der Kulturarmut, nicht von der Rasse bestimmt sind. Sollte sich gar beweisen lassen, daß die Gesetze des Geisteslebens der Kulturarmen mit denen der Kulturvölker starke Übereinstimmungen aufweisen, so würden wir noch weiter folgern müssen, daß hier allgemein menschliche Erscheinungen vorliegen.

Ich glaube nun es läßt sich zeigen, daß die Eigenheiten des geistigen Wesens der Kulturarmen stark überschätzt sind, und daß die geistigen Eigenschaften der Menschheit sich bei allen Völkern viel gleichmäßiger verteilt finden, als man gewöhnlich annimmt. Ich will versuchen, dieses an den Erscheinungen des Willenslebens, der Aufmerksamkeit und der Originalität des Denkens der kulturarmen Völker zu erläutern.

Wenden wir uns zunächst der Frage zu, inwieweit die kulturarmen Impulse durch ihre Willenskraft hemmen

(Spencer, Schultze). Viele Reisende haben dazu beigetragen, den Eindruck zu verbreiten, daß die Kulturarmen aller Rassen nicht im Stande sind, ihre Gefühle im Zaume zu halten, daß sie leichter augenblicklichen Impulsen nachgeben als wir, die gleiche Beobachtung, die oft unter unsren eignen ungebildeten Volksklassen gemacht worden ist. Es will mir scheinen, als ob diese Anschauung sich wesentlich darauf gründet, daß wir unsere Aufmerksamkeit nur auf Gelegenheiten richten, bei denen wir Zügelung der Gefühle gemäß unseren gesellschaftlichen Formen erwarten, andere aber, bei denen die Kulturarmen sie verlangen, vernachlässigen.

Die meisten Beweise für diese oft behauptete Eigentümlichkeit gründen sich auf die anscheinende Unstetigkeit der Handlungen und Wankelmütigkeit der Kulturarmen, und auf ihre von scheinbaren Kleinigkeiten erweckte Leidenschaftlichkeit. Nun wägen wir aber jene Eigenschaften der Naturvölker gewöhnlich an der Wichtigkeit, die wir Handlungen und Zielen beimessen und beurteilen die Anlässe zu Leidenschaftsausbrüchen nach der Bedeutung, die wir ihnen beilegen. Ein Beispiel wird dies erläutern. Ein Reisender wünscht so rasch wie möglich ein bestimmtes Ziel zu erreichen und stellt zu diesem Zweck Leute an, die zu einer bestimmten Zeit aufbrechen sollen. Ihm ist jeder Augenblick kostbar. Was ist aber der Wert der Zeit für die Kulturarmen, die nicht den Zwang fühlen, eine bestimmte Arbeit, die für sie keinen besonderen Zweck hat, zu einer bestimmten Zeit zu vollenden?

Die einzig zulässige Art und Weise die Unbeständigkeit der Kulturarmen und der Zivilisierten zu vergleichen, ist durch eine Gegenüberstellung ihres Betragens bei Angelegenheiten, die beiden gleich wichtig sind. Allgemeiner gesagt, wenn wir die Fähigkeit der Kulturarmen, ihre Willensimpulse zu zügeln, richtig würdigen wollen, müssen wir nicht gleiche, sondern dem Werte nach entsprechende Anlässe in Betracht ziehen. Wenn beispielsweise unsre gesellschaftlichen Formen den Ausdruck der Gefühle persönlichen Unbehagens und persönlicher Sorge verbietet, dürfen wir nicht vergessen, daß in fremden Kulturformen vielleicht ähnliche Forderungen an den einzelnen nicht gestellt werden. Wir müssen vielmehr untersuchen, ob es nicht andere Gelegenheiten gibt, bei denen ähnliche Selbstbeherrschung von den Kulturarmen gefordert wird. Fälle dieser Art sind etwa die vielen Formen der Tabu, d. h. des Verbotes, gewisse Nahrungsmittel zu gebrauchen oder gewisse Arbeiten zu verrichten, deren Befolgung mitunter große Selbstbeherrschung verlangt. Wenn ein Eskimostamm fast am Verhungern ist und strenge, religiöse Vorschriften verbieten, die Seehunde, die sich auf dem Eise sonnen, zu jagen, so erfordert die Befolgung der Sitte eine erstaunliche Selbstverleugnung und Beherrschung der stärksten Triebe. Andere derartige Beispiele sind die Ausdauer der Kulturarmen bei der Herstellung ihrer Geräte, Waffen und Kunstarbeiten; ihr williges Hinnehmen von Entbehrungen und Mühsalen, die zur Erreichung ihrer selbstgesteckten Ziele erforderlich sind, — wie die Bereitwilligkeit, mit der der indianische Jüngling die schweren Fasten in der Einöde auf sich nimmt, um sich für die Erscheinung des Schutzgeistes vorzubereiten; oder auch der oft beschriebene Stoizismus, mit dem indianische Kriegsgefangene die Folterqualen, denen sie unterworfen werden, ertragen.

Es wird auch behauptet, der Mangel an Selbstbeherrschung bei den Kulturarmen äußere sich darin, daß sie gewohnheitsmäßig leicht bei dem geringsten Anlaß in heftige Leidenschaft ausbrechen. Mir scheint, daß auch hier der vermeintliche Unterschied verschwindet, wenn wir die Formen der Gesellschaft in Betracht ziehen, unter denen Kulturarme und Kulturvölker leben.

Die Leidenschaften, die bei Kulturvölkern oft durch politischen oder religiösen Fanatismus entfesselt werden, sowie die edlen Leidenschaften, die aus der modernen Opferwilligkeit für die Armen und Unterdrückten hervorgehen, müssen den Kulturarmen ebenso unverständlich bleiben, wie uns die Anlässe ihrer Leidenschaftlichkeit, denn die Fragen, derentwillen wir in leidenschaftliche Aufregung geraten, sind für sie gänzlich ohne Interesse. Anderseits läßt sich auch nachweisen, daß die heftigsten Triebe in bestimmter Weise durch die gesellschaftliche Form, sowie durch Sitte und Recht im Zaum gehalten werden. Beweis hierfür sind die zahllosen Beschränkungen, die dem geschlechtlichen Verkehr auferlegt sind. Die Verschiedenheit in der Leidenschaftlichkeit der Völker, läßt sich sehr wohl aus der Verschiedenheit der Motive erklären, die zu Ausbrüchen führen. Kurz und gut, Beharrlichkeit und Selbstbeherrschung werden von dem Kulturarmen sowohl verlangt, wie von dem Kulturträger, aber bei verschiedenen Gelegenheiten. Wenn beide nicht so häufig verlangt werden, liegt die Ursache dafür nicht in der ererbten Unfähigkeit sie auszuüben, sondern in dem Zustande der kulturarmen Gesellschaft, die ihre Ausübung nicht überhäufig verlangt.

Spencer erwähnt als einen besonderen Fall des Mangels an Selbstbeherrschung die sprichwörtliche Sorglosigkeit der Kulturarmen. Ich glaube es würde richtiger sein, statt von Sorglosigkeit von einem unverwüstlichen Optimismus zu reden. Das zugrundeliegende Gefühl bei allen Handlungen ist: „Warum sollte ich nicht morgen so erfolgreich sein, wie heute?" Es will mir scheinen, daß dieses Gefühl nicht weniger stark in unserer Kultur zur Geltung kommt, ja, Grundlage und Bedingung gedeihlicher Entwicklung ist. Ohne den Glauben an die Stabilität herrschender Verhältnisse könnte es keinen geschäftlichen Unternehmungsgeist geben. Warum zögern Arme und auch Bessergestellte, die von ihrer Hände oder ihres Geistes Arbeit leben, nicht Familien zu gründen, ohne sie gegen Mißgeschick sicherstellen zu können? Wir dürfen nicht vergessen, daß Hungersnot bei den Kulturarmen ein Ausnahmszustand ist, wie Finanzkrisen bei den Kulturvölkern; und daß für regelmäßig wiederkehrenden Nahrungsmangel immer geeignete Vorkehrungen getroffen werden. Unsere Gesellschaftsordnung ist, soweit der Erwerb des notdürftigsten Lebensunterhaltes in Betracht kommt, stabiler, so daß ausnahmsweise Notlagen ganzer Volksgruppen nicht so oft vorkommen. Aber niemand wird behaupten wollen, daß die große Masse der Individuen bei Kulturvölkern immer darauf eingerichtet wäre, Notlagen zu begegnen. Wir dürfen hier einen verschiedenen Grad der Sorglosigkeit anerkennen, der auf den verschiedenartigen Lebensbedingungen beruht, aber ein spezifischer Unterschied zwischen Kulturarmen und Kulturvölkern ist nicht zu erweisen.

Verwandt mit dem Mangel an Selbstbeherrschung ist ein anderer Charakterzug, der oft den Kulturarmen aller Rassen zugeschrieben wird, — die Unfähigkeit die Aufmerksamkeit zu konzentrieren, sobald kompliziertere geistige Arbeiten verlangt werden. Ein Beispiel wird den Irrtum klar machen, der dieser weit vertretenen Ansicht zugrunde liegt. Sproat sagt bei seiner Beschreibung der Indianer der Westküste der Vancouverinsel: „Der Gebildete erhält den Eindruck, als ob der Geist des Eingeborenen in Schlaf versunken sei.... Wenn seine Aufmerksamkeit geweckt ist, zeigt er oft große Schnelligkeit im Arbeiten und Geist beim Argumentieren. Eine kurze Unterredung ermüdet ihn aber, besonders wenn ihm Fragen gestellt werden, deren Beantwortung angespanntes Denken oder genaue Erinnerung verlangen. Dann scheint der Geist des Wilden einfach aus Schwäche ins Schwanken zu geraten." Spencer, der die Stelle anführt, fügt andere hinzu, die diesen Gesichtspunkt bestätigen sollen. Ich kenne die von Sproat erwähnten Stämme aus eigener Anschauung. Die von dem Besucher gestellten Fragen scheinen dem Indianer natürlich höchst unwichtig, und es ist nicht zu verwundern, daß er bald einer Unterhaltung müde wird, in der er nichts findet, das ihn interessiert, und die zudem noch in fremder Sprache oder mit Hilfe eines Dolmetschers geführt wird. In Wirklichkeit kann das Interesse dieser Menschen leicht aufs Höchste gespannt werden, und oft genug bin ich es gewesen, der zuerst ermüdete. Auch die Handhabung ihres ungemein komplizierten Handels- oder Tauschsystems beweist alles andere eher als Stumpfheit in Dingen, welche die Menschen nahe angehen. Ohne mnemonische Hülfsmittel planen sie die systematische Verteilung, oder vielmehr das Verleihen ihres Besitzes so, daß ihr eigener Wohlstand und ihre gesellschaftliche Stellung möglichst gewinnt. Diese Pläne erheischen große Umsicht und beständige Aufmerksamkeit.

Endlich will ich auf einen Zug im Geistesleben der Kulturarmen aller Rassen hinweisen, der oft als die Ursache angesehen wird, wegen derer gewisse Rassen keine höheren Kulturstufen erreichen können. Ich meine das oft behauptete Fehlen aller Originalität. Es wird behauptet, daß die Beharrlichkeit des Geisteslebens der Kulturarmen so stark ist, daß das Individuum nie von den überlieferten Bräuchen und Anschauungen abweicht (Spencer). Obwohl etwas Wahres in dieser Behauptung liegt, insofern als Bräuche bei Kulturarmen größere verbindliche Kraft haben, als bei den am weitesten fortgeschrittenen Kulturvölkern, darf man doch nicht behaupten, daß Originalität im Leben der kulturarmen Völker keine Rolle spielt. Ich erinnere, um dieses zu erhärten, an das häufige Auftreten von Propheten bei neubekehrten und bei heidnischen Stämmen. Bei letzteren hört man oft von neuen Dogmen, die von solchen Propheten entwickelt und eingeführt sind. Diese lassen sich allerdings fast immer auf fremde Anregungen zurückführen, sind aber doch von den Trägern gemäß ihrer Individualität ausgestaltet und den herrschenden Ideen angepaßt. Es ist wohl bekannt, daß Anschauungen, mythologische Ideen und Erzählungen beständig wandern und dabei tiefgehende Veränderungen erleiden (Ehrenreich, Boas). Die Veränderungen sind gewiß oft durch das unabhängige Denken einzelner Individuen zu Wege gebracht, ein Vorgang, der besonders an der zunehmenden Komplexität esoterischer Lehren, die einer kleinen Priestergruppe anvertraut sind, verfolgt werden kann. Eines der schönsten Beispiele solcher origineller und unabhängiger Denkweise bietet die Geschichte des sogenannten Geistertanzes in Nordamerika (Mooney). Die Lehren der Propheten, die diese Zeremonien verbreiteten, waren neu, obwohl sie auf den alten Ideen der Indianerstämme und den von Missionaren verbreiteten christlichen Lehren beruhten. Ähnliches geschicht gegenwärtig bei der Verbreitung des Peyotekultes, einer Reihe von Zeremonien, bei denen die berauschende Wirkung einer Kaktusart, des Peyote, eine wichtige Rolle spielt, die aber sonst auf einer eigentümlichen Mischung christlicher und indianischer Ideen beruhen (Radin). Die

Anschauungen über das Leben nach dem Tode sind bei einem Stamme der Vancouverinsel auf ähnliche Weise vollständig verändert worden, indem nämlich in Folge einer vermeintlichen Offenbarung der Glaube an eine Rückkehr der Toten als Kinder ihrer Verwandten entstanden ist.

Ähnliches gilt von den Künstlern der Kulturarmen. Allerdings erhebt sich keiner unter ihnen zur vollen Freiheit. Er bleibt unter der Herrschaft des Kunststiles, in dessen Banne er aufgewachsen ist. Hier aber beweist er seine Schaffenskraft. Die stilgerechten Kunstwerke aller Zonen zeigen dies zur Genüge: die schönen Gewebe der Malaien, die Nieuwenhuis veröffentlicht hat, die afrikanischen Kunstwerke, die Torday und Frobenius uns kennen lehren, die Gußwerke und Schnitzereien aus Benin, die schönen Holzarbeiten der Neuseeländer, die Malereien und Stickereien der Stämme vom Amur, die Schnitzereien der Alaska-Indianer, die Töpferei der Brasilianer: alle beweisen die Freiheit des Künstlers im Bereiche seines Kunststils, denn nirgends findet sich bei Meisterwerken eine sklavische Nachahmung überlieferter Muster, sondern immer freiestes Schalten mit den gegebenen Kunstmitteln.

Ganz ähnliches gilt in Dichtkunst und Musik, die nicht, wie so oft vermutet wird, durchweg aus langsamen Modifikationen alter Themen erwachsen und deshalb als Produkte der „Volksseele“ anzusehen sind, sondern vielfach die spontanen Leistungen von Dichtern sind. Wo auch immer Gesänge sorgfältig gesammelt sind, finden sich viele, deren Autor bei dem Volke wohl bekannt ist. Es darf uns nicht wundernehmen, daß auch hier rhythmische Form und Melodieführung der herrschenden Kunstrichtung folgt; in ihr schaltet aber das Individuum frei.

Es will mir scheinen, daß die geistige Arbeit von Individuen, die auf diese Weise die Anschauungen ihres Stammes entwickeln, ganz analog der des modernen philosophischen oder religiösen Denkers ist. Die Geschichte der Philosophie und Kunst zeigt, wie sogar das größte Genie von dem Zeitgeiste beeinflußt wird. Rudolf Lehmann hat dieses klar ausgesprochen, wenn er sagt: „Eine Philosophie wird, ähnlich wie jede andere literarische

Schöpfung, in ihrer Eigenart zunächst durch die Persönlichkeit ihres Schöpfers bestimmt: jede wahre Philosophie ist erlebt, so gut wie jede wahre Dichtung. Sie wird zweitens die allgemeinen Züge ihres Zeitalters tragen und je gehaltvoller sie ist, desto voller und kräftiger werden die Strömungen, welche das geistige Leben der Zeitgenossen bewegen, in ihr pulsieren. Sie wird drittens durch den besonderen Gang des philosophischen Denkens bestimmt: sie tritt in diesen Gang hinein, sie setzt ihn vorwärts oder zur Seite biegend fort, zuweilen führt sie ihn nach der entgegengesetzten Richtung zurück; sie wird eben hierdurch ein Glied der Reihe, welche die Geschichte der Philosophie bildet, und sie wird in jedem Falle, sei es positiv sei es gegensätzlich durch den bisherigen Lauf der Geschichte bestimmt."

Ist dieses schon bei den Großen aller Zeiten der Fall, warum sollen wir uns denn wundern, wenn die Denker und Künstler der Kulturarmen stark unter dem Banne der Anschauungen ihrer Zeit stehen. Unabsichtliche und absichtliche Nachahmung sind Faktoren, die die Kulturmenschheit nicht weniger beeinflussen, als die Kulturarmen. Dieses hat Tarde auf das treffendste bewiesen, der zeigt, daß auf allen Kulturstufen der Mensch nicht nur nützliche Handlungen nachahmt und solche, für die eine logische Begründung gegeben werden kann, sondern auch andere, für deren Einführung und Erhaltung keinerlei logische Gründe aufzufinden sind.

In Wirklichkeit handelt es sich hier wohl um zwei Eindrücke, aus welchen der falsche Eindruck entspringt. Die Individuen unter den Kulturarmen scheinen untereinander gleichartig und die Kulturen selbst stabil im Vergleich zu unserer rasch hinströmenden Zivilisation. Zum Teil beruht diese Gleichartigkeit auf der Notwendigkeit, die alle Individuen in gleiche Tätigkeitsbahnen zwingt. Hierüber werden wir später noch ausführlicher zu reden haben. Sobald aber der Zwang zu gleichartiger Beschäftigung aufhört, endet auch die Gleichartigkeit. Sie ist somit nichts als eine soziale Erscheinung. In Wirklichkeit ist es auch leicht zu beobachten, daß die Individualität nicht minder bei den allereinfachsten Völkern ausgebildet ist, als bei uns. Sobald man durch die Decke der gesellschaftlichen Form, die überall die Individualität verbirgt, hindurchdringt, zeigt sich überall eine gleichartige Variabilität in den Geistes- und Charakteranlagen der Individuen. Ein jeder, der lange genug mit Kulturarmen verkehrt hat und willig ist, auf ihr Denken und Fühlen einzugehen, macht diese Beobachtung. Da gibt es intelligente und dumme, energische und charakterschwache, phlegmatische und leichtlebige, mutige und feige — gerade wie bei uns. In der Tat ist dieses ja auch gemäß der biologischen Grundlage der Geistesanlagen zu erwarten, da sie zu den sich langsam und lange entwickelnden Merkmalen gehören, welche immer die stärkste individuelle Variabilität besitzen. Größere Einförmigkeit ist demnach nur in den Fällen zu erwarten, in denen durch starke Inzucht eine allgemeine Herabsetzung der Variabilität stattfindet.

Die Stabilität der Kultur rückständiger Völker ist allerdings größer als die der ganz modernen Zivilisation, die planmäßig auf die Weiterentwicklung der meisten Kulturgüter bedacht ist. Doch brauchen wir uns nur dem zäh an der Sitte festhaltenden Bauerntume zuzuwenden, um ganz analoge Verhältnisse zu finden. Das Bauerntum scheint uns auch stabil, und dennoch, welcher Fluß in den Sitten und Anschauungen im Laufe der Jahrhunderte! Die altväterlichen Trachten, die gesellschaftlichen Sitten sind wohl altväterlich, aber nicht im wahren Sinne alt. So liegen auch die Verhältnisse bei den Kulturarmen. Wir werden noch später sehen, wieviel fremdes Lehngut in jeder Kultur, auch der der einfachsten Stämme steckt, ein sicherer Beweis dafür, daß auch hier alles im Entstehen und Vergehen ist, daß schaffende Kräfte, Menschenwerk, von außen und von innen heraus, an den Kulturen beständig modeln und schaffen.

Ich glaube, unsere bisherigen Betrachtungen beweisen, daß die Unterschiede zwischen Kulturvölkern und kulturarmen Völkern in vielen Beziehungen mehr scheinbare als wirkliche sind; daß die auf der eigentümlichen Entwicklung des Gesellschaftszustandes beruhenden Handlungen leicht den Eindruck hervorrufen, als ob die geistigen Eigenschaften der Völker verschieden seien, während der wahre Unterschied eben in dem Gesellschaftszustande begründet ist.

VII. Die allgemeine Gleichartigkeit der Kulturmerkmale.

Wir haben gesehen, daß die Gesetze des Denkens, Fühlens und Wollens des Menschen sich überall als wesentlich gleichartig erweisen. Nun läßt sich aber ferner zeigen, daß die Kulturelemente bei allen kulturarmen Völkern, ganz gleich welcher Rasse sie angehören, auffallende Ähnlichkeiten aufweisen. Diese sind so bedeutsam, daß Bastian unter ihrem Eindrucke von der erschreckenden Gleichförmigkeit der Elementargedanken bei allen Völkern der Erde sprechen konnte.

Ähnliche Betrachtungen haben zu dem Schlusse geführt, daß die Zahl der vorhandenen Grundtypen der Gesellschaftsordnung, der Gesetze, Erfindungen, sowie der metaphysischen Anschauungen nur gering ist, und daß diese Typen sich immer wiederholen. Aus diesem Grunde vergleicht Bastian ohne Zögern die Weltanschauung der Philosophen mit der kulturarmer Völker.

Aber mehr noch! Verwickelte und anscheinend ganz sinnlose Ideen, sowie merkwürdige, komplizierte Gebräuche kommen zugleich bei ganz verstreuten, einzelnen Stämmen verschiedener Rassen vor, deren Wohngebiete weit getrennt liegen. Wenn man die Kulturerscheinungen eines bestimmten Stammes analysiert, kann man immer ähnliche, oder gar anscheinend gleiche Einzelzüge bei vielen ganz entlegenen Völkern wiederfinden. Beispiele solcher Analogien sind in Hülle und Fülle gesammelt worden und bilden die Grundlagen der Untersuchungen, auf welchen Bastian, Andree, Post, Westermarck, Tylor, Spencer, Frazer und viele andere die moderne wissenschaftliche Ethnologie aufzubauen versucht haben. Aus diesem Grunde dürften wir hier davon absehen, die Tatsache eingehend zu erläutern und wenige Beweise mögen genügen, um die Erscheinung schärfer zu beschreiben. Von allgemeineren, fast universellen, Ideen erwähne ich den Glauben an ein Seelenland, das Heim der Dahingeschiedenen, das im Westen gelegen ist und das man nach Überschreiten eines gefährlichen Flusses erreicht, — ein Glaube, der uns allen aus der griechischen Mythologie vertraut ist, der aber auch bei den Polynesiern und amerikanischen Indianern weit verbreitet ist. Ein anderes ähnliches Beispiel bietet der Glaube an eine Vielheit der Welten, — eine oder mehrere über uns ausgespannt, andere unter uns, die mittlere der Wohnort der Menschheit; die oberen oder unteren die Gefilde der Seligen, die entgegengesetzten die Marterstätte der duldenden Seelen, — ein Gedanke, der uns durch den Glauben an Himmel und Hölle ganz vertraut ist, der aber auch in voller Entwicklung in Indien, Sibirien und Amerika vorkommt. Ein anderes Beispiel ist der Glaube an die Fähigkeit des Menschen, Schutzgeister zu erwerben. Andere Gebiete des Geisteslebens bieten nicht weniger einleuchtende Beispiele: die universelle Kenntnis der Kunst, Feuer durch Reibung zu erzeugen, die Kenntnis der Zubereitung von Nahrungsmitteln durch Kochen, Bekanntschaft mit dem Bohrer belegen das Vorkommen gewisser Erfindungen bei allen Gliedern der Menschheit. Noch andere Belege derartiger allgemein verbreiteter Erscheinungen lassen sich aus dem Gebiete der Sprache erbringen. Besonders sind gewisse Grundprinzipien des grammatischen Baus bei allen oder fast allen Sprachen verbreitet. Hierher gehört der Gebrauch verschiedener Formen, um die drei Personen des Fürworts auszudrücken, — den Sprecher, den Angeredeten, und den Besprochenen, — sowie die Unterscheidung von Einheit und Mehrheit.

Ich will auch einige wenige Beispiele für das Vorkommen merkwürdiger Analogien in weit getrennten, isolierten Bezirken anführen. Hierher gehört die Voraussage zukünftiger Ereignisse aus den Brüchen in verbrannten Knochen (Andree), das Auftreten der Phaëtonsage in Griechenland und Nordwestamerika (Boas), das Blutlassen an Tieren unter Anwendung kleiner Bogen und Pfeile (Heger), die Entwicklung der Astrologie in der alten und neuen Welt, die Ähnlichkeit von Korbflechtereien in Form und Muster in Afrika und Amerika (Dixon), die Erfindung des Blasrohrs in Amerika und dem malaiischen Gebiete.

Diese Beispiele erläutern das Vorkommen ähnlicher Ideen bei allen Völkern ohne jede Beziehung auf ihre Rassenzugehörigkeit.

Die gleichartigen Erscheinungen bei verschiedenen Völkern treten nun, wie schon angedeutet, in drei verschiedenen Formen auf: sie erscheinen isoliert an den verschiedensten Stellen der Erdoberfläche, sie sind Gemeingut aller Völker, oder sie gehören großen Teilen der Erdoberfläche gemeinsam an. Die Ursachen des Vorkommens gleicher Erscheinungen brauchen nicht überall dieselben zu sein. Besonders ist es wahrscheinlich, daß die verschiedenen Verbreitungsformen auch auf verschiedene Weise zustande kommen.

Wir wollen uns nun den verschiedenen Versuchen zuwenden, die gemacht sind, um die Gleichartigkeit menschlicher Kulturformen oder doch ihrer Elemente zu erklären.

Einige Forscher, wie Ratzel und seine Nachfolger, und in früherer Zeit Karl Ritter und Guyot, haben besonders den Einfluß der Landesnatur auf das Volksleben betont und in ihren Arbeiten besondere Aufmerksamkeit ethnischen Ähnlichkeiten zugewandt, die bei Gleichartigkeit der Bodenform, des Klimas, der Fauna und Flora auftreten.

Andere glauben, daß viele Sitten und Bräuche, Erfindungen und Anschauungen, die eine weitere zusammenhängende Verbreitung haben, sowie andere, die isoliert hier und da vorkommen, uraltes Erbgut sind, übermittelt seit der Zeit, als die Menschheit noch auf einen kleinen Teil der Erdoberfläche beschränkt war.

Noch andere haben den Versuch gemacht, die am allgemeinsten gültigen Formen ähnlicher Erscheinungen des Volkslebens zu analysieren. Bastian, wohl der Hauptvertreter dieser Richtung, hat diese allgemeingültigen Formen Elementargedanken genannt und versucht zu beweisen, daß sie unerklärbar sind, weil sie die Grundlage auch unseres Denkens bilden und deshalb axiomatisch sein müssen.

Die Psychologen haben versucht, die Ähnlichkeiten durch eine Analyse der geistigen Vorgänge zu erklären, während die Soziologen auf verschiedene Weise die Gesetzmäßigkeiten im Volksleben aufzuklären suchen.

Wir wollen nun diese Theorien etwas genauer betrachten.

Es ist nicht schwer, den gewichtigen Einfluß der Landesnatur auf die Lebensweise der Völker zu verfolgen. Die Verschiedenheit der Wohnungen der Völker verschiedener Gebiete mögen die Art dieses Einflusses erläutern. Das Schneehaus der Eskimos, das Rindenzelt der östlichen Indianer, die Höhlenwohnung der Wüstenindianer sind Beispiele verschiedener Methoden, mit verfügbaren Materialien Schutz gegen die Unbilden der Witterung zu suchen. Auch in Einzelheiten von Erfindungen lassen sich Umwelteinflüsse nachweisen; so bei dem zusammengesetzten Bogen der Eskimos, dessen Notwendigkeit auf dem Fehlen langen elastischen Materials für Bogenholz beruht; sowie bei den Hilfsmitteln, die oft benutzt werden, um die Elastizität des Bogens zu erhöhen, wo kein gutes Material zur Verfügung steht, und die oft auf dem Zusammenfügen von starrem und biegsamem Material, das sich strecken läßt, beruhen. Ebenso dürfen wir den Gebrauch von Fellsäcken und Körben erwähnen, die bei Stämmen ohne feste Ansiedlungen oft als Ersatz für Töpfe dienen müssen. Erwähnenswert ist auch die Abhängigkeit der Lage von Ansiedlungen von der Verteilung der Nahrungsquellen, sowie des Verkehrs von gangbaren Pfaden und der Möglichkeit Wasserwege zu benutzen. Geographische Einflüsse machen sich ebenfalls in den Grenzen der Wohngebiete von Stämmen und Völkern, sowie in der Verteilung und Dichtigkeit der Bevölkerung geltend. Sogar in den verwickelten Erscheinungen des Geisteslebens kann man unmittelbare Umweltseinflüsse ausfindig machen, wie in Naturmythen, die zur Erklärung vulkanischer Erscheinungen und merkwürdiger Landformen dienen, oder in Sitten und Glauben, die auf die örtlichen Eigentümlichkeiten der Jahreszeiten Bezug haben.

Es ist aber nicht zu verkennen, daß der geographische Einfluß stets nur eine umgestaltende, nie eine unmittelbar schaffende Wirkung hat. Dieser Einfluß liegt am deutlichsten vor, wo die Landesnatur die Ausgestaltung der Kultur beschränkt. Ein Volk, das isoliert in einer bestimmten Umwelt lebt, ist naturgemäß auf die dort vorhandenen Hilfsquellen beschränkt. Der Eskimo kann sich keine nennenswerte vegetabilische Nahrung verschaffen; der auf Koralleninseln wohnende Polynesier hat keine Steine zur Verfügung, und es fehlen ihm Felle großer Säugetiere; dem Wüstenbewohner stehen im allgemeinen keine fischreichen und fahrbaren Ströme zur Verfügung. Diese selbstverständliche Beschränkung ist oft wichtig genug.

Anders aber liegt die Frage, ob die Verhältnisse den Menschen zu neuen Erfindungen zwingen. Wir erwähnten vorher als Beispiel den sehnenbespannten Bogen des Eskimos, der ein Notbehelf ist, wo genügend langes, elastisches Material nicht vorkommt. Wir können uns vielleicht vorstellen, wie bei einem Bogen gebrauchenden Volke der Mangel an geeignetem Material zur Ausnutzung der bekannten Elastizität der Sehnen führen kann; aber es ist nicht einzusehen, wie die Umwelt bei einem Volke, das den Bogen nicht kennt, zur Erfindung des sehnenverstärkten Bogens drängen könnte. Wir können verstehen, wie ein fruchtbares Land den Ackerbauer bei rascher Zunahme der Bevölkerung zur Entwickelung der Ackerbautechnik führen mag, aber nicht, wie es ein Volk, das den Ackerbau nicht kennt, zu Ackerbauern macht. Wie groß auch der Erzreichtum eines Landes sein mag, er schafft nicht die Technik, die zur Benutzung der Erze notwendig ist; wie groß auch der Reichtum eines Landes an zähmbaren Tieren sein mag, er führt nicht zur Entwicklung der Viehzucht, wenn dem Volke der Gebrauch des Haustieres ganz unbekannt ist.

Wenn man den geographischen Gesichtspunkt in voller Schärfe aufrecht erhalten will und behauptet, daß die Landesnatur die Kultur eines Volkes vollständig bestimmt, so ist man gezwungen, das Wesen des Menschen als ganz nebensächlich zu erklären, und die Folgerung ist unabweisbar, daß immer und überall die gleiche Landesnatur schließlich auch gleichgeartete Völker hervorbringen muß.

Wir wissen natürlich nicht, was schließlich geschehen mag. Für gegenwärtige Verhältnisse ist der Schluß sicher unrichtig. Handgreiflich läßt sich das bei einer Betrachtung der Körperform vor Augen führen. Kein Umweltseinfluß wird körperlich aus einem Neger einen Weißen, aus einem Chinesen einen Australier machen. Soll daher diese Betrachtungsweise überhaupt einen Sinn haben, so müssen wir entweder einen hypothetischen undifferenzierten Menschen voraussetzen und uns durch Umweltseinflüsse die jetzigen Formen als die einzig der Landesnatur nach möglichen entwickelt denken, oder annehmen, daß trotz aller Wanderungen die der Landesnatur gemäßen Typen durch Auslese immer wieder die Oberhand gewinnen. Die gegenwärtige Verteilung der Rassen läßt sich nicht daraus erklären, daß sie sich so entwickelt haben, und kann auch nicht erschöpfend aus anderen rein geographischen Verhältnissen abgeleitet werden.

Es bedarf ebenso wenig eines ausführlichen Beweises, daß die gegenwärtige Verteilung der Kulturen nicht aus der Landesnatur allein zu erklären ist, denn die geographischen Verhältnisse eines Landes haben durchaus nicht immer seine Bewohner zu allen Zeiten in die gleiche Form gezwungen. Wir brauchen dieses nicht einmal an so handgreiflichen Beispielen, wie dem des australischen Weißen und des Eingeborenen, des Kapholländers und des Buschmanns, des europäischen Amerikaners und des Indianers zu erhärten, oder an dem der Völker, die der Reihe nach Europa bewohnt haben und sich aus dem Steinzeitalter zur modernen Kultur erhoben haben, da in allen diesen Fällen der geschichtliche Hintergrund mit voller Deutlichkeit zutage liegt. Es mag aber vielleicht nicht überflüssig sein, darauf hinzuweisen, daß bei kulturarmen Völkern der Einfluß der Landesnatur ebenso wenig zur vollständigen Erklärung der Kulturformen ausreicht. Außer den vorhin aufgezählten Beispielen erwähne ich hier als Beweis die nordischen Tundren- und Küstenbewohner, die Tschuktschen in Ostsibirien, die nicht nur von der Jagd auf Seetiere leben, sondern auch große Renntierherden besitzen (Bogoras), während die unter ganz entsprechenden klimatischen und geographischen Bedingungen lebenden amerikanischen Eskimos nie gelernt haben, das Renntier zu zähmen; die herdenbesitzenden Hottentotten Südafrikas und das armselige Jägervolk der Buschmänner, deren frühere Wohnsitze ihnen den Herdenzucht ebensowohl gestattet hätten, wie die Natur der westlicheren Landstriche den Hottentotten (Schultze); und auch die kleinen Negerstämme mit ihrer dürftigen Kultur, die als Nachbarn von Malaien in Malakka und auf den Philippinen leben (Martin, Skeat und Blagden, Reed).

In allen diesen Fällen ist der ursprünglich bestimmende Faktor und viel grundlegender als das geographische Element der gegebene Gesellschaftszustand des Volkes, der sich historisch durch Einwirkung der verschiedenartigsten Umstände entwickelt hat, und dem durch die fördernde oder hemmende Wirkung der Umwelt sein örtlicher Stempel aufgedrückt wird. Es läßt sich sogar zeigen, daß manchmal alte Sitten, die im Einklange mit der Natur eines früher bewohnten Landes gestanden haben, unter neuen Verhältnissen erhalten bleiben können, obwohl sie durchaus nicht im Einklange mit den Lebensbedingungen in der neuen Heimat stehen. Ein derartiges Beispiel aus unserem eigenen Leben ist unsere Abneigung gegen unbekannte Nahrungsmittel neubesiedelter Gebiete; ein anderes das der renntierzüchtenden Tschuktschen, die bei ihrem Wanderleben ein höchst kompliziertes, schwerfälliges Zelt umherschleppen, dessen Typus offenbar dem früheren ständigen Hause der Küstenbewohner entspricht, aus denen die herdenbesitzenden Tschuktschen hervorgegangen sind, und das den auffallendsten Gegensatz gegen die Einfachheit und Leichtigkeit des Eskimozeltes bildet (Bogoras). Selbst bei den Eskimos, die sich so wunderbar an ihre arktische Heimat angepaßt haben, kann man noch Sitten finden, die eine vollständige Ausnutzung der Hülfsquellen des Landes ausschließt. Hierher gehören die Tabus, die den gleichzeitigen Gebrauch der Land- und der Seetiere erschweren (Boas).

Wir müssen also zugeben, daß die Landesnatur einen

starken Einfluß auf die Sitten und Ideen der Völker und mehr noch auf ihr ökonomisches Wohlergehen, auf ihre Verbreitung und Zahl ausübt, daß sie aber kein neuschaffendes Element ist und nur ältere Sitten und Ideen in ihren Formen umgestaltet. Diese selbst beruhen wesentlich auf den schon vorhandenen Kulturformen, die durch historische Vorgänge erklärt werden müssen.

Hier pflegen die Geographen, welche die gesamte Kulturentwicklung aus der Einwirkung geographischer Bedingungen erklären wollen, einzuwenden, daß die vorhergenannten historischen Ursachen selbst wieder auf eine frühere Einwirkung geographischer Verhältnisse zurückzuführen sind, und daß durch Fortsetzung dieses Prozesses sich schließlich alles außer den geographischen Ursachen eliminieren läßt. Diese Art der Beweisführung scheint mir unzulässig, da die genauere Erforschung jeder einzelnen Erscheinung zeigt, daß der Einfluß der Landesnatur wohl eine gewisse Anpassung zwischen Umwelt und Volksleben erzeugt, aber die gefundenen Verhältnisse niemals erschöpfend erklärt. Wir dürfen eben nicht vergessen, daß, einen wie großen Einfluß wir auch der Landesnatur einräumen mögen, derselbe doch nur so wirksam werden kann, daß er in einer vorhandenen Menschengruppe psychisch wirksam wird; so daß also der Bewußtseinszustand der Individuen, die dem Umwelteinflusse ausgesetzt sind, wenigstens einen ebenso großen Anteil an den Formen des Volkslebens haben müssen, wie die einwirkenden Kräfte. Wir kennen aber nicht zwei Völker, deren geistiges Leben gleich ist, und daher müssen die Ergebnisse der Einwirkung der Landesnatur auch immer verschieden sein. Es ist ebenso unmöglich, das geistige Leben eines Volkes aus der Natur des von ihm bewohnten Landes allein zu erschließen, wie den Ursprung der Landesnatur aus den Umformungen, welche die Menschenhand hervorbringt, zu erklären, etwa aus den Änderungen von Wasserläufen, der Zerstörung von Vegetationsformen und den Veränderungen der Fauna. Mit anderen Worten, wir werden nie den wichtigen Anteil vernachlässigen dürfen, den der geistige Charakter des Menschen an der Entwicklung von weitverbreiteten Ideen und Tätigkeiten hat.

Nun berührt alles dieses die Behauptung nicht, daß trotz der historischen Elemente die Landesnatur in ganz bestimmter Weise auf den Menschen einwirkt, und deshalb das schließliche Resultat doch immer ein vollkommener Ausdruck dieser Wirkung sei. In gewissem Sinne dürfen wir dieser Anschauung unsere Zustimmung nicht versagen. Wir werden später die Vorgänge besprechen, die zu einer gewissen Gleichförmigkeit in der Kulturentwicklung drängen. Diese spielen sich in der Volksheimat ab, und die Lage und Hülfsquellen des Landes lösen offenbar eine Reihe von Vorgängen aus, die aber an sich rein physiologischer oder psychologischer Natur sind. Sofern also unser subjektives Interesse uns dahin drängt, die Landesnatur, welche die Entwicklung ermöglicht, in den Vordergrund zu schieben, können wir den Kulturfortschritt mit seinen geographischen Bedingungen verknüpfen. Die Beziehung kann aber in ihrer wahren Ursächlichkeit nur erkannt werden, wenn wir die physiologischen und psychologischen Kräfte untersuchen, die durch die Landesnatur ausgelöst werden. So kann sich der Ackerbau nur entwickeln, wo der Mensch sich auf bestimmte Weise beständig mit dem Sammeln vegetabilischer Nahrung beschäftigt. An sich liegt hierin kein Zwang für den Übergang vom Sammeln zum Ackerbau, aber die Gelegenheit wird geboten zur spiel- und gewohnheitsmäßigen Beschäftigung mit Pflanzen, die ihrerseits die Keime des Ackerbaus enthalten. Für den Ethnologen liegt daher das wahre Problem nicht in der Gelegenheit zur Betätigung einer Tendenz, sondern in den Ursachen, die diese Tendenz entstehen lassen. Offenbar ist es in diesem Sinne eine müßige Frage, ob geographische oder ethnologische Bedingungen die Kulturentwicklung bestimmen, und ihre Beantwortung wird von dem Interesse des Forschers abhängen. Die rein psychologische Fragestellung wird der tatsächlichen Verbreitung der Kulturerscheinungen nicht gerecht werden, und die historische Erklärung kann in dem hier angegebenen Sinne der geographischen Gesichtspunkte ebenso wenig entraten, wie die geographische Erklärung die rein historischen Gesichtspunkte vernachlässigen darf.

Die zweite Theorie, die zur Erklärung der Gleichheit einer Anzahl von Grundideen und wichtigen Erfindungen in allen Weltteilen vorgebracht ist, beruht auf der Annahme, daß diese Ideen und Erfindungen uralte Kulturleistungen einer Periode sind, in der die Menschheit noch in ihren Wohnsitzen räumlich beschränkt war, so daß sie später von den Ursitzen in alle Kontinente verschleppt wurden.

Diese Theorie beruht auf dem ganz universellen Vorkommen gewisser Kulturerscheinungen. Sie ist offenbar auch nur auf solche anwendbar, die wirklich überall vorkommen; denn wenn wir einmal damit anfangen, mit dem Verluste einer oder der anderen derartigen Erscheinung im Laufe der geschichtlichen Entwicklung zu rechnen, — obwohl ja ein solcher Verlust an und für sich wohl denkbar ist — würden wir den wildesten Hypothesen Tür und Tor öffnen. Eine Anzahl ethnologischer Beobachtungen spricht entschieden zugunsten dieser Theorie und macht uns geneigt zu glauben, daß manche der allerallgemeinsten Kulturerscheinungen bis auf die weit entlegene Urzeit vor der Zerstreuung der Menschenrassen von der Urheimat der Spezies, deren Annahme ja von der Biologie gefordert wird, zurückgehen. Eine der merkwürdigsten dieser Tatsachen ist das Vorkommen des Hundes als Haustier in fast allen Ländern der Welt. Obwohl aller Wahrscheinlichkeit nach die wilden Hundearten der verschiedenen Kontinente beträchtlich zur Bildung der zahmen Rassen beigetragen haben, steht zu vermuten, daß das Zusammenleben von Mensch und Hund den allerersten menschlichen Anfängen angehört, einer Zeit, die der Trennung der amerikanischen und nordasiatischen Völker von den Südasiaten vorangeht. Auch die Einführung des australischen Hundes, des Dingo, läßt sich am leichtesten erklären, wenn wir annehmen, daß er den Menschen in jenen entlegenen Weltteil begleitete.

Andere sehr einfache Tätigkeiten mögen wohl auf Leistungen der frühesten Ahnen des Menschengeschlechtes zurückgehen. Die Kunst Feuer zu machen, Bohren, Schneiden, Sägen, die Kunst Steine zu bearbeiten, müssen alle einer sehr frühen Zeit angehören und mögen Erbgut sein, das die Grundlage für die besondere Entwicklung der Einzelkulturen geboten hat (Weule). Sollte die prähistorische — oder paläontologische — Forschung das Resultat ergeben, daß Werkzeuge und andere Beweise menschlicher Tätigkeit in geologischen Perioden gefunden werden, in denen der Mensch weder seine gegenwärtige anatomische Form noch seine Weltverbreitung hatte, so müßten wir daraus schließen, daß diese der ursprüngliche Kulturbesitz der ganzen Menschheit waren, mit denen ausgerüstet der Mensch seine Wanderungen antrat. Hierin liegt die große Bedeutung der eolithischen Funde, die in den letzten Jahren so vielfach besprochen sind, und die den Anfang des Gebrauchs von Steinwerkzeugen und deren zunächst zufällige, dann absichtliche Gestaltung bis in das Tertiär zurückverlegen würden.

Außer den genannten Kulturgütern ist die Sprache eine der ganzen Menschheit gemeinsame Art der Tätigkeitsäußerung, und wird daher ihren Ursprung in den allerfrühesten Zeitperioden haben.

Die Tätigkeiten der höheren Affen sprechen für die Annahme, daß der Mensch gewisse Kunstfertigkeiten schon vor seinen Wanderungen erworben hatte. Nestbau und der gelegentliche Gebrauch von Stöcken und Steinen deuten auf den Beginn des zweckmäßigen Gebrauchs von Gegenständen hin.

All dieses macht es wahrscheinlich, daß gewisse Kulturleistungen bis auf den frühesten Ursprung des Menschengeschlechts, oder doch bis auf die Bildung der großen kontinentalen Rassen zurückgehen. Die Vertreter dieser Theorie, wie Weule und Graebner, glauben auch, daß das sporadische Vorkommen gewisser Erfindungen wie des Bumerangs bei Rassen, die als verwandt gelten dürfen, sich dadurch erklären läßt, daß die Erfindung vor der Zerstreuung der betreffenden Völker gemacht ist.

In vielen Fällen, die sich auf solche Weise erklären lassen, ist es freilich ganz unmöglich, unwiderlegliche Beweise dafür zu geben, daß die Erscheinungen aus einem gemeinsamen Ursprung und nicht aus dem spontanen, unabhängigen Auftreten derselben Ideen bei verschiedenen Völkern zu erklären sind. Die Entscheidung dieser Frage kann nur durch die Resultate umfassender archäologischer Untersuchungen über die Vorgeschichte des Menschen und genaue Studien über Tierpsychologie gefällt werden.

Die Lösung des Problems gestaltet sich noch schwieriger infolge der starken Übertragungen von Kulturelementen von einem Stamm zum anderen, die schon seit den frühesten Zeiten stattgefunden haben und die eine allmähliche Verbreitung ähnlicher Kulturformen über große Gebiete zuwege bringen; denn sie bleiben nicht bei Nachbarstämmen stehen, sondern werden weitergetragen, bis sie schließlich über ganze Erdteile verbreitet sind. Als ein Beispiel der Schnelligkeit der Verbreitung von Kulturerrungenschaften will ich die moderne Geschichte einiger Nutzpflanzen anführen. Der Tabak und die Kasava wurden nach der Entdeckung Amerikas in Afrika eingeführt, und in kurzer Zeit haben sich diese Pflanzen über den ganzen Erdteil verbreitet; sie sind jetzt ein so wesentlicher Bestandteil der afrikanischen Kultur, daß niemand aus den Beobachtungen über die Lebensführung der Neger auf die Vermutung kommen könnte, daß sie nicht altafrikanische Pflanzen seien (Hahn). Ebenso finden wir, daß die altweltliche Banane sich allmählich fast überall in Südamerika eingebürgert hat (von den Steinen). Die Geschichte des Maises ist ein Beispiel, an dessen Hand wir die große Geschwindigkeit bestimmen können, mit der ein nützliches Gewächs seine Weltwanderung ausführt. Im Jahre 1539 findet sich die erste Notiz, dergemäß der Mais in Europa bekannt war; nach Laufer hatte er China bereits zwischen 1540 und 1570 erreicht und war dorthin nicht auf dem Seewege, sondern über Tibet gelangt.

Es ist leicht zu zeigen, daß in alten Zeiten die Verhältnisse ganz ähnlich lagen. Victor Hehns Untersuchungen sowie die neueren Forschungen über die Nutzpflanzen des prähistorischen Europas beweisen eine allmähliche, stetige Zunahme in der Zahl von Haustieren und Kulturpflanzen durch Zuführung neuer Arten aus Asien. Besonders beweist die weite Verbreitung mancher Getreidearten, wie des Weizens und der Gerste, das Vorhandensein uralter Beziehungen zwischen den Völkern ganzer Kontinente. Ein anderes Beispiel ist die allmähliche Verbreitung des Gebrauches des Pferdes, der aus Asien stammt; sein früher Gebrauch als Zugtier und die spätere Entwicklung der Reitkunst; sowie die Verbreitung des Rindes in Afrika und in Europa. Wir werden auf diese Erscheinungen noch zurückkommen.

Das Verbreitungsgebiet, das diese Kulturerrungenschaften in früher Zeit erreichten, ist sehr groß. Die meisten wanderten westwärts bis zum Atlantischen und ostwärts bis zum Stillen Ozean. Sie drangen auch in den afrikanischen Kontinent ein. Der Gebrauch der Milch mag sich auf ähnliche Weise verbreitet haben, denn zur Zeit, als die Völker der Erde uns zuerst bekannt werden, findet er sich bereits in ganz Europa, Afrika und dem ganzen westlichen Asien.

Vielleicht der beste Beweis ausgedehnter Übertragung in den verschiedensten Richtungen liefern die Märchen und phantasievollen Erzählungen der Völker. Nichts scheint so leicht zu wandern. Wir kennen verwickelte Erzählungen, die sicher nicht zweimal unabhängig voneinander erfunden sind, und die von den Berbern in Marokko, von Italienern, Russen und Indern erzählt werden, und die auf den Tundren Sibiriens und auf den Prärien Nordamerikas den Hörer ergötzen, so daß sie vielleicht nur in Südafrika, Australien, Polynesien und Südamerika unbekannt geblieben sind. Beispiele solcher Übertragungen sind sehr häufig, und wir fangen an zu erkennen, daß sehr früh schon die Beziehungen zwischen den Rassen sich fast über alle Kontinente erstreckten. Ein Beispiel solcher weitgewanderter Erzählungen ist die magische Flucht, die Erzählung von den Flüchtlingen, die von einem Ungeheuer verfolgt werden, dem sie dann Hindernisse in den Weg werfen. Ein über die Schultern der Flüchtlinge zurückgeworfener Stein wird ein steiler Berg, ein Kamm ein undurchdringliches Dickicht, eine Flasche Haaröl ein tiefer See. Andere Beispiele der Weltverbreitung von Erzählungen sind von Ehrenreich und von mir dargelegt worden.

Hieraus folgt, daß die Kultur eines jeden Stammes, wie arm er auch sein mag, nur dann vollständig verständlich wird, wenn wir nicht nur seine innere Entwicklung, sondern auch seine Beziehungen zu den näheren und ferneren Nachbarstämmen und die von ihnen ausgehenden Einflüsse berücksichtigen.

Es gibt anscheinend zwei sehr große Diffusionsgebiete. Unsere kurzen Bemerkungen über die Verbreitung von Kulturpflanzen und Haustieren beweisen das Vorhandensein von Völkerbeziehungen in Europa, Asien und einem großen Teil von Afrika, die sich ohne jede Rücksicht auf Rasse vom Atlantischen Ozean bis zum Pazifischen Ozean erstrecken. Die Verbreitung anderer Kulturerrungenschaften steht im Einklange mit dieser Schlußfolgerung. Der Gebrauch der Bronze, der vom mittleren Asien ostwärts und westwärts nach China und Europa gewandert zu sein scheint; des Rades; zum Teil auch der Milch; der Feldbau mit dem Pfluge und Haustieren, im Gegensatz zum Gartenbau: alle haben das gleiche Verbreitungsgebiet (Hahn). Auch in ganz anderen Beziehungen können Kulturähnlichkeiten in dieser ausgedehnten Landmasse nachgewiesen werden. Der Eid und das Gottesgericht sind in Europa, Afrika und Asien mit Ausnahme von Nordostsibirien überall wohlbekannt, während sie in Amerika fast ganz fehlen (Laasch). Noch andere gemeinsame Eigentümlichkeiten der Kulturen der Alten Welt erscheinen am deutlichsten, wenn wir sie mit entsprechenden Erscheinungen in der Neuen vergleichen. Hierher gehört die Wichtigkeit des streng formellen gerichtlichen Prozesses in der Alten Welt und sein fast vollständiges Fehlen bei den Stämmen von Nord- und Südamerika, die doch in ihrer allgemeinen Kulturentwicklung sich wohl mit dem afrikanischen Neger vergleichen lassen. Die Vorstellung, daß Schuld oder Unschuld beweisbar ist und vor Ausführung eines Strafaktes bewiesen werden sollte, scheint den Indianern, mit Ausnahme der höheren Kulturvölker, ganz fremd gewesen zu sein, und die Entscheidung der öffentlichen Meinung war genügend, um die Ausstoßung oder anderweitige Unschädlichkeitmachung des Verbrechers herbeizuführen. In scharfem Gegensatz hierzu steht die peinliche Sorgfalt, mit der in der alten Welt die Beweisaufnahme durch Augenschein, Zeugenaussagen, Eid und Gottesgericht durchgeführt wird.

Ähnliche Gegensätze kommen auch im Bereiche der mündlichen Überlieferung vor. Ich erwähne die Häufigkeit des Rätsels, des Sprichworts und der moralisierenden Fabel, die so charakteristisch für die alte Welt ist, während sie in Nordostsibirien und Amerika fast ganz zu fehlen scheinen.[1] In all diesen Eigentümlichkeiten bilden Europa, ein großer Teil Afrikas, Asien außer dem äußersten Nordosten und die Inselbrücke zwischen Asien und Australien eine Einheit.

Auf ganz ähnliche Weise kann man gewisse gemeinsame Züge in großen Teilen des amerikanischen Kontinentes nachweisen. Die überzeugendste Kraft hat das Vorkommen der Kultivierung des Maises fast überall, wo Ackerbau in Amerika vorkommt. Seine Heimat war in den Gebirgsländern von Mexiko und Zentralamerika, aber in früher Zeit verbreitete sich sein Gebrauch über die Kontinentalbrücke nach Südamerika und nordostwärts über die Prärien fast bis zu der Linie, wo die klimatischen Verhältnisse seinen Anbau verhindern. So bildet der Mais die Grundlage des ursprünglichen amerikanischen Ackerbaues fast überall, von Argentinien im Süden bis zu den großen Seen des Nordostens. Einen ähnlichen Eindruck erhalten wir von der Verbreitung der Töpferei in Amerika, die über den ganzen Erdteil mit Ausschluß der nordwestlichen und südlichen Randgebiete verteilt ist, von den eigentümlichen

---

[1] Neuerdings hat Pater Jetté eine Sammlung von Rätseln vom Yukon-River veröffentlicht, die ganz eigentümlich aus dem Rahmen amerikanischer Kunstform herausfallen und auch in den benachbarten Teilen Asiens keine Parallelformen zu haben scheinen. Es ist mir nicht wahrscheinlich, daß das Rätsel von Sammlern unter nordamerikanischen Stämmen übersehen sein sollte. Ich selbst habe vergeblich danach an der pazifischen Küste gefahndet.

amerikanischen Kunstformen, die in reicher Fülle im westlichen Südamerika und in Zentralamerika und Mexiko erblüht sind und trotz aller Individualität einzelner Kulturgebiete eine gewisse Familienähnlichkeit aufweisen, die in weit getrennten Gebieten immer wieder zutage tritt und manche Forscher verleitet hat, eine unmittelbare Beziehung zwischen so entlegenen Gebieten wie Argentinien und Neu-Mexiko zu suchen. Sie erscheint auch in der eigentümlichen Neigung zu typischen Zeremonialformen, die sich in weiter Verbreitung finden. Es will scheinen, als haben die Gebiete fortgeschrittener Kultur in Mittelamerika und Südamerika eine ähnliche Rolle gespielt, wie Zentralasien in der alten Welt insofern, als sich daselbst viele der charakteristischsten Kulturgüter entwickelt und weiter verbreitet haben mögen, noch ehe die späteren Kulturen dieser Gebiete zur vollen Blüte gelangten.

Während nun in diesen Betrachtungen der Schwerpunkt einerseits auf die Beziehungen zwischen Heimat und Volkscharakter, andererseits auf die Nachwirkungen sehr früher historischer Zustände gelegt wird, schreiben die Forscher, welche die dritte der vorgenannten Theorien verteidigen, die Kulturähnlichkeit entlegener Gebiete wesentlichen psychischen Ursachen zu. Bastian, einer der Hauptvertreter dieser Richtung, erkennt ausdrücklich die Wichtigkeit der Landesnatur, insofern sie analoge ethnische Erscheinungen beeinflußt, an, glaubt aber nicht, daß sie irgendwelche schaffende Kraft hat. Er erschloß aus der Gleichheit der Denkformen weit getrennter Völker das Vorhandensein bestimmter Denkgesetze, die überall und immer das menschliche Denken beherrschen, wie auch die Landesnatur, das gesellschaftliche Leben und die geistigen Lebensformen beschaffen sein mögen. Diese Grundformen des Denkens, die sich immer wieder mit eiserner Notwendigkeit entwickeln, nannte er Elementargedanken. Er behauptet, daß es ganz unmöglich ist, die letzten Quellen, aus denen überall verbreitete Erfindungen, Ideen, Sitten und Glauben fließen, zu ergründen. Sie mögen unabhängig entstanden, sie mögen aus der Fremde eingeführt sein, sie können sich aus den verschiedenartigsten

Quellen entwickelt haben, — aber immer stellen sie sich ein, weil der Menschengeist so geartet ist, daß er sie entweder erfindet oder sie annimmt, wenn sie ihm durch äußeren Anlaß geboten werden. Bastians Theorie von der Permanenz dieser Denkformen scheint mir mit Diltheys Äußerungen über die beschränkte Anzahl von Typen der Weltanschauung verwandt zu sein; und die Ähnlichkeit der Denkrichtung beider Männer tritt auch deutlich in Bastians Bestreben hervor, durch Beispiele die Analogien zwischen der Denkweise der Philosophen und der kulturarmen Völker zu belegen. Von Bastians Gesichtspunkte aus war eine der wichtigsten Erscheinungen die Gleichheit der grundlegenden Denkformen bei allen Rassen und auf allen Kulturstufen, fortgeschrittenen sowohl wie primitiveren.

Ich glaube, man darf wohl in seinen Anschauungen eine Tendenz zu einem gewissen Mystizimus erkennen, insofern er die Elementargedanken zu unantastbaren Wesenheiten erhob. Kein weiteres Denken sollte ihren Ursprung erklären können, weil er sie als Grundlage unseres eigenen Denkens immer wieder zu erkennen glaubte.

Bis zu einem gewissen Grade deckt die bestimmte Formulierung eines Elementargedankens die psychologische Ursache seines Vorkommens auf. Die Beobachtung z. B., daß das Land der dahingeschiedenen Seelen so oft im Westen gesucht wird, legt sofort den Schluß nahe, daß es dorthin verlegt wird, wo die Gestirne unseren Augen entschwinden. Die bloße Formulierung des Gedankens, daß die Kulturarmen sich die Tiere als mit menschlichen Eigenschaften ausgestattet vorstellen, weist daraufhin, daß die Ähnlichkeiten zwischen tierischen und menschlichen Handlungen zu einer mangelhaften Differenzierung, und somit durch Analogie zu der allgemeinen Anschauung geführt haben, daß alle Eigenschaften der Tiere menschlichen Eigenschaften gleich seien. In anderen Fällen dagegen sind die Grundlagen der Elementargedanken nicht so klar und einfach; wie z. B. bei den überall verbreiteten Heiratsvorschriften, durch welche die Heiraten zwischen bestimmten Familiengruppen oder Individuen verboten oder geboten werden und deren Ursprung schon so viele Forscher beschäftigt hat. Die Schwierigkeit dieses Problems wird durch nichts besser bewiesen als durch die große Zahl der verschiedenartigsten Hypothesen, die erfunden sind, um diese Erscheinung restlos zu erklären.

Der Ursprung der Elementargedanken ist indes von psychologischen Gesichtspunkten aus weiter untersucht worden, und der eingehende Versuch Wundts, eine Theorie der Völkerpsychologie zu entwickeln, sowie die vielen Untersuchungen der psychologisch vorgehenden Soziologen deuten die Richtung an, in der diese Fragen neuerdings in Angriff genommen werden. Um auch diesen Gesichtspunkt an einem Beispiel zu belegen, will ich die allgemeine Bedeutung erwähnen, die unter andren Wundt der Assoziation bei der Ideenentwicklung kulturarmer Völker beilegt, oder die Wichtigkeit der Suggestion und des Hypnotismus bei kulturarmen Völkern, die Stoll betont. Unsere weiteren Ausführungen werden wesentlich diesen Methoden folgen.

VIII. Der entwicklungsgeschichtliche Standpunkt.

Im vorigen Kapitel haben wir gezeigt, daß gleichartige Kulturphänomene sich bei allen Menschenrassen finden, zum Teil über weite Gebiete verbreitet und offenbar durch historische Ereignisse über weite Areale verschleppt, zum Teil aber auch wohl unabhängig hier und dort entstanden. Wir sind bislang noch nicht auf die Frage eingegangen, wie solche Elemente sich zu bestimmten Kulturformen zusammenschließen.

Nun hat die ethnologische Forschung dargetan, daß das gleichzeitige Vorkommen von Ideen, welche verschiedenen Gruppen angehören, bei einem Volke nicht ganz zufällig ist, und daß es gewisse, wenn auch nicht sehr feste Zusammenhänge zwischen der Entwicklung der Handfertigkeiten, der Kunst, der Gesellschaftsordnung, der Form des politischen Lebens, der religiösen Vorstellungen gibt. Diese Zusammenhänge sind derart, daß sich bei Völkern, die einfache Handfertigkeiten haben, Gedankentypen finden, die sich von denen industriell fortgeschrittener Völker unterscheiden. Auch Zusammenhänge zwischen dem Volksleben und der Landesnatur, die das materielle Wohlergehen des Menschen hindert oder fördert, sind beobachtet worden.

Hier tritt uns nun die Frage entgegen, was wir unter dem Begriffe Kulturstufen, den wir bislang ohne weitere Definition angewandt haben, verstehen sollen. Man kann auch das Problem so stellen: inwiefern lassen sich die Kulturformen ohne Rücksicht auf Ort und Zeit ihres Vorkommens in eine Reihe einordnen, die mit frühen Kulturtypen beginnt und zu späteren fortschreitet?

Diese Frage ist von vielen Forschern in dem Sinne beantwortet worden, daß alle Kulturtypen als einer einzigen Entwicklungsreihe angehörend angesehen werden; daß also die kulturarmen Völker unserer Zeit einer älteren Stufe der Kulturentwicklung angehören, und daß die fortgeschritteneren Kulturvölker dieselben Stufen in einer früheren Zeit durchlaufen haben. Wir müssen nun Klarheit darüber zu gewinnen suchen, ob eine solche entwicklungsgeschichtliche Anschauung, die eine einheitliche Entwicklungsrichtung verlangt, den Tatsachen entspricht. Die Forschungen Tylors und Bachofens, Morgans und Spencers haben besonders dazu beigetragen, diese Anschauung zu begründen. Obwohl besonders bei Tylor die Einheitlichkeit der Entwicklung nicht im Vordergrunde der Betrachtung steht, drängt doch die ganze Richtung auf die entwicklungsgeschichtliche Anschauung hin. Sie ist ein unmittelbarer Ausfluß der Lehren Darwins und seiner Schüler, und die leitenden Gedanken sind nur als eine Anwendung der Theorie der biologischen Entwicklung auf das Geistesleben der Völker verständlich. Die Auffassung, daß die Äußerungen des Völkerlebens eine Reihe darstellen, die von einfachen Anfängen zu dem verwickelten Typus der modernen Zivilisation fortschreitet, ist für diesen ganzen Zweig der Ethnologie grundlegend gewesen.

Die Gründe, welche für die Richtigkeit der Annahme angeführt werden, daß die Kultur überall eine ähnliche oder gar gleiche Entwicklung gehabt hat, und daß wir bei kulturarmen Stämmen noch die Stufen beobachten können, welche unsere eigene Zivilisation dereinst durchlaufen hat, beruhen ganz wesentlich auf der Deutung, die vermeintlichen oder wirklichen Ähnlichkeiten von Kulturerscheinungen bei verschiedenen Rassen und Völkern gegeben wird, dann aber auch auf dem bei uns selbst beobachteten Vorkommen eigentümlicher Bräuche, die nur als Überbleibsel alter Sitten zu verstehen sind; von Sitten, die in früherer Zeit eine tiefere Bedeutung hatten, und die bei kulturarmen Völkern noch in voller Blüte stehen.

Um die Bedeutung der entwicklungsgeschichtlichen Theorie der menschlichen Kultur klar zu machen, müssen wir wenigstens einige Seiten des allgemeinen Problems ins Auge fassen.

Die Gesellschaftsordnung kulturarmer Stämme weist in vielen Teilen der Welt ähnliche Züge auf. Statt die Familienzugehörigkeit auf unsere Weise zu bestimmen, betrachten viele Stämme das Kind als der Familie der Mutter zugehörig und rechnen Verwandtschaft nur in ihrer Linie, so daß Schwesterkinder oder Kinder von Schwestertöchtern, und sogar von Töchtern von Schwestertöchtern, für ganz nah verwandt gelten, während Bruderkinder, und Vettern, von denen das eine das Kind eines Mannes, das andere das seiner Schwester ist, gar nicht als verwandt gelten. Andere Stämme haben eine scharf ausgesprochene Familiengliederung in väterlicher Linie, d. h. die Kinder gehören ausschließlich der väterlichen Familie an; während wieder andere dieselben Grundsätze wie wir befolgen, nämlich Verwandtschaft in beiden Richtungen rechnen. In naher Beziehung zu diesen Sitten steht die Wahl des Wohnorts des jung verheirateten Paares, das manchmal bei der väterlichen, manchmal bei der mütterlichen Gruppe wohnen bleibt. Wenn das Paar sich bei der Gesellschaftsgruppe niederläßt, zu der die Frau gehört, so ist oft beobachtet worden, daß bis zur Geburt des ersten Kindes der Mann wie ein Fremdling behandelt wird. Gerade diese Erscheinungen sind zum Gegenstand eingehender Untersuchungen gemacht worden, und es hat sich hieraus ergeben, daß die Bestimmung der Familienzugehörigkeit und die Wahl des Wohnortes eng zusammenhängen. Das Resultat dieser Untersuchungen, die wir Tylor verdanken, ist, daß überall Zugehörigkeit zur mütterlichen Familie die ältere Gesellschaftsform gewesen sein muß, aus der sich erst später die väterliche Familienzugehörigkeit entwickelt hat. Ferner hat man aus derartigen Erscheinungen und der Verwandtschaftsterminologie in vielen Sprachen geschlossen, daß im Anfang keine deutliche Familienorganisation existierte, daß später die mütterliche Familienfolge sich entwickelte, der dann die Zugehörigkeit zur väterlichen Gruppe folgte, bis schließlich sich unsere Methode, wirkliche Blutsverwandtschaft nach beiden Richtungen hin zu rechnen, naturgemäß entwickelte.

Ähnliche Resultate wurden aus der Verbreitung von Erfindungen gezogen. Ich habe schon öfters erwähnt, daß Affen zuweilen Steine zur Verteidigung benutzen, und daß in gewissem Sinne die künstlichen Schutzstätten und Nester der Tiere die Anfänge von Erfindungen andeuten. In diesem Sinne darf man den allerersten Ursprung von Werkzeugen bei den Tieren suchen. Beim ersten Erscheinen des Menschen auf der Erdoberfläche finden wir nur ganz einfache Steinwerkzeuge im Gebrauch, die zunächst vielleicht nur durch Zufall zweckmäßig gestaltet waren, später aber durch absichtliches Absprengen von Splittern in geeignete Form gebracht wurden. Im weiteren Verlaufe der Zeit nimmt der Formenreichtum der Werkzeuge allmählich zu. Da viele derselben wohl aus vergänglichem Material hergestellt waren, kann man natürlich nicht mit Bestimmtheit entscheiden, ob nun wirklich in diesen ganz frühen Zeiten die Werkzeuge aus nichts anderem als den erhaltenen Steinformen bestanden; immerhin aber darf man annehmen, daß es nur wenige Arten von Werkzeugen gab und daß alle recht einfach gewesen sein müssen. Von jener Zeit an hat sich die Zahl und der Formenreichtum der Erfindungen beständig vermehrt. Der Gebrauch des Feuers entwickelte sich in neuen Richtungen, und die Zahl der Werkzeuge, die zum Schneiden, Schlagen, Kratzen und Durchbohren dienen, nahm nicht nur zu, sondern ihre Gebrauchsweise wurde auch für verschiedene Industrien spezialisiert und mechanisch vervollkommnet. Auf diese Weise führt die Entwicklung der Erfindungen uns zu dem modernen Maschinenbau. Die Erfindungsgabe ungezählter Individuen aller Rassen hat zu der hohen industriellen Entwicklung geführt, deren wir uns heute erfreuen. Im großen und ganzen darf man sagen, daß einmal gemachte Erfindungen zähe festgehalten wurden, und daß durch den stetigen Zuwachs an neuen Entdeckungen die Hülfsmittel der Menschheit sich beständig vermehrt und erweitert haben.

Ein ausgezeichnetes Beispiel für die allgemeine Entwicklungstheorie in ihrer Anwendung auf die Zivilisation bietet die Theorie der Entwicklung des Ackerbaues und der Tierzucht, wie sie von Otis T. Mason und W. J. McGee, und teilweise auch von Eduard Hahn geschildert wird. In den Uranfängen der Gesellschaft bewohnten Mensch, Pflanzen und Tiere gemeinsam ein bestimmtes enges Habitat, und unter diesen Bedingungen wurden manche Pflanzen so im Wachstum begünstigt, daß sie andere Arten und Gattungen unterdrückten, und gewisse Tiere wurden in der Nähe des menschlichen Lagers geduldet, während andere weichen mußten. Durch diesen Zustand gegenseitiger Duldung und der Interessengemeinschaft, wenn man diesen Ausdruck gebrauchen darf, entstand eine engere Verbindung zwischen Pflanzen, Tieren und Menschen, aus der schließlich die Anfänge des Ackerbaus und der Tierzucht hervorgingen.

Untersuchungen über die Entwicklung der Zierkunst haben zu ähnlichen Ergebnissen geführt. Schon am Ende der Eiszeit waren die künstlerischen Anlagen des Menschen hoch entwickelt. Aus jener Zeit stammen die Malereien, mit denen die Höhlen Frankreichs und Spaniens geschmückt sind, und in denen die Tierwelt des alten Europas uns in treuen Umrissen entgegentritt. Von dieser entlegenen Zeit an hat der Mensch immer und überall sich an bildnerischer Darstellung in Farben, Zeichnung, Gravierung und Rundschnitzerei versucht. Nun finden sich bei vielen Völkern Zierformen, die sich leicht mit bildnerischen Darstellungen der Lebewelt in Beziehung setzen lassen, die aber ihre Naturwahrheit eingebüßt haben und mehr oder weniger stark durch Stilisierung verändert sind, und diese Beobachtung hat dazu geführt, die geometrischen Elemente der Zierkunst als das Endergebnis einer Entwicklungsreihe aufzufassen, die mit der naturwahren Darstellung anhebt und unter dem Einfluß ästhetischer und anderer Ursachen durch allmähliche Vereinfachung und Umgestaltung ihre Endform erreicht. Die Inselwelt des Stillen Ozeans, Neu-Guinea, Südamerika, Zentralamerika, das prähistorische Europa sind als Beispiele dieser Entwicklungsrichtung herangezogen worden (siehe March, Haddon, von den Steinen, Holmes), die daher als eine der Grundrichtungen in der Entwicklung der Zierkunst aufgefaßt ist und zu der Anschauung geführt hat, daß ihr Anfang in naturwahrer Darstellung zu suchen ist, und durch Symbolik und Stilisierung zu rein ästhetisch wirkenden Formen geführt hat.

Noch ein anderes derartiges Beispiel hat uns die Weltanschauung der Kulturarmen geliefert. Man stellt sich vor, daß der Mensch schon in früher Zeit über die Naturerscheinungen nachzudenken begann. Dabei bewegte sich seine Gedankenwelt ganz seiner Erfahrung gemäß in einer Form, in der die Umwelt als menschenähnlich in ihrem Denken, Fühlen, Wollen und Handeln aufgefaßt wurde. So entstand die erste primitive Weltsanchauung, in der Steine, Berge, die himmlischen Gestirne als belebte, menschenähnliche Wesen aufgefaßt wurden, als Wesen, deren Handlungen von freiem Willen bestimmt sind, und die bereit sind, dem Menschen zu helfen oder ihn mit Gefahren zu bedrohen. Die Beobachtung der Lebenstätigkeiten des Menschen führte zu der Vorstellung einer vom Körper unabhängigen Seele; und mit wachsendem Wissen erweiterten sich diese einfachen Anschauungen zu philosophischem Denken und führten zur Entwicklung der Religion und der Wissenschaft.

Die Gleichartigkeit all dieser Erscheinungen in weit voneinander getrennten Ländern ist nicht nur als Beweis für die Gleichartigkeit des Geisteslebens aller Menschenrassen, sondern auch als Beleg für die Theorie einer einheitlichen Entwicklungsrichtung der Zivilisation benutzt worden. Auf diese Weise hat man ein großartiges System aufgebaut, in dem unsere Zivilisation als das notwendige Resultat der Arbeit aller Rassen erscheint, als das Ergebnis einer Entwicklung, die von den einfachsten Anfängen durch die Stufen der Barbarei zu unserer modernen Zivilisation geführt hat. Nicht alle Rassen und Völker haben diesen Weg gleich schnell zurückgelegt; denn manche sind weit zurückgeblieben, während andere vorangestürmt sind und den ersten Platz in der allgemeinen Vorwärtsbewegung innehaben.

Wir müssen uns klar machen, was eigentlich diese Theorie der einheitlichen Entwicklung der menschlichen Kultur bedeutet. Offenbar dies, daß die verschiedenen Zweige der Menschheit in sehr früher Zeit alle von demselben Zustand der Kulturarmut oder des Kulturmangels ausgegangen sind; daß sie in Folge der gleichartigen Geisteseigenschaften der gesamten Menschheit und der daraus folgenden gleichartigen Reaktion auf äußere und innere Reize sich überall annähernd in der gleichen Richtung entwickelt haben, indem sie überall ähnliche Erfindungen machten und ähnliche Ideen und Gebräuche zeitigten. Die Theorie setzt auch eine bestimmte Beziehung zwischen der industriellen und der sozialen Entwicklung voraus, und es muß sich nach ihr eine bestimmte Reihenfolge in den Erfindungen sowohl wie in den Formen der Gesellschaftsordnung und des gesamten Vorstellungslebens ergeben.

Da uns keine historischen Angaben für die früheste Entwicklung der Menschheit zu Gebote stehen, gibt es nur drei Quellen, aus denen ein Beweis für die Theorie erbracht werden kann, — die Frühgeschichte der zivilisierten Völker, Überbleibsel alter Sitten im modernen Leben und prähistorische Forschung. Die letztgenannte Methode bietet den alleinigen Zugang zu unserem Problem, wenn es sich um die Entwicklung geschichtsloser Völker handelt.

Obwohl es nun unzweifelhaft richtig ist, daß sich Analogien zwischen der Lebensform heutiger kulturarmer Völker und der in der Dämmerung der historischen Zeit lebenden Ahnen der Kulturvölker finden lassen, und daß diese Analogien durch das Überleben alter Sitten bestätigt werden, so sprechen doch die Ergebnisse prähistorischer und ethnologischer Forschung nicht zugunsten der ganz verallgemeinerten Theorie. Wenn diese irgendeine tiefere Bedeutung haben soll, so müßte sich eben nachweisen lassen, daß überall die Erfindungen einander wenigstens annähernd in gleicher Ordnung gefolgt wären, und daß sich nirgends große Lücken finden. Was wir nun bis jetzt über diese Dinge wissen, spricht keineswegs zugunsten einer solchen Anschauung.

Wir wollen uns diese Frage an dem Beispiele des Ackerbaues und der Tierzucht näher vor Augen führen. Wir haben schon von den neueren Theorien gesprochen (S. 145), in denen ausgeführt wird, daß diese Kulturfortschritte sich aus dem Zusammenleben von Pflanzen, Tieren und Menschen schrittweise entwickelt haben. Die Beobachtungen zeigen nun, daß bei kulturarmen Völkern die Beschäftigung mit der Pflanzenwelt wesentlich der Frau zufällt, während nur der Mann in nahe Berührung mit der Tierwelt kommt. Bei der einfachsten Lebensführung der Menschheit, die uns bekannt ist, wird die Nahrung von beiden Geschlechtern beschafft. Die Frauen sammeln Pflanzennahrung und Tiere, die nicht frei beweglich sind, wie Muscheln und andere Weichtiere und wohl auch Raupen und Würmer. Dieses dürfte damit zusammenhängen, daß die Sorge für die jungen Kinder ihnen die leichte Beweglichkeit raubte. Die Männer dagegen „sammeln“ die leichtbewegliche Nahrung, die flüchtigen Landtiere, Vögel, und Wassertiere, mit anderen Worten, sie jagen und fischen. Der Versuch, das Verhältnis zwischen dem Menschen und der Pflanzen- und Tierwelt systematisch darzustellen, führt naturgemäß zu einer Anordnung, nach welcher zunächst diejenigen Völker hervortreten, bei denen die reine Sammelwirtschaft herrscht. Sodann lassen sich andere anreihen, bei denen in technischer Beziehung oder durch die Entwicklung von Eigentumsrechten die Beziehung zu der Pflanzenwelt, vor allem zu den auf einer bestimmten Stelle wachsenden Pflanzen immer inniger wird. Das Verhältnis bleibt aber zunächst immer auf die Frau und die Pflanze beschränkt. So gelangen wir, ohne irgendwelche schwer verständliche und schwer ausfüllbare Lücke zu finden, zu den einfacheren Ackerbauformen. Die psychologische Wahrscheinlichkeit dafür, daß diese künstliche Anordnung der Erscheinungen einen chronologischen Wert hat, beruht einerseits auf der Verständlichkeit der technischen Entwicklung, vor allem aber auch darauf, daß wir hier mit einer kontinuierlich von derselben Gesellschaftsklasse, nämlich den Frauen, geführten Beschäftigung zu tun haben, die aus diesem Grunde die Entstehung einer sich stufenweise aufbauenden Reihe verständlich erscheinen läßt. Ferner läßt sich die chronologische Deutung darauf stützen, daß die einfachen Formen wohl allein vorkommen, die Anfänge des Ackerbaues dagegen immer noch durch reichliche Sammeltätigkeit ergänzt werden, nie aber Ackerbau allein vorkommt. Der Wert dieses Verhältnisses wird sogleich bei dem Vergleich zwischen Ackerbau und Viehzucht deutlicher werden.

Wie die Beziehungen des Menschen zur Pflanzenwelt zunächst von der Frau getragen werden, so ist der Mann der Träger der Beziehungen zur Tierwelt. In diesem Falle läßt sich der Übergang von der Jagd zur Viehzucht nicht so lückenlos an der Hand von modernem Beobachtungsmaterial nachweisen. Doch ist es auch hier wenigstens wahrscheinlich, daß die Zähmung unserer Haustiere, die ja außer dem Hunde wohl alle Herdentiere sind, sich zum großen Teile aus der Beziehung zwischen dem Menschen und den Wildherden entwickelte. Sobald der Jäger lange Zeit derselben Wildherde folgte und ihre Versprengung durch Fernhalten von Raubzeug verhinderte, entwickelten sich Verhältnisse, wie wir sie etwa heute noch bei den Korjaken und Tschuktschen Sibiriens beobachten können. Jedenfalls lehrt die Beobachtung, daß auch hier die Beschäftigung mit den Tieren immerfort Angelegenheit des Mannes gewesen ist, so daß sich wieder die psychologische Wahrscheinlichkeit einer Weiterentwicklung ergibt.

Beide Entwicklungsreihen können auch in beschränktem Maße durch prähistorische Forschungen bestätigt werden. Wenn nämlich unsere Anschauung richtig ist, so müssen sich zunächst die Gebrauchspflanzen an die Wildpflanzen anschließen und durch allmähliche Differenzierung zu Kulturpflanzen werden. Naturgemäß sind wir hierbei vorläufig wesentlich auf europäisches Material angewiesen, das zum Teil, was einheimische Pflanzen angeht, diese Reihenfolge aufweist, wie es ja eigentlich auch selbstverständlich ist. Bei den Tieren müßten wir der Theorie nach in früher Zeit eine beständige Kreuzung zwischen Haustieren und wilden Tieren erwarten, welche ja für die früheuropäischen Haustiere sehr wahrscheinlich gemacht ist und bei den Hunden der Eskimos, sowie bei den halbzahmen Renntieren Ostsibiriens noch immer beobachtet werden kann.

Mit diesen Schlüssen werden wir nun zu der für die Theorie grundlegenden Frage geführt: welches ist das chronologische Verhältnis zwischen Ackerbau und Viehzucht? Versucht man der Frage vom psychologischen Gesichtspunkte aus nahezutreten, so ergibt sich sofort die Schwierigkeit, daß wir hier nicht mehr mit einer fortdauernden Beschäftigungsreihe zu tun haben, sondern mit den Beschäftigungen zweier ganz getrennter Gruppen der Bevölkerung, und daß die zur Zähmung der Tiere dienenden Handlungen sich durchaus nicht naturgemäß aus den zur Züchtung von Pflanzen dienenden entwickeln lassen. Es fehlt also das geistige Band, das jede einzelne Richtung als eine verständliche Einheit erscheinen ließe. Es fehlt sowohl deshalb, weil die Personen, als auch weil die Beschäftigungen verschieden sind. Psychologisch läßt sich deshalb eine zeitliche Ordnung zunächst nicht wahrscheinlich machen.

Sollte es eine solche feste Zeitfolge trotzdem gegeben haben, so müßten wir annehmen, daß, — wenn etwa Viehzucht durchweg das spätere ist — sie sich wohl mit dem Ackerbau zusammenfinden, daß ferner Ackerbau allein vorkommen kann, aber Viehzucht allein niemals, da ja der Ackerbau ihr vorangegangen sein soll. Nun ließe sich ja wohl, um die Theorie zu stützen, sagen, daß die Spuren vorher existierenden Ackerbaus verloren gegangen seien, doch fehlt es hierfür ganz an Beweisen. Ferner könnte man etwa sagen, daß, wo Ackerbau klimatisch unmöglich ist, er auch fehlen muß und Viehzucht sich unmittelbar entwickeln kann, doch ist dieses schon ein bedenklicher Schritt, da er das behauptete Gesetz durchbricht. Wir dürften dann nur sagen, daß unter normalen Verhältnissen die Zähmung der Tiere mehr Zeit erfordert hat, als die Entwicklung des Ackerbaues, eine Behauptung, welche die ganzen Grundlagen der Annahme einer gleichmäßigen Entwicklung der Kultur ins Wanken bringt.

Ich glaube, dieses Beispiel macht die Hauptbedenken klar, welche gegen die allgemeine Entwicklungstheorie geltend zu machen sind. Die Schritte müssen psychologisch zusammenhängen, sie müssen kontinuierlich sein sowohl in bezug auf die Art der geistigen und körperlichen Tätigkeit, als in der handelnden Persönlichkeit oder gesellschaftlichen Gruppe, und sollten, wenn möglich, durch prähistorische Forschung belegt werden. Eine feste Beziehung unzusammenhängender oder nur lose zusammenhängender Erscheinungen ist um so unwahrscheinlicher, je verschiedenartiger die Tätigkeiten und die in Frage kommenden Volksgruppen sind. In allen solchen Fällen können Schlüsse nur aus anderen Quellen gezogen werden.

Wir haben oben schon angedeutet, wie dieses geschehen kann. Unangreifbar würden nur sichere Angaben der Prähistorie sein. Außerdem kommen noch wesentlich die Verhältnisse bei den modernen Kulturarmen in Betracht. Läßt es sich da zeigen, daß gewisse Industrien nu in Verbindung mit anderen einfachen Werktätigkeiten vorkommen und die letzteren öfters allein, die ersteren nie allein erscheinen, so darf man wohl schließen, daß die einfache Industrie durchweg die ältere ist. Ergeben sich solche Verhältnisse nicht mit absoluter Regelmäßigkeit, aber doch noch häufig, so darf man immerhin noch von erkennbaren Richtungen der Entwicklung sprechen.

Eine zweite Hilfsquelle dürfte in der geographischen Verbreitung der Erscheinungen zu suchen sein, denn bei kontinuierlicher Verbreitung wird man diejenige Industrie für die älteste halten, die sich über die ausgedehntesten Erdräume findet.

Betrachten wir nun die allgemeine Frage von diesen methodischen Gesichtspunkten aus, so tritt uns zunächst ein entschiedener Mangel an Übereinstimmung entgegen. Schon in bezug auf Ackerbau und Viehzucht ist dieses der Fall. Die Ostsibirier kennen Viehzucht, selbst südwärts bis nach Sachalin und dem Amur, aber keinen Ackerbau. Die Hottentotten haben Vieh, aber keine Gärten. Dagegen findet sich in ganz Amerika Ackerbau von den niedrigsten bis zu hohen technischen Entwicklungsstufen, aber nur in ganz wenigen Gebieten geringe Ansätze zur Viehzucht, — immer mit Ausschluß des eigenartigen Gebrauchs des Hundes verstanden. Besonders in Anbetracht der für den Ackerbau ungünstigen Verhältnisse der Gegenden der alten Welt, in denen ausschließlich Viehzucht vorkommt, kann man vielleicht sagen, daß im großen und ganzen die Viehzucht sich langsamer entwickelt hat als der Ackerbau, ohne daß dieses eine im einzelnen auf jedes Volk anwendbare Reihenfolge der Entwicklung bedeutet.

Je verschiedenartiger nun die einzelnen Erscheinungen sind, desto mangelhafter ist auch ihre Korrelation, so daß schließlich, trotz der Tendenz zu historischen Entwicklungstypen im einzelnen, sich kein harmonisches Bild der Kulturentwicklung, das für alle Völker der Erde gültig ist, ergeben kann (Thomas).

Beispielsweise finden wir ausgedehnte Gebiete, bewohnt von Völkern, deren Künste hochentwickelt sind, die aber nie die Töpferei, einen der wichtigsten Schritte in dem Fortschritte der Kultur, besessen haben. Es gibt keine Töpferei im südlichsten Afrika, in Australien, im nordöstlichen Sibirien und Nordwestamerika[1] sowie im äußersten

[1] In einigen Plätzen dieses Gebietes, namentlich am Ochotskischen Meere und an den Küsten Alaskas findet sich Töpferei, vielleicht auf Grund später lokaler Einführung der Kunst.

Süden Südamerikas. Es zeigt sich hieraus und aus dem vorher Gesagten (S. 137), daß die Töpferei in der alten Welt etwa dasselbe Gebiet deckt, wie die dort besprochenen Kulturzüge, während in Amerika ihr Mittelpunkt in dem Gebiete fortgeschrittener Kultur in der Mitte des Erdteils liegt. So kommt es, daß die hochentwickelten Stämme von Nordwestamerika keine Töpferei besitzen. Ihr Vorkommen scheint überall mehr auf der geographischen Lage zu anderen Kulturgebieten zu beruhen, als auf allgemeinen kulturgeschichtlichen Ursachen.

Dasselbe läßt sich über den Gebrauch der Metalle sagen. Die Erfindung der Metallarbeit, die einen so wichtigen Schritt vorwärts in der Kultur Europas bedeutet, ist in anderen Weltteilen nicht mit analogen Entwicklungsstufen verbunden. Während in Europa schon Viehzucht und Ackerbau bekannt, und das Rad erfunden war, wußte man in Amerika zur Zeit der Erfindung der Metalltechnik noch nichts von der Hilfe, die Tier und Rad dem Ackerbau leisten können.

Dieser Beobachtung entsprechendes kann man auch in bezug auf die Entwicklung des Ackerbaues und der Tierzucht aussagen. Völker, die man im großen und ganzen auf gleiche Kulturstufen stellen muß, können zum Teil Ackerbauer sein, andere können die Kunst der Tierzucht besitzen, während noch andere von den Gaben des Meeres oder den natürlichen pflanzlichen Erzeugnissen ihrer Heimat leben.

Ähnliche Einwürfe lassen sich auch gegen die unbedingte Annahme der vorher dargelegten Theorie über die Entwicklung der Familie machen. Wenn es wirklich eine einheitlich fortschreitende Kultur gibt, so müßten sich auch die frühesten Formen der Familie mit den einfachsten Formen menschlicher Kultur verbunden zeigen. Dieses ist aber nicht der Fall; vielmehr ergibt der Vergleich ein recht regelloses Durcheinander. Manche sehr einfache Stämme, wie die Eskimos oder die Indianer der nordwestlichen Hochländer Nordamerikas rechnen die Familienzugehörigkeit nach väterlicher und mütterlicher Seite; andere hochentwickelte Stämme erkennen nur die mütterliche Verwandtschaft an, während noch andere, z. T. industriell weniger entwickelte, väterliche Familienfolge haben (Swanton). So zeigt sich auch hier ein Mangel an Koordination und ein Widerspruch in der Entwicklungsrichtung je nach dem in den Vordergrund geschobenen Gesichtspunkt.

Es ist auch wohl wahrscheinlich zu machen, daß eine einheitliche Quelle für ethnische Erscheinungen gar nicht immer vorhanden sein muß. Ich möchte dieses an der Hand einer Hypothese über die Entwicklung der Gesellschaftsformen ausführen. Wir finden wohl überall den Begriff der Blutschande, der aber auf recht verschiedene Gruppen von Blutsverwandten ausgedehnt wird. Man nennt die Sitte, der gemäß Heiraten innerhalb einer bestimmten Gruppe verboten sind, Exogamie. Nun findet sich außerordentlich häufig die Anschauung, daß jede exogame Gruppe eines Stammes gleichzeitig in naher und bestimmt gearteter Beziehung zu einer Tierart oder zu einer anderen Klasse von Gegenständen steht, eine Gesellschaftsform, die man in engerem Sinne als Totemismus bezeichnet. Sehr oft findet sich aber auch die exogame Gruppe ohne irgendwelche totemistische Erscheinungen. Gewöhnlich wird nun der Versuch gemacht, den Totemismus als eine sehr frühe Entwicklungsstufe darzustellen, und erst aus ihm die späteren Gesellschaftsformen abzuleiten. Nun ist die Idee der Blutschande so allgemein verbreitet, daß sie entweder der Urmenschheit angehört oder sich überall außerordentlich früh entwickelt haben muß. Gibt es aber eine solche abgeschlossene exogame Gruppe, so ist eine Entwicklung nach zwei Richtungen hin denkbar. Entweder die Idee beherrscht weiter die ganze Gruppe, auch wenn sie sich an Zahl vermehrt, oder sie wird auf engere Verbände eingeschränkt. Indem nämlich die Mitglieder der exogamen Gruppe mit anderen Gruppen in Berührung kommen, muß sich notwendigerweise der Begriff der Mitgliedschaft im Gegensatze zu den Außenstehenden entwickeln. Nun muß der Begriff sich aber zunächst in der Sprache spiegeln. Gibt es keinen Ausdruck, der die in exogamer Beziehung stehenden Individuen zusammenhält, so kann sich auch die Gruppe nicht halten, sobald ihre gemeinsame Abstammung vergessen oder ihre sozialen Bande gelockert sind, und, falls die Exogamie auf der Idee der Blutsverwandtschaft beruht, kann sie nur in der kleinen, in engster Verwandtschaft verbundenen Gruppe fortdauern. Gibt es aber eine Bezeichnung für die in exogamer Beziehung stehenden Individuen, so kann die Gruppe sich in ihrer ganzen Ausdehnung erhalten. Diese begriffliche Zusammenfassung kann sich in zwei Formen vollziehen: es kann Verwandtschaftsbeziehungen geben, die alle Mitglieder der exogamen Gruppe den Außenstehenden gegenüberstellen, wie etwa „Geschwister" einerseits, „Vettern" andererseits; oder es kann eine eigene Absonderung für die ganze exogame Gruppe geben. Sei diese nun lokal oder durch ein Abzeichen oder durch ein gemeinsames Ritual ausgedrückt, sie wird sich immer in einer Namensbezeichnung kristallisieren.

Auf den ersten Blick könnte es vielleicht scheinen, als ob die Verwandtschaftsbezeichnungen auch nicht die Gruppe als Einheit erhalten könnten, da doch die Verwandtschaften im Laufe weniger Generationen vergessen sein müßten. Dieses ist aber bei den relativ kleinen Gemeinwesen der Kulturarmen durchaus nicht der Fall, da die Verwandtschaftsbezeichnungen, welche die Mitglieder der exogamen Gruppe von den Außenstehenden absondern, wie eine Kette den ganzen Stamm durchsetzen und die gegenseitige Stellung der blutsverwandten Gruppen ohne weiteres definieren.

So ergeben sich drei wahrscheinliche Entwicklungslinien, von denen nur die zweite zum Totemismus führt.

All dieses beweist, daß, sobald wir die Leistungen verschiedener Völker eingehender vergleichen, sich große Ungleichheiten ergeben und die gleichartige Entwicklung, welche die Theorie verlangt, nicht zu erweisen ist. Deshalb ist es durchaus nicht als sicher anzunehmen, daß jedes Volk, das sich auf hoher Kulturstufe befindet, alle Entwicklungsformen durchgemacht haben muß, die sich aus einer Zusammenstellung der Kulturformen der ganzen Welt ergeben.

Gewisse allgemeine Merkmale der technischen und industriellen Entwicklung lassen sich dennoch feststellen; aber diese beziehen sich nicht auf die Einzelerfindungen selbst, sondern auf das geistige Verhalten des Volkes bei der durch die neuen Erfindungen geschaffenen ökonomischen Lage; auf die allgemeine Tendenz, immer neues zu dem schon vorhandenen Wissen und Können hinzuzufügen, und auf eine fortschreitende Verfeinerung der Arbeitsmethoden und Arbeitsergebnisse, ausgenommen in Perioden temporären Rückschritts, die überall vorkommen dürften. Wir werden diese Seite unseres Problems später noch eingehender zu beleuchten versuchen.

Ein vielleicht noch schwerwiegenderer Einwand gegen die Allgemeingültigkeit der Theorie einer einheitlichen Kulturentwicklung der Menschheit gründet sich auf eine ganz andere Beobachtung. Die Theorie beruht auf der Voraussetzung einer wirklichen Gleichartigkeit der gleichgesetzten Kulturerscheinungen, und diese schließt die Annahme in sich, daß die gleichartigen Erscheinungen auch aus denselben Quellen entsprungen sein müssen, d. h., daß alle derselben Entwicklungsrichtung angehören und die bestehenden Abweichungen alle als unbedeutende Variationen der typischen und allgemeingültigen Entwicklung aufgefaßt werden dürfen. Mit anderen Worten, die logische Grundlage der Theorie ist die Annahme, daß gleiche Erscheinungen im Völkerleben sich stets auf gleichem Wege entwickeln. So beruht die Schlußfolgerung betreffs der Entwicklungsfolge der mütterlichen und väterlichen Familienordnung, von der wir früher gesprochen haben (S. 143), auf der Hypothese, daß, weil in einigen Fällen väterliche Familienzugehörigkeit sich aus mütterlicher Familienzugehörigkeit entwickelt hat, nun auch in allen Fällen Familien der ersten Art aus solchen der zweiten Art hervorgegangen sind; daß also nie die ersteren primär entstehen können. Lassen wir die Annahme fallen, daß die gleichen Erscheinungen sich immer auf dieselbe Weise entwickelt haben, so könnten wir gerade so gut schließen, daß allerdings manchmal väterliche Familienzugehörigkeit sich aus der mütterlichen entwickelt hat, daß sie sich aber auch auf andere Weise entwickeln kann.

Ebenso hat man geschlossen, daß, weil manche Vorstellungen über das zukünftige Leben sich aus der Deutung von Träumen und Halluzinationen entwickelt haben, nun auch alle derartigen Ideen den gleichen Ursprung gehabt haben. Dieses würde aber nur richtig sein, wenn man zeigen könnte, daß keine anderen Ursachen diese Ideen hervorrufen könnten.

Ähnlich liegen die Verhältnisse bei dem oft behaupteten Ursprunge der Töpferei aus der Korbflechterei. Der Hauptbeweis dieses Satzes beruht auf dem für Arizona erbrachten Beweise einer großen Ähnlichkeit und Zusammengehörigkeit von Korb- und Topfformen und Verzierung. Hieraus wurde zunächst der obengenannte Schluß gezogen und dann unter Zuhilfenahme weniger Einzelerscheinungen auf alle Korbflechterei und Töpferei verallgemeinert. Offenbar aber wird auch hier der Beweis zu liefern sein, daß Töpferei auf keine andere Weise entstehen kann.

In Wirklichkeit läßt sich an der Hand einer ganzen Reihe von Beispielen zeigen, daß an verschiedenen Ausgangspunkten ansetzende Entwicklungsreihen zu den gleichen Resultaten führen können. Ich habe schon das Beispiel primitiver Zierkunst angeführt und auf die Theorie hingewiesen, welche annimmt, daß geometrische Formen sich aus Nachbildungen von Naturformen entwickeln, und daß diese Entwicklung durch Symbolisierung und Stilisierung zu rein ästhetisch wirkenden Formen führt (S. 146). Bei solcher Vereinfachung und unter der Herrschaft eines bestimmten Kunststils können verschiedenartige Naturformen leicht zu den gleichen Zierformen führen, so daß in diesem Sinne ihr Ursprung in verschiedenen Quellen zu suchen wäre. Ein Beispiel hierfür, bei Annahme dieser Entwicklungsrichtung, geben etwa die gleichschenkligen Dreiecke mit horizontaler Grundlinie, von der eine Reihe kurzer senkrechter Linien in gleichen Entfernungen absteigen, die eine so große Rolle in der Kunst der nordamerikanischen Indianer spielen (Kroeber, Boas). Ihrer Bedeutung nach stellen sie einmal Zelte mit Pflöcken, die das Zelttuch am Boden festhalten, dann Berge mit an ihrem Fuße entspringenden Quellen, Regenwolken mit herabbrausenden Regenströmen, die Bärentatze mit ihren langen Klauen und anderes mehr dar, lauter Vorstellungen, aus denen sich leicht die geometrische Form durch Vereinfachung in bestimmter stilistischer Richtung ableiten läßt.

Aber weit wichtiger ist ein anderer Umstand. Solange die Idee herrscht, daß ein Ornament nicht nur ästhetisch wirken, sondern auch etwas bedeuten soll, ist ein beständiger psychologischer Antrieb gegeben, der einerseits wohl dazu führen mag, beabsichtigte Darstellung von Naturformen in einen gewissen Kunststil zu zwängen, und sie geometrischen Formen anzunähern, andererseits aber auch den Künstler immer wieder veranlaßt, die Bedeutsamkeit seiner Ornamente durch angemessene Mittel deutlich zur Anschauung zu bringen. Einen hübschen derartigen Fall konnte ich in Britisch Kolumbien beobachten, wo ich eine Frau im Besitze eines mit an der Spitze zusammenhängenden Rauten geschmückten Beutels fand, der schon bestickt von einem fremden Stamm erhandelt war. Der neuen Besitzerin gefiel es, die bunten Rauten als Teiche oder Seen zu betrachten, und um die Illusion zu erhöhen, fügte sie durch ein paar Stickstiche Wasservögel hinzu, die den Teichen zuflogen. Auch in anderen Fällen läßt sich zeigen, daß die feste durch die Überlieferung gegebene Form von Gebrauchsgegenständen die Phantasie des Künstlers veranlaßt hat, Teile oder das ganze als Naturformen aufzufassen und demgemäß auszugestalten. Ich selbst habe solche Vorgänge bei den Nadelbüchsen der alaskischen Eskimos nachweisen können, die kleine, stereotype Knöpfchen und breite Flügel in der buntesten Art zu Tierköpfen umgeformt haben, die dann weiter umgestaltet auf die Gesamtdarstellung einwirkten.

Verfolgen wir die Tendenz zu stilisierender Vereinfachung bis in ihre letzten Konsequenzen, so ergeben sich geometrische Formen, denen ihr Ursprung nicht mehr anzusehen ist. Solche Formen nun entwickeln sich auch aus der Neigung des Künstlers oder Handwerkers, mit seiner Technik zu spielen, wie der Virtuose auf seinem Instrument spielt. Der geschickte Korbflechter macht gern, um seine Kunst zu zeigen, Handbewegungen, die schwierige rhythmische Bewegungen erfordern, und diese führen sofort zu einer Anordnung des Geflechtes, das bereits die einfachen geometrischen Motive enthält, die sich aus der Stilisierung von Naturformen ergeben mögen. Es ist keineswegs nötig, einen einheitlichen Ursprung der geometrischen Motive der Zierkunst anzunehmen. Dieselben Formen mögen einmal am Anfang und ein andermal am Ende einer Entwicklungsreihe stehen. Wir müssen in Wirklichkeit immer ein Vorhandensein beider Richtungen vermuten.

Nicht weniger charakteristisch für die hier besprochene Erscheinung ist der verschiedenartige Gebrauch von Masken, die bei den Völkern der Welt weit verbreitet sind. Der Ursprung der Masken ist keineswegs in allen Fällen klar, doch kann man sehr wohl eine Anzahl typischer Fälle unterscheiden. Sie dienen dazu, Geister über Identität des Trägers zu täuschen und ihn so gegen Verfolgung zu schützen; sie können selbst Geister vorstellen, die der Träger personifiziert, und ihn so in den Stand setzen, gefährliche Wesen von seinen Genossen fern zu halten. Noch andere dienen dem Zwecke, die Erinnerung an Verstorbene wach zu halten, die der Träger darstellt, oder sie werden bei pantomimischen Darstellungen mythologischer Ereignisse gebraucht (Andree). Obwohl wir nun durchaus nicht anzunehmen brauchen, daß diese Erklärungen der wirklichen historischen Entwicklung der Masken entsprechen, deutet ihre Verschiedenartigkeit doch an, daß ein einheitlicher Ursprung aller Masken höchst unwahrscheinlich ist.

Ich will endlich noch als Beispiel eine eigentümliche Form der Stammgliederung anführen. Die Mitglieder kulturarmer Stämme sind oft auf eine Anzahl von Unterabteilungen verteilt. Es ist kaum zu bezweifeln, daß diese Gesellschaftsform vielfach auf unabhängige Weise entstanden ist. Der Schluß, daß die geistigen Eigentümlichkeiten des Menschen die Bildung derartiger Gesellschaftsformen begünstigen, ist berechtigt. Es folgt aber nicht daraus, daß diese Form sich immer auf gleiche Weise entwickelt hat. Washington Matthews hat nachgewiesen, daß die Gruppen sich bei den Navaho-Indianern aus einem Zusammenschließen unabhängiger Elemente entwickelt haben.

Kapitän Bourke hat gezeigt, daß ähnliche Ereignisse zur Entstehung der Gruppen bei den Apachen geführt haben, und Dr. Fewkes ist in bezug auf die Pueblostämme zu ganz entsprechenden Resultaten gelangt. Andererseits wissen wir auch, daß solche Gruppen sich durch Teilung entwickeln. Dieses ist beispielsweise von Swanton und von mir bei den Indianern der nordpazifischen Küste beobachtet worden. Noch andere Unterabteilungen der Stämme haben unzweifelhaft einen ganz anderen Ursprung gehabt; z. B. die so häufige Teilung in zwei exogame Hälften, die auf ganz anderen Prinzipien beruht und sich vielleicht manchmal aus der Vermeidung von Verwandtenheiraten bei sehr kleinen, aber an Zahl zunehmenden Stämmen verstehen läßt. So haben auch hier ganz verschiedene Ursachen zu Erscheinungen geführt, die anscheinend gleich oder doch recht ähnlich sind.

Die Hauptschwierigkeit bei diesen Untersuchungen liegt darin, daß häufig die Erscheinungen, die wir behandeln, nicht vergleichbar sind. Hierfür gibt es zwei Gründe. Einmal erweisen sich bei schärferer Analyse scheinbar gleiche Erscheinungen als ungleichwertig, dann aber kehrt auch die Neigung immer wieder, ähnliche Formen ihrer äußeren Übereinstimmung gemäß gleichzusetzen und ihre inneren Unähnlichkeiten ganz zu übersehen. Besonders die letztere Erscheinung ist von durchschlagender Bedeutung, weil auf ihr der Hauptirrtum der entwicklungsgeschichtlichen Beweisführung beruht. Es handelt sich hier oft um psychologisch falsche Gleichsetzungen, die ihren Grund nur in unseren Klassifikationsprinzipien haben. Wir haben eben in diesem Falle unser Augenmerk hauptsächlich auf augenfällige Ähnlichkeiten gerichtet und die Verschiedenheit vernachlässigt. Sobald wir dieser größere Aufmerksamkeit widmen, zeigt es sich, daß die oft behauptete Gleichheit der Erscheinungen des Volkslebens wohl vorhanden ist, wenn wir sie nach bestimmten von außen hineingetragenen Kategorien anordnen, daß sie aber deshalb auch nur aus einseitigen Ähnlichkeiten bestehen, die mehr scheinbar als wirklich sind. Die unerwartete Ähnlichkeit im Wesen weit voneinander wohnender Völker hat uns so gefangen genommen, daß wir die Unterschiede unterschätzt haben. Ein Vergleich mit der physischen Anthropologie ist lehrreich. Wir verfolgen dort genau die entgegengesetzte Methode. Da die Ähnlichkeit der Hauptformen des menschlichen Körpers auf der Hand liegt, so beschäftigen wir uns in diesem Falle mit den feinen und feinsten Verschiedenheiten im Körperbau.

Der unseren Gleichsetzungen zugrunde liegende Fehler läßt sich besonders gut bei gewissen ethischen Fragen erläutern. Eine allgemeine Untersuchung der Moral der Völker zeigt, daß bei steigender Kultur ein allmählicher Wandel in der Wertschätzung vieler Handlungen vor sich geht. Bei kulturarmen Völkern hat das Menschenleben nur geringen Wert und fällt bei der geringsten Gelegenheit der Leidenschaft, dem vermeintlichen Rechte oder der Pflicht zum Opfer. Die Gesellschaftsgruppe, unter der altruistische Prinzipien als bindend erachtet werden, ist sehr klein an Umfang, und außerhalb dieser Gruppe sind gewinnbringende Handlungen irgendwelcher Art nicht nur gestattet, sondern gelten sogar als löblich, wenn sie auch gegen die innerhalb der Gesellschaftsgruppe gültigen Prinzipien verstoßen. Von diesen Verhältnissen ausgehend finden wir eine immer steigende Bewertung des menschlichen Lebens und eine ständige Erweiterung der Gruppe, innerhalb deren altruistische Verpflichtungen gelten. Die heutigen internationalen Beziehungen beweisen, daß diese Entwicklung noch nicht ihren Abschluß gefunden hat. Von diesem Gesichtspunkte aus dürfte es scheinen, als ob z. B. die Entwicklungsgeschichte der Beurteilung des Mordes von psychologischem Werte sein müßte und zu wichtigen Resultaten in bezug auf den Ursprung und die Fortentwicklung ethischer Begriffe führen könnte. Ich glaube aber, daß hier ganz offenbar einer der Fälle vorliegt, in dem von völkerpsychologischem Gesichtspunkte aus die zu vergleichenden Erscheinungen gar keinen einheitlichen Begriff bilden; daß vielmehr die Einheit nur in dem ganz äußerlich aus unseren juristischen Begriffen hineingetragenen Begriffe des Mordes beruhen. So weit der Mord als Handlung in Betracht kommt, darf er offenbar nur als eine Tat angesehen werden, bei der infolge verschiedenartigster Veranlassungen die normale Schonung des menschlichen Lebens stärkeren Motiven weicht. Unter einheitlichem Gesichtspunkte läßt sich der Mord nur insofern auffassen, als er ohne Rücksicht auf das Motiv ein Verhalten der Gesellschaft auslöst, das für verschiedene Kulturformen charakteristisch ist, und in den Folgen des Mordes, seien diese nun Rache, Wehrgeld oder Strafe zum Ausdruck kommt. Die Verschiedenartigkeit des Mordes als Handlung wird nun sofort klar, wenn wir uns seine vielfältigen Motive vergegenwärtigen. Der Mensch, der seinen Feind aus Rache für erfahrene Unbilden erschlägt; der Jüngling, der seinen Vater tötet, ehe er der Altersschwäche erliegt, um ihm so ein glückliches, kraftvolles Leben im Jenseits zu sichern; und der Vater, der sein Kind dem Wohle seines Volkes opfert, werden von so verschiedenartigen Beweggründen geleitet, daß von ethischem Gesichtspunkte aus ihre Handlungen ganz unvergleichbar sind. Viel eher könnte man Vergleiche ziehen zwischen dem Mord eines Feindes und der Zerstörung seines Eigentums, falls in beiden Fällen Rache der Beweggrund ist; oder zwischen dem Opfer eines Kindes im Interesse des Stammes und irgend einer anderen Handlung, die starken altruistischen Motiven entfließt; und zwischen dem Mord des Vaters, der ihm ein glückliches Leben im Jenseits verschaffen soll, und anderen selbstverleugnenden Handlungen der kindlichen Liebe (Westermarck, Hobhouse).

Auf ähnliche Weise läßt es sich zeigen, daß die Idee des Fortlebens der Seele im Jenseits, die doch überall sich mit psychologischer Notwendigkeit entwickelt hat, keinen einheitlichen Begriff bildet. Manche Stämme glauben, daß die Seele in der Gestalt weiterlebt, die der Mensch zur Zeit seines Todes hatte, ohne die Möglichkeit je eine andere Form anzunehmen; andere huldigen der Anschauung daß die Seelen der Toten als Kinder in ihrer eigenen Familie wiedergeboren werden; noch andere glauben, daß die Seele des Menschen durch die Körper von Tieren wandert oder daß die Schatten die Tätigkeiten fortsetzen, mit denen die Menschen sich auf Erden beschäftigt haben, und darauf warten, in ferner Zukunft auf unsere Welt zurück zu gelangen. Die bei der Bildung dieser Vorstellungen tätigen Vernunft- und Gefühlselemente sind außerordentlich ungleichartig, und es ist leicht einzusehen, daß die verschiedenen Formen des Glaubens an ein Jenseits durch untereinander unvergleichbare psychologische Vorgänge hervorgerufen sein müssen. Wenn ich hier über diese Frage eine hypothetische Ansicht äußern darf, so könnte ich mir etwa vorstellen, daß in dem einen Falle die Ähnlichkeit zwischen Kindern und ihren verstorbenen Vorfahren, in einem anderen die Erinnerung an den Toten, wie er zuletzt den Hinterbliebenen bekannt war, in wieder einem anderen die Sehnsucht der Eltern nach dem verlorenen Liebling, und wieder die Furcht vor dem Tode, zur Bildung und Vorstellungen über das Leben im Jenseits geführt haben mag. Die Einheit liegt hier also wieder nicht in den seelischen Vorgängen selbst, sondern in der Zusammenfassung vieler verschiedenartiger Vorgänge unter einem Begriff, dessen Inhalt sich mit ihrem Wesen nicht deckt.

Derselbe Gesichtspunkt läßt sich an dem Beispiel des Totemismus belegen, der uns bereits in anderer Richtung zur Erläuterung unseres Problems gedient hat. Der Totemismus ist eine Gesellschaftsform, in der bestimmte Unterabteilungen eines Volkes oder Stammes sich dadurch von anderen unterscheiden, daß sie in Beziehung zu bestimmten Klassen und Gegenständen, am häufigsten wohl zu bestimmten Tierarten gesetzt werden. Formell sind diese Beziehungen für alle Unterabteilungen des Volkes gleich, inhaltlich verschieden. Bei Besprechungen totemistischer Erscheinungen müssen alle Formen, die unter die eben gegebenen Definitionen fallen, berücksichtigt werden, und finden sich auch in allen eingehenden Schriften über den Totemismus behandelt. Daher bilden die Erscheinungsformen des Totemismus keine psychologische Einheit. Was sie zu einer solchen macht, sind Sitten, Vorrechte und Ideen, die auf eine gesellschaftliche Gruppe in dem staatlichen Verbande beschränkt sind, und eine einheitliche Fragestellung kann daher nur darauf gerichtet sein, zu erklären, wie ein solches Auseinandergehen von Teilen einer gesellschaftlichen Einheit zu verstehen ist. Die besonderen, auf Gesellschaftsgruppen beschränkten Erscheinungen können dabei psychologisch ganz verschiedenen Gebieten angehören. Dieses ist bei dem Totemismus, wie wir ihn hier definiert haben, in ganz auffallendem Maße der Fall. Die Gesellschaftsgruppe hält sich manchmal für Nachkommen einer Tierart, deren Schutz ihren Mitgliedern zuteil wird; in anderen Fällen mag ein Tier oder ein anderes Wesen, selbst ein lebloser Gegenstand, einem Ahnen der Gruppe erschienen sein, ihm seinen Schutz zugesagt haben, und die Freundschaft mit dem Beschützer wurde dann auf die Nachkommen vererbt. In wieder anderen Fällen kann die Unterabteilung des Stammes es in ihrer Macht haben, durch magische Mittel mit Leichtigkeit eine bestimmte Tierart zu erlegen, oder die Zahl einer bestimmten Art von Jagdtieren zu vermehren. Sodann wieder kann das Wesentliche der totemischen Erscheinung darauf beruhen, daß gewisse Tiere bei der Namengebung und den künstlerischen Darstellungen oder dem Körperschmucke eines Teiles des Stammes ausschließlich im Gebrauche sind, oder daß gewisse Handlungen und der Gebrauch bestimmter Tiere den Angehörigen eines „Totems" verboten sind. Man sieht, daß die Erscheinungen, die so unter dem Namen des Totemismus zusammengefaßt werden, ihre Einheit nur der Definition verdanken, daß aber die psychologischen Quellen, die in den einzelnen Erscheinungsformen zum Ausdruck kommen, ganz verschiedenartig sind, und daß daher auch keine, alle diese Formen deckende Entwicklungsrichtung und keine alle umfassende psychologischen Gesetze auffindbar sind.

Diese wenigen Beispiele mögen genügen, um nachzuweisen, daß der Begriff der Einheitlichkeit eines ethnischen Problems nicht in einer aus der äußeren Erscheinungsform abgeleiteten Definition gefunden werden kann, sondern daß der prinzipielle Vergleichspunkt in der Gleichartigkeit der zu betrachtenden geistigen Vorgänge liegt. Je einfacher aber die verglichenen Erscheinungen sind, und einen je größeren Raum sie im Volksleben einnehmen, desto seltener werden sie natürliche Einheiten darstellen, vielmehr meistens aus verschiedenartigen Vorgängen zusammengesetzt sein, die nach äußeren Ähnlichkeiten geordnet, als einheitliche Gruppen erscheinen.

Diese Betrachtungen könnten vielleicht den Eindruck hervorrufen, als ob ich eine wirkliche Konvergenz ethnischer Erscheinungen ganz leugnen wollte. Dieses ist jedoch durchaus nicht der Fall. Wirkliche Konvergenzen finden sich zunächst im Geistesleben eines jeden Volkes, dessen Denken und Fühlen immer in ganz bestimmten Bahnen dahinfließt. Wir werden die Wichtigkeit dieser Bahnen noch eingehender würdigen. Hier ist für uns nur die Bemerkung wichtig, daß eine Sitte irgendwelchen historischen Ursprungs durch die schematische Tätigkeit des Volksgeistes anderen analogen Sitten angeglichen wird. Werden also Tabus auf bestimmte religiöse Vorstellungen zurückgeführt, so haben auch alle Verbote die Tendenz, die gleiche Form anzunehmen, gleichgültig welchen Quellen sie entsprungen sein mögen. Die ausgleichende Kraft dieses Schematismus im Denken und Fühlen ist so groß, daß hier wirkliche Angleichungen stattfinden. Schematische Denkformen aber, die einen wichtigen Bestandteil der Kultur ausmachen, verbreiten sich oft über ausgedehnte Gebiete. Wir brauchen nicht notwendigerweise anzunehmen, daß sie in getrennten Gebieten unabhängig entstehen. Für unseren augenblicklichen Zweck ist es genügend zu wissen, daß sie oft weite Verbreitung erlangen und somit ihren ausgleichenden Einfluß über die verschiedenartigsten Kulturelemente ausüben müssen.

Es ergibt sich so ein außerordentlich schwer wiegender Einwand gegen die Annahme einer einzigen, allgemeinen Richtung der Kulturentwicklung bei allen Menschenrassen. Einerseits sehen wir, daß die scheinbare Gleichheit der bei verschiedenen Völkern beobachteten Erscheinungen nur der Ausdruck davon ist, daß verschiedene Erscheinungen nach äußeren Merkmalen klassifikatorisch zusammengestellt sind, ohne daß dieses eine innere genetische Zusammengehörigkeit in sich zu schließen braucht; andererseits hat sich gezeigt, daß eine wirkliche Ähnlichkeit sich sekundär herausbilden kann, obwohl der Entwicklungsgang ungleich gewesen sein mag. Um daher Formähnlichkeiten richtig zu deuten, müssen wir nicht die Erscheinungen, sondern ihre Entwicklungsgeschichte vergleichen; und nur wenn diese in den Einzelgebieten gleich ist, dürfen wir auch die Erscheinungen einander gleichsetzen. Von diesem Gesichtspunkt aus gewinnen die Vorgänge des Wanderns und der Aufnahme von Kulturgütern eine erhöhte Bedeutung (s. S. 135).

Noch auf andere Weise macht sich die Neigung geltend, die auf bestimmten Prinzipien begründete Klassifikation der Kulturerscheinungen ohne genügende Berechtigung historisch zu deuten. Man kann naturgemäß die Kulturphänomene ihrer Ähnlichkeit nach in bestimmten Reihen ordnen, und immer das einfache und leicht verständliche an den Anfang, das komplizierte und schwer verständliche ans Ende setzen. Deutet man diese Anordnung als eine chronologische Reihe, so ergibt sich sofort eine Entwicklung die von einfachen Kulturformen zu komplizierten führt. Diese Umdeutung einer logischen Reihe in eine chronologische ist aber nicht ohne weiteres zu rechtfertigen.

Es läßt sich nämlich zeigen, daß die Kultur keineswegs immer vom Einfachen zum Verwickelten fortschreitet, sondern daß zwei Richtungen sich vielfach durchkreuzen, die eine vom Verwickelten zum Einfachen, die andere vom Einfachen zum Verwickelten führend. Es ist handgreiflich, daß die Geschichte der industriellen Entwicklung fast durchweg zunehmende Verwickelung aufweist. Andererseits bewegen sich Tätigkeiten, die nicht auf Vernunfthandlungen beruhen, durchaus nicht in den gleichen Bahnen.

Dieses läßt sich vielleicht am besten am Beispiel der Sprache klar machen, die in so vielen Beziehungen eines der wichtigsten Hilfsmittel zur Erforschung der menschlichen Geschichte ist. Im großen und ganzen sind die Sprachen kulturarmer Völker von verwickeltem Bau. Feine Bedeutungsunterschiede werden durch grammatische Formen ausgedrückt, und die grammatischen Kategorien des Lateinischen und noch mehr die der modernen europäischen Sprachen, erscheinen plump im Vergleich zu dem Reichtum und der Feinheit psychologischer und logischer Formen, die in den Sprachen der kulturarmen Völker unterschieden werden, die wir aber ganz vernachlässigen. Im allgemeinen scheinen sich diese Feinheiten im Laufe der Entwicklung der Sprache zu verlieren. Man darf also sagen, daß in der Sprache vielfach die verwickelte Form den früheren Zustand darstellt, die einfache das Endresultat der Entwicklung, obwohl eine Bewegung in umgekehrter Richtung durchaus nicht ausgeschlossen ist.

Ähnliches läßt sich in bezug auf die Kunst der Kulturarmen nachweisen. In der Musik sowohl, wie bei der Zierkunst finden wir verwickelte rhythmische Struktur, der die moderne Volkskunst nichts zur Seite zu stellen hat. In der Musik besonders ist diese Kompliziertheit so groß, daß ihre Nachahmung die Kunst eines vollendeten Virtuosen verlangt (Stumpf). Wir können auch auf die frühere Darstellung der Theorie der Entwicklung der Zierkunst hinweisen, die eine ähnliche Gedankenreihe voraussetzt (S. 145 Anm.).

In keinem dieser Fälle ist auch nur der Versuch gemacht zu beweisen, daß das Einfachere älter ist als das Verwickelte.

Nahe verwandt ist die Annahme, daß eine rein logische Reihe von Schlußfolgerungen, bei denen die nächste immer auf der vorhergehenden beruht, und die im einzelnen durch Ideen oder Gebräuche kulturarmer Völker belegt werden können, als eine chronologische Entwickelungsreihe gedeutet werden dürfe, ohne daß es nötig wäre, den Beweis dafür zu erbringen. Hieraus ergibt sich die Theorie der Entwicklung religiöser Anschauungen, wie wir sie vorher kurz geschildert haben (S. 146), und die der Entwicklung mythologischer Ideen. In Wirklichkeit dürfte auch hier die Geschichte ganz andere Bahnen eingeschlagen haben. Vor allem ist leicht einzusehen, daß die Worte, welche die Seele, die übernatürlichen Kräfte, die Sünde bezeichnen, längst existierten, ehe der klare Begriff, der ihnen auf frühen Kulturstufen entsprach, dem Volke zum Bewußtsein kam. Man darf vielleicht vergleichsweise unser eigenes Verhalten unklaren Begriffen gegenüber, die wir sprachlich ausdrücken, heranziehen. Worte wie „Leben",

„Kraft“ oder selbst „Kunst“ oder „Religion“ haben nur für die Wenigsten unter uns einen klaren Inhalt, obwohl die Vielheit der Erfahrungen, die unter jedem dieser Begriffe subsumiert werden, wohl bekannt ist. Die Definition des Wortes gibt uns aber keinen Aufschluß über seine historische Entstehung. Sie zeigt nur ein psychologisches Verhalten an, daß eben eine bestimmte Gruppe von Erfahrungen unter einem Ausdruck als eine Einheit zusammenfaßt. Daher ist auch aus dem gleichzeitigen Vorkommen der Worte und ihrer durch retrospektives Denken klar gewordener Bedeutung kein Beweis für die Reihenfolge ihrer Entstehung zu ziehen.

Wenn man so einmal erkannt hat, daß weder Einfachheit noch Präzedenz in einem Gedankengange immer der Beweis eines hohen Alters ist, so sieht man ein, daß auch von diesem Gesichtspunkte aus die Theorie einer gleichförmigen Kulturentwicklung auf einem logischen Irrtume beruht, denn die Auffassung der nach ihrer größeren oder geringeren Einfachheit oder logischen Folge geordneten Serie darf nicht ohne weiteres als eine historische Reihenfolge gedeutet werden.

So sind wir zu dem Schlusse gelangt, daß die Annahme einer gleichartigen Entwicklung der Kultur bei allen Rassen und bei allen Stammesgruppen nur in sehr beschränktem Maße Gültigkeit beanspruchen darf. Die Annahme, daß die gleichen Formen sich im Laufe der Geschichte im gegebenen Augenblicke bei jeder Gesellschaftseinheit unabhängig von den anderen einstellen, kann kaum aufrecht erhalten werden.

Die Frage von der wir ausgegangen, ob nämlich die verschiedenen Völker sich so entwickelt haben, daß für alle ein gemeingültiges Schema der Kulturentwicklung besteht, muß also verneint werden.

IX. Das Geistesleben der Kulturarmen und der Kulturfortschritt.

Obwohl wir den Gedanken, daß überall eine ganz gleichartige Kulturentwicklung zu suchen sei, ablehnen, ist doch nicht zu verkennen, daß eine Gleichordnung aller Kulturformen widersinnig sein würde, daß wir vielmehr klar und deutlich den Begriff des Kulturfortschrittes in uns tragen. Wir müssen uns daher auch darüber klar werden, woran wir den Kulturfortschritt erkennen, und nach welchen Merkmalen wir den Kulturreichtum oder die Kulturarmut bestimmen. Hieraus ergibt sich die weitere Frage, wie sich das Geistesleben der Völker auf verschiedenen Kulturstufen gestaltet.

Es könnte scheinen, als ob die beiden Ausdrücke Kulturarmut und Kulturreichtum allein schon unsere erste Frage beantworteten. Kulturarmut besteht eben darin, daß die Errungenschaften mit verhältnismäßig wenigen Worten zu kennzeichnen sind, daß die Erfindungen, das gesellschaftliche Leben, das intellektuelle und das Gefühlsleben alle armselig sind. Die Antwort wäre also leicht genug, wenn eine enge Beziehung zwischen all diesen Erscheinungen des Völkerlebens bestände. Hier machen sich aber sofort Schwierigkeiten geltend. Es gibt Völker, wie z. B. die Australier, deren materielles Leben arm genug ist, die aber eine höchst verwickelte Gesellschaftsordnung haben. Sodann gibt es andere, die nach künstlerischer und technischer Seite recht viel leisten, sonst aber keine besondere Entwicklung aufweisen, wie etwa manche kalifornische Indianer. Ferner aber stört uns auch bei Anwendung dieses Maßes die Verschiedenartigkeit großer Volksmassen, die bei der Kulturentwicklung eintritt. So ist noch heute bei uns der Unterschied zwischen der armen Landbevölkerung und mehr noch der neue Unterschied zwischen dem Proletariat und den Kulturträgern im engeren Sinne ungeheuer groß. Größere Kulturarmut als in manchen Schichten unserer Bevölkerung gibt es nirgends. Nur sind diese Volksschichten keine unabhängigen Einheiten, wie die kulturarmen Stämme, denn sie gebrauchen die von ihnen nicht geschaffenen Kulturwerte des Gesamtvolkes. Dieser scheinbare Gegensatz zwischen der Selbständigkeit kulturarmer Stämme und der Unselbständigkeit von Volksschichten stellt aber nur die Extreme einer Entwicklung dar, die sich öfters findet. Unsere Besprechung der allmählichen Verbreitung von Kulturerrungenschaften hat uns schon gezeigt, daß kein Volk nur auf seinen eigenen Füßen steht, sondern daß es Empfindungen und Ideen von seinem Nachbarn aufnimmt und weiter verarbeitet. Es gibt aber auch Fälle, in denen die Leistungen der Nachbarvölker nicht verarbeitet werden, sondern nur als fertige Produkte Aufnahme finden, so daß sich eine ökonomische oder wohl auch eine geistige Unselbständigkeit des Stammes entwickelt. Beispiele dieser Abhängigkeit sind besonders in Indien zu finden. So müssen wir das Jägervolk der Weddah in Ceylon gewiß als einen Stamm auffassen; und doch beruhen die Beschäftigungen dieses Stammes darauf, daß sie eiserne Waffen von ihren geschickteren Nachbarn beziehen können, und doch ist ihre Sprache und vieles in ihrer Religion erborgtes Gut. Noch klarer ist die ökonomische Abhängigkeit der Todas, eines Hirtenstammes, der sich nur der Pflege der Herden widmet und so gut wie alles andere, das in seinem Leben wichtig ist, von dem Nachbarn beziehen muß. In anderer Weise findet sich diese Abhängigkeit, wenigstens zeitweise, in kriegerischen Raubstaaten, welche die Herrschaft über andere Stämme an sich reißen, wie es wohl in Afrika geschieht, in schwächerem Maße aber überall, wo es ausgedehnten Austausch von Landesprodukten gibt. So zeigt es sich, daß der Gegensatz zwischen der Selbständigkeit des Stammes und der Unselbständigkeit der Volksschichten nicht ohne Zwischenglieder ist.

Bei einer Bestimmung der Merkmale der Kulturarmut sind hiernach drei Fragen zu beantworten; die erste: wie äußert sich die Kulturarmut in den einzelnen Betätigungsgebieten des Geistes? die zweite: wie stehen die Anzeichen der Kulturarmut in den verschiedenen Geistesgebieten untereinander in Zusammenhang? die dritte: kann das ganze Volk seinem Kulturreichtum nach als eine Einheit aufgefaßt werden?

Am einfachsten liegt wohl der Fall bei den Erzeugnissen der materiellen Kultur, da hier jede neue technische Erfindung einen Zuwachs zu früherem Besitze, also größeren Reichtum bedeutet. Die Fälle sind ja selten, in denen eine neue, vom Volke selbst tätig aufgenommene Erfindung eine alte wertvolle Technik tötet, wie etwa die Metalltechnik die Steintechnik getötet hat; und diese dürften wohl immer auf den Ersatz von etwas Unvollkommenem durch ein Vollkommeneres beruhen. So würde es hier nicht schwer sein, die Menschheit nach größerem oder geringerem Reichtum anzuordnen, wenn die Erfindungen gleichmäßig verteilt wären. Da sich aber große Unregelmäßigkeiten finden, so bietet schon dieses Gebiet Schwierigkeiten. Sollen wir ein Volk, das Herden zieht, höher stellen, als ein anderes, das Anfänge des Ackerbaus besitzt? Sollen wir die armen Völker des Ochotskischen Meeres höher stellen, als die künstlerischen Nordwestamerikaner, nur weil sie die Töpferei kennen, die jenen unbekannt ist? Sollen wir einen der ärmeren Negerstämme, der die Schmiedekunst versteht, über die Altmexikaner stellen, die nichts von dieser Kunst wußten? Eine solche starre, absolute Wertung widerspricht unserem Gefühle wie unserem Urteil. Wir haben schon gesehen, daß sie keine Zeitfolge darstellt, und sie entspricht auch nicht den Prinzipien, nach denen wir Kulturen bewerten.

Offenbar spielen da nicht die Erfindungen als solche die höchste Rolle, sondern wir bewerten eine Kultur um so höher, je geringer der Kraftaufwand ist mit dem der Mensch seine leiblichen Bedürfnisse befriedigt, und je größer die technischen Leistungen, die nicht der Befriedigung der unumgänglichen leiblichen Bedürfnisse dienen. Die technische Seite der Kultur der modernen östlichen Eskimos, trotz ihrer unverkennbaren technischen Geschicklichkeit und ihrer merkwürdigen Erfindungsgabe, bewerten wir nicht hoch, weil der größte Teil der Energie des Volkes zur Befriedigung der dringendsten Bedürfnisse des täglichen Lebens aufgewandt wird, und die spielende Technik nur einen ganz geringen Raum einnimmt. Aus diesem Grunde ist der Technik der Eskimos eine gewisse Einseitigkeit eigen. Ähnlich liegen die Verhältnisse bei den Buschmännern, Weddahs und Australiern. Ein wenig höher zu bewerten scheint mir die technische Kultur der Kalifornier, die relativ weniger Energie zur Erwerbung des Unterhalts bedürfen, aber ihre spielende Technik nur in sehr einseitiger Richtung entwickelt haben. Je vielseitiger die spielende Technik wird, welche die Annehmlichkeiten des Lebens schafft, um so höher bewerten wir die Kultur. Wo Spinnerei, Korbflechterei, Weberei, Schnitzerei, kunstreiche Steinarbeit, Architektur, Töpferei, Metallarbeit einsetzen, da kann kein Zweifel darüber sein, daß sich bedeutender technischer Kulturreichtum entwickelt hat, und je größer die Verschiedenartigkeit der Technik, um so reicher erscheint uns die Kultur. Dabei scheint es nicht von grundlegender Bedeutung, worauf der Lebensunterhalt des Volkes sich gründet.

Nun aber gibt die Natur allein nur selten die Freiheit, die spielende Technik zu entwickeln; denn sie ist nicht verschwenderisch mit ihren Gaben. Keine Vervollkommnung der Technik setzt den Jäger in den Stand, leicht den Lebensunterhalt für sich und die seinen zu gewinnen; und wo infolge der Unbilden des Klimas und der Seltenheit oder Unzugänglichkeit des Wildes seine ganze, ungeteilte Aufmerksamkeit der Notdurft des Lebens zugewendet werden muß, da gibt es auch nur technische Kulturarmut. Nur wo Nahrung reichlich und leicht zu erwerben ist, gibt es technischen Kulturreichtum. Die Pflanzenwelt bietet solchen Reichtum stellenweise in den Tropen, die Tierwelt dort, wo das Meer gewaltige Fischmengen beherbergt. In solchen Fällen kann die Kunst, Nahrungsmittel aufzuspeichern, dem Menschen Freiheit für die spielende Technik schaffen. Sonst gibt es Fülle der Nahrung nur, wo der Mensch künstlich seine Nahrungsquellen vermehrt, durch Viehzucht oder durch Ackerbau, und darin liegt der Grund für die Verbindung zwischen diesen Künsten und dem allgemeinen Kulturfortschritt.

Noch ein anderes Moment tritt hinzu. Wir dürfen wohl

annehmen, daß die wichtigsten früheren Fortschritte des Menschen nicht auf bewußtem, planmäßigen Denken und Handeln beruhen, sondern daß sich die Tätigkeiten allmählich bereicherten und dann die Neuerungen als Erfindungen ins Bewußtsein traten. Es ist aber darum nicht weniger wahr, daß diese Arbeit von Individuen geleistet wurde, und daß Neuerwerbungen daher um so wahrscheinlicher wurden und sich um so rascher einstellten, je mehr Menschen sich an der Tätigkeit beteiligten. Hierin liegt eine Hauptursache der beschleunigten Kulturentwicklung bei großen, gemeinsam arbeitenden Volksmassen.

Nun ist die Volksvermehrung bei Jägervölkern infolge der Kargheit der Natur immer eng begrenzt. Nur wo großer Nahrungsreichtum herrscht, kann die Vermehrung bestimmte, eng gezogene Schranken überschreiten. Der Fischfang kann an einigen Orten in bestimmtem Maße diese Bedingungen erfüllen, die Viehzucht kann die Hilfsquellen vermehren, aber eine große, zusammenhängende und zusammenarbeitende Bevölkerung wird nur durch den Ackerbau ermöglicht. Darum ist der Ackerbau die Grundlage des höheren technischen Kulturfortschrittes.

Wenn wir diese Gesichtspunkte als maßgebend für die technische Seite des Kulturfortschrittes annehmen, so ergeben sich sofort zwei weitere Folgerungen. Offenbar liegen nämlich bei der rein intellektuellen Arbeit eines Volkes die Verhältnisse ganz ähnlich. Sie kann erst da einsetzen, wo das Volk sich über die dringenden Bedürfnisse des täglichen Lebens erheben kann; und auch hier werden wir den Kulturreichtum um so höher anschlagen, je ausgiebiger das Volk die Möglichkeit zu intellektueller Betätigung gewinnt und je intensiver es sie ausnutzt. Die intellektuelle Tätigkeit äußert sich wohl schon zum Teil in der Technik, mehr aber noch in dem retrospektiven gedanklichen Spiel mit der inneren und äußeren Lebenserfahrung. Nun können wir auch in dieser Beziehung ein objektives Maß des intellektuellen Kulturreichtums feststellen, denn wir erkennen, daß die fortschreitende geistige Verarbeitung des Erfahrungsschatzes gemäß logischer Denkformen einen beständigen Zuwachs an Wissen bedeutet. Auch hier muß der Fortschritt um so rascher sein, je mehr Individuen sich intensiv an der intellektuellen Arbeit beteiligen können. Besonders wichtig ist es, zu beherzigen, daß die intellektuelle Arbeit notgedrungen zu einer fortschreitenden Ausmerzung von Irrtümern führt, und daß jede neue Annäherung an die Wahrheit eine Bereicherung des Kulturbesitzes ist, so daß das Wissen als Maß des intellektuellen Kulturreichtums erscheint.

Ein zweites Element der Kultur hängt von der Entwicklung der spielenden Technik ab. Wir haben schon früher gesehen, welche Wichtigkeit diese für die Kunstentwicklung hat, daß, wo sie fehlt, es auch keine Kunst gibt. Wir dürfen daraus schließen, daß dieselben Bedingungen, die den technischen Kulturreichtum fördern, für die künstlerische Betätigung von Bedeutung sein müssen, und daß mit der Vielseitigkeit der Technik die Mannigfaltigkeit der Kunst wachsen wird.

Ehe wir andere Gebiete der geistigen Tätigkeit in unsere Untersuchung hineinziehen, dürfen wir demnach zusammenfassend sagen, daß in der Technik, dem intellektuellen Leben und der Zierkunst ganz bestimmte objektive Grundlagen für eine Beurteilung von Kulturwerten vorliegen, und daß offenbar der Fortschritt in diesen drei Richtungen in recht engen Wechselbeziehungen steht, da alle von ähnlichen Momenten abhängen.

Hier wollen wir zunächst auch noch die oben aufgeworfene Frage berühren, inwieweit der Kulturbesitz eines Volkes allen Volkskreisen angehört. Es ist eine Eigentümlichkeit der Kulturarmut, die aufs engste mit dem Vorhergesagten zusammenhängt, daß, so lange die tägliche Nahrung den Inhalt des täglichen Tuns, Denkens und Fühlens ausmacht und eine Differenzierung im Nahrungserwerb sich noch nicht entwickelt hat, eine Gleichartigkeit der Lebensgewohnheiten herrschen muß, die um so größer sein wird, je einseitiger der Nahrungserwerb ist. Die Eskimos müssen Jahr aus Jahr ein im Winter Seetiere, im Sommer Landtiere jagen, und daher sind die Gedanken aller Individuen notgedrungen auf dieselbe Beschäftigung gerichtet. Nicht als ob solche absolute Gleichheit von der Landesnatur erzwungen wäre, denn selbst bei einfachen Verhältnissen ist eine Arbeitsteilung denkbar. So haben die Tschuktschen, die in gleichen klimatischen Verhältnissen leben wie die Eskimos, eine recht scharfe Scheidung von Renntierzucht treibenden Gruppen und Seetiere jagenden Gruppen, die in gewisser ökonomischer Abhängigkeit voneinander stehen, entwickelt; und so verfolgt wohl bei manchen Jägervölkern der eine mit Vorliebe eine Tierart, der andere eine andere. Die Lebensweise ist aber der Bildung scharf individualisierter Gruppen nicht günstig. Nur eine Scheidung entwickelt sich auch hier wohl überall: der Mann ist Jäger und Fischer, die Frau sammelt Pflanzenkost und leicht erreichbare Tiere, erledigt die Hausarbeit und trägt Sorge für die jungen Kinder. In diesen beiden Richtungen spielt sich aber wesentlich das ganze Leben ab, so lange zu spielender technischer Betätigung keine Zeit da ist. Setzt diese aber einmal ein, so entwickelt sich auch rasch eine Differenzierung der Tätigkeit nach Anlage und Neigung. Dann haben wir Schnitzer, Korbmacher, Weber und Töpfer, die vielleicht nicht ausschließlich sich diesen Künsten widmen, aber doch mehr oder weniger bestimmt zu einer oder der anderen Tätigkeit hinneigen. Dann haben wir auch Denker und Dichter, denn geistiges Spiel übt auch schon früh seine Anziehung aus; ja wahrscheinlich schon eher als die spielende Technik, denn wenn die Jagd und die häusliche Beschäftigung auch keine Zeit zu dieser läßt, so dürfte doch dem wartenden und wandernden Jäger, oder der sammelnden Hausmutter Gelegenheit und Muße zum Spiele der Phantasie und zum grübelnden Denken gegeben sein.

Wie außerordentlich wichtig für die Kulturentwicklung es ist, wenn ein Teil des Volkes seine spielende Technik einseitig vervollkommnet, kann man so recht an der Verteilung der schöpferischen Begabung beim Kunsthandwerk sehen. Wo die höchste Kunstfertigkeit vom Manne in einer Technik, der nur er obliegt, erreicht wird, da ist er auch der schöpferische Künstler. So ist die Malerei und Schnitzerei an der Nordwestküste Amerikas eine Männerkunst; und so ist die schöne Töpferei der Puebloindianer und die Korbflechterei der Kalifornier eine Frauenkunst. Die Technik beherrscht das Kunstleben so sehr, daß an der Nordwestküste die Frau phantasielos und kraftlos erscheint, denn sie kann beim Weben und Sticken nur dem Manne nachahmen. Aber ebenso erscheint der Mann in Kalifornien und bei den Puebloindianern arm an künstlerischer Begabung in Vergleich zu den vom Weibe geschaffenen Wunderwerken, denn er hat keinerlei besonders vollendete Technik entwickelt. Wo aber beide, Mann und Frau jede eine Technik zu besonderer Vollendung erheben, da kann sich eine Verschiedenheit des Kunststils ergeben, wie wir etwa bei den Tlingit in Alaska finden, bei denen kunstreiche Korbflechterei mit ausgesprochenem, geradlinig geometrischen Kunststil von den Frauen betrieben wird, während die Männerkunst sich in eigentümlich stilisierten rundlinigen Tierfiguren ergeht. Wir wollen uns hier damit begnügen, auf die fortschreitende Differenzierung der Tätigkeiten aufmerksam gemacht zu haben, die naturgemäß eine Bereicherung des materiellen und intellektuellen Kulturbesitzes bedeutet.

Sie kann andrerseits freilich auch eine solche Einseitigkeit der Beschäftigung bestimmter Volksschichten mit sich bringen, daß, allein betrachtet, die einzelnen Volksschichten ärmer an Kulturgut sind, als die Gesamtmasse eines Volkes, das weniger stark differenzierte Tätigkeiten entwickelt hat. Besonders tritt dieses in den Fällen ein, wo ganze Bevölkerungsschichten im Laufe der ökonomischen Entwicklung wieder in die Stellung gedrängt werden, daß ihre ganze Energie für ihres Lebens Notdurft verlangt wird, wie das in unserer modernen Zivilisation der Fall ist. Wenn auch unter solchen Fällen die geistige Produktivität des ganzen Gemeinwesens hoch stehen mag, so wird doch für die psychologische Bewertung, die sich mit der Geistestätigkeit des Volkes in allen seinen Teilen beschäftigt, die Kulturarmut breiter Volksschichten schwer ins Gewicht fallen.

Hatten wir hier mit Kulturerscheinungen zu tun, bei denen sich ein Mehr oder Weniger fast von selbst ergibt, so gibt es andere, bei denen die Frage nach dem, was Kulturarmut ist, sich nicht so leicht beantworten läßt. Ich deutete schon an, daß das bloße Wissen den intellektuellen Kulturreichtum nicht ausmacht, sondern, daß noch mehr die Art der Koordinierung des Wissens unser Urteil bestimmt. Die intellektuelle Koordinierung der Erfahrung, die ethischen Begriffe, die künstlerische Form, das religiöse Empfinden sind aber Dinge von so subjektivem Charakter, daß von einem inhaltlichen Zuwachs an Kulturgut in diesen Richtungen nicht so schlechthin geredet werden kann. Daher müssen wir hier zunächst die Formen des Denkens und Fühlens bei Völkern verschiedener Kulturtypen näher ins Auge fassen.

Je weiter wir hierbei in der Geschichte der Entwicklung der Ideen zurückgehen können, um so klarer wird unser Verständnis der Vorgänge werden, die der Kulturfortschritt mit sich bringt. Es ist wichtig, daß wir uns darüber klar sind, bis in welche Zeiten wir ein Geistesleben des Menschen, das dem unseren gleicht, zurückverlegen dürfen. Hierfür gibt es nur zwei Anhaltspunkte, die uns brauchbares Material geben: die Prähistorie und die Sprache. In Ägypten und Westasien können wir hochentwickelte Kulturformen 7000 Jahre zurück verfolgen. Die prähistorischen Funde lehren aber, daß in jenen Gebieten eine lange Entwicklungsperiode der Kultur vorangegangen sein muß. Dieses wird durch Funde aus anderen Teilen der Welt bestätigt. Nicht nur deutet das hohe Alter des Ackerbaues in Europa das Vorhandensein von Verhältnissen an, die denen moderner kulturarmer Völker, und durchaus nicht der am niedrigsten stehenden, ähnelten, sondern noch viel weiter zurück müssen wir, am Ende der Eiszeit, in der Madeleine-Kultur, mit ihrer hochentwickelten Industrie und reichen Kunstentfaltung, Verhältnisse erkennen, die jenen verwandt sind. Wir werden daher nicht fehlgehen, wenn wir annehmen, daß vor 15000—20000 Jahren die allgemeinen Geistesanlagen und Geistestätigkeiten des Menschen nicht anders waren als heute. Auch die Vielseitigkeit der Sprachform und die Langsamkeit ihrer Entwicklung zwingt uns zu schließen, daß die Geistestätigkeiten des Menschen, die in der Sprache zum Ausdruck kommen, ein hohes Alter haben müssen.

Wegen der Beharrlichkeit der Grundformen der Sprache, führt sie uns weit in die Urgeschichte des menschlichen Denkens zurück. Es ist aus diesen Gründen vorteilhaft, hier eine kurze Schilderung einiger grundlegender Merkmale der menschlichen Sprache zu geben.

In jeder gesprochenen Sprache läßt sich analytisch eine bestimmte und beträchtliche Anzahl von Lauten erkennen, durch deren verschiedenartige Gruppierung der sprachliche Ausdruck zustande kommt. Eine beschränkte Anzahl fest bestimmter Laute und Lautgruppen ist für rasches Sprechen unumgänglich nötig. Wäre in irgendeiner Sprache die Zahl der Artikulationsbewegungen, welche die Laute bestimmen, unendlich groß, so würde sich vermutlich im Individuum nie die Genauigkeit der Bewegungen herausbilden, welche für die rasche Lautbildung nötig und die ein Kennzeichen aller Sprachen ist. Geschwindigkeit und Genauigkeit der Aussprache, die für eine genaue Gehörswahrnehmung und Deutung Bedingung sind, würden dann schwierig, vielleicht unmöglich werden. Andererseits bringt eine Beschränkung der Anzahl der Laute, d. h. der Artikulationsbewegungen es mit sich, daß die Bewegungen, die für den Einzellaut wie für Lautgruppen erforderlich sind, sich automatisch vollziehen; daß die Assoziation zwischen dem gehörten Laut und den lautbildenden Muskelbewegungen sowohl in bezug auf den hervorgebrachten Laut, als auch in bezug auf die Deutung des gehörten Lautes, sehr fest wird. Es scheint daher, daß eine beschränkte Zahl von Lauten für rasches Sprechen und für die Verständigung notwendig ist.[1]

[1] Die oft ausgesprochene Ansicht, daß mangelnde Schärfe der Lautbildung ein Merkmal niederer Sprachen sei, ist darauf begründet, daß gewisse Laute in den Sprachen der Naturvölker von Europäern manchmal mit einem, manchmal anderen der uns bekannten Laute identifiziert werden. Diese Laute sind Wechsellaute genannt worden (Brinton). Das genauere Studium der Lautlehre hat aber endgültig erwiesen, daß solche Laute genau so stabil sind, wie die Laute europäischer Sprachen. So haben die experimentellen Studien von Goddard nach-

Die Grundlage aller artikulierten Sprache besteht nun darin, daß feste Lautgruppen dazu dienen, bestimmte Ideen auszudrücken, daß also jede Lautgruppe eine bestimmte Bedeutung hat, und die Sprachen unterscheiden sich nicht nur in bezug auf ihren Lautbestand und die Prinzipien der Lautgruppierung, sondern auch in der Gruppierung von Ideen, die durch bestimmte Lautgruppen ausgedrückt werden. Die Gesamtzahl aller möglichen Lautverbindungen ist so gut wie unbegrenzt, aber nur eine beschränkte Anzahl wird dazu benutzt Ideen auszudrücken. Hieraus folgt, daß die Gesamtzahl der Ideen, die durch bestimmte Lautgruppen ausgedrückt werden, gleichfalls beschränkt ist. Wir wollen diese Lautgruppen Wortstämme nennen.

Da die Gesamtsumme der Erfahrungen, die in der Sprache zum Ausdruck kommen, unendlich verschiedenartig ist, und alle durch eine beschränkte Zahl von Wortstämmen ausgedrückt werden müssen, so muß offenbar eine umfassende Klassifikation aller Erfahrungen der Sprache zugrunde liegen.

Dieses steht mit einer grundlegenden Eigentümlichkeit

---

gewiesen, daß in kalifornischen Sprachen jeder Laut immer durch wesentlich dieselben Bewegungen der Artikulationsorgane hervorgebracht wird, obwohl für das weniger geübte Ohr die Identifikation nicht sicher sein mag. Ähnlich sind die Resultate der in Hamburg gemachten Studien über Negersprachen. Oft entspricht aber die Artikulation des Lautes nicht der unserer bekannten Laute, sondern steht zwischen zweien oder mehreren derselben. Beispielsweise klingt für uns ein m, das mit sehr schwachem Lippenschluß und langsam sich schließender Nase gesprochen wird, teils nach m, teils nach b und dem englischen w hin; und je nach den kleinen von der Stellung des Lautes bedingten Schwankungen glaubt man manchmal den einen, manchmal den anderen Laut zu hören, ohne daß in Wirklichkeit die Schwankungsbreite größer ist, als die unseres m. In anderen Fällen liegt die Unbestimmtheit des Lautes an uns ungewohnten Kombinationen der Artikulationsbewegungen oder Stellungen. So neigt der Gehörseindruck eines mit offener Nase gesprochenen l stark nach n hin. Derartige Fälle sind sehr häufig, aber sie dürfen nicht als Beweis für einen Mangel an Schärfe der Lautbildung benutzt werden, da sie auf einer ganz anderen Erscheinung, nämlich fehlerhafter Assoziation durch das ungeübte Ohr, beruhen.

des menschlichen Geistes im Einklang. In unserer täglichen Erfahrung gibt es keine identischen Sinneswahrnehmungen oder Gefühle. Sie sind verschieden je nach ihrer Intensität oder Qualität. Trotzdem werden sie im sprachlichen Ausdrucke nach ihrer Ähnlichkeit zu größeren oder kleineren Gruppen zusammengefaßt, deren Abgrenzung sich nach den verschiedenartigsten Prinzipien vollzieht. Trotz aller Verschiedenheiten gestaltet sich unsere Erfahrung so, daß gewisse gemeinsame Elemente mit besonderer Stärke gefühlt werden, und demnach die Erfahrungen als verwandt oder, falls eine genügende Anzahl von Merkmalen ihnen gemein ist, sogar als identisch bezeichnet werden. Die beschränkte Zahl von Lautgruppen, welche zur Wiedergabe verschiedener Ideen gebraucht wird, ist daher ein Ausdruck der psychologischen Tatsache, daß viele einzelne und verschiedenartige Erfahrungen uns als Repräsentanten derselben Kategorie erscheinen.

In gewissem Sinne läßt sich diese Eigentümlichkeit des Denkens und der Sprache mit der Beschränkung der Gesamtzahl der Artikulationsbewegungen vergleichen, die durch Auswahl einer begrenzten Anzahl von gewohnheitsmäßigen Bewegungen hervorgebracht wird. Wenn alle Begriffe und alle ihre Varianten sprachlich durch ganz verschiedenartige, nicht mit einander verwandte Lautgruppen oder Wortstämme ausgedrückt würden, entstünde eine Sprache, in der die Beziehungen zwischen nahe verwandten Ideen nicht durch eine entsprechende Ähnlichkeit der Lautsymbole angedeutet würden, und in der eine ungeheuer große Zahl von Stämmen zum Gedankenausdruck erforderlich wäre. In solchem Falle würde die Assoziation zwischen einer Idee und dem sie ausdrückenden Wortstamme nicht fest genug werden, um irgend wann ohne Nachdenken automatisch verfügbar zu sein. Ebenso wie der automatisch schnelle Gebrauch der Artikulation die Bewegungen auf relativ wenige Artikulationen und Artikulationsgruppen beschränkt und unzählige andere, die an sich möglich waren, ausgemerzt hat, so hat der ständige Gebrauch die unendliche Menge der Ideen durch Klassifikation auf eine geringere Zahl reduziert, die nun automatisch gebraucht werden können.

Das Verhalten der Kulturarmen zeigt aufs deutlichste, daß solche sprachlichen Klassifikationen nie ins Bewußtsein treten, daß ihr Ursprung daher auf keine Weise aus verstandesgemäßer Überlegung, sondern aus gänzlich unbewußten Quellen entspringt. Sie müssen aus einer bestimmten Anordnung der Sinneswahrnehmungen und der Begriffe entstehen, die in keiner Weise willkürlich ist, und in jedem Einzelfalle von anderen psychologischen Bedingungen bestimmt wird.

Nun brauchen nicht alle derartigen Klassifikationen zum sprachlichen Ausdruck zu kommen. Es ist vielmehr eine viel allgemeinere Eigentümlichkeit des Geisteslebens, daß alle Einzelerfahrungen ihrer Ähnlichkeit nach in Gruppen geordnet erscheinen, daß es aber wenig gemeinsames in den Gesichtspunkten gibt, nach denen Ähnlichkeit und Unähnlichkeit bestimmt werden. Es ist daher für das Verständnis der Denkprozesse wichtig zu untersuchen, nach welchen Kategorien auf verschiedenen Kulturstufen die Erscheinungen zusammengefaßt werden. Unterschiede dieser Art sind schon leicht im Gebiete einfacher Sinneswahrnehmungen zu entdecken. So hat sich ergeben, daß die Völker Farben ihrer Ähnlichkeit nach ganz verschieden gruppieren, ohne daß diese Verschiedenheit irgendwo auf Unterschieden der Wahrnehmungsempfindlichkeit beruht. Was wir grün und blau nennen, wird oft unter einem Ausdruck vereinigt, wie etwa „gallenfarbig“, oder gelb und grün fallen in den Begriff „Junge-Blätter-Farbe“ zusammen. Im Verlaufe der Zeit haben wir allmählich durch neue Farbennamen Schattierungen unterschieden, die früher, wie auch heute noch zum Teil im gewöhnlichen Sprachgebrauche zusammengeworfen werden. Die Wichtigkeit der Tatsache, daß diese Farbennamen im Sprechen und Denken den Sinneseindruck verschiedener Gruppen von Farben hervorrufen, ist nicht hoch genug anzuschlagen.

Bei anderen Sinnen ist die Verschiedenartigkeit der Gruppierung nicht so leicht zum Ausdruck zu bringen, weil die Begriffe selbst verschwommener sind als beim Gesichtssinn; doch brauche ich nur an Worte wie „süß“ und „bitter“ zu erinnern, um uns die Verschiedenartigkeit der Begriffe vor Augen zu führen. Für den einen umschließt das Wort „süß“ den Geschmack ranzigen Öls, für den anderen nur den starker Zuckerlösungen; der eine nennt „bitter“, was dem anderen angenehmer Wohlgeschmack ist. Hier also ist sowohl die begriffliche wie die gefühlsmäßige Gruppierung gleichartiger Sinnesreize ganz verschieden.

Ein anderes Beispiel, das die Verschiedenartigkeit der Klassifikationen klar vor Augen führt, bieten die Verwandtschaftssysteme. Hier liegt eine solche Fülle verschiedenartigster Auffassungen vor, daß es kaum möglich ist, den begrifflichen Inhalt einer Verwandtschaftsbezeichnung aus einem System in ein anderes zu übersetzen. So wird bisweilen eine Bezeichnung für die Mutter und alle ihre Schwestern gebraucht, oder gar für die Mutter und alle ihre weitläufig verwandten Kusinen, so weit sie in weiblicher Linie der gleichen Ahnin entstammen; so kann unser Begriff „Bruder“ in einem anderen Systeme durch zwei verschiedene für ältere und jüngere Brüder ersetzt werden; oder „Vetter“ nur die Bezeichnung sein, welche die Söhne eines Mannes auf die Söhne seiner Schwester anwenden. Auch hier ist es wohl klar, daß die Gruppierungen nicht absichtlich gebildet sein können, sondern entweder unbewußt durch die Sitte hervorgerufen sind, oder auch ihrerseits geholfen haben, die sozialen Beziehungen zwischen den Familiengliedern zu bestimmen, und daß ihre Bedeutung, wenn überhaupt, so doch erst nachträglich ins Bewußtsein tritt.

Ähnliche Beispiele können aus anderen Gebieten des Sprachschatzes beigebracht werden. So bezeichnen wir „Wasser“ je nach der Form, in der es auftritt, durch ganz verschiedene Ausdrücke. Eine ausgedehnte, stillstehende Wassermasse nennen wir „See“, laufendes Wasser, je nach der Quantität, „Strom“, „Fluß“ oder „Bach“; wieder andere Namen bezeichnen Wasser als „Regen“, „Tau“, „Welle“ oder „Schaum“. Es ist sehr wohl denkbar, daß all diese Begriffe, die auf Deutsch durch von einander unabhängige Worte bezeichnet werden, in einer anderen Sprache als Ableitungen von demselben Wortstamm erscheinen könnten. Ein Beispiel derartiger Verschiedenheiten der Klassifikationsprinzipien geben die Eskimowörter, die

„Schnee" bezeichnen. Ein Wort bedeutet „liegenden Schnee", ein ganz anderes „fallenden Schnee", ein drittes „Schneetreiben", ein viertes „Schneebank". In derselben Sprache wird der Begriff „Seehund" durch viele verschiedene Worte ausgedrückt. Außer der allgemeinen Bezeichnung und den Speziesnamen gibt es Worte, die den „sich sonnenden Seehund", „den Seehund auf einer Eisscholle" bezeichnen, so noch viele Ausdrücke, die den Seehund je nach Alter und Geschlecht bezeichnen und unseren entsprechenden Ausdrücken für Rindvieh und Pferd je nach Alter und Geschlecht entsprechen.

Als ein Beispiel, daß Ideen, die wir durch verschiedene Worte bezeichnen, in fremden Sprachen unter einen Begriff gebracht werden, wähle ich einige Verben des Dakota, das von den Indianern am oberen Mississippi gesprochen wird. Die Ausdrücke „mit Füßen treten", „zusammenbinden", „beißen", „nahe sein", „zerstampfen" werden alle von einem gemeinsamen Stamme „greifen" abgeleitet, der sie zu einer Gruppe vereint, während wir ganz verschiedenartige Stämme für diese Begriffe benutzen.

Es ist wohl klar, daß die Auswahl der Ideen, die durch einfache Worte bezeichnet werden, von den Interessen eines Volkes abhängt; und daß ein Phänomen, das in seinen verschiedenen Phasen für das Leben des Volkes große und verschiedenartige Wichtigkeit hat, auch verschiedene Namen für jede dieser Phasen erhält, während in anderen Fällen ein allgemeiner Ausdruck genügen wird.

Was wir hier an dem Beispiele von konkreten Begriffen und von einigen Tätigkeitsworten erläutert haben, läßt sich auch auf andere Weise aus Beobachtungen belegen, die loser mit sprachlichen Erscheinungen zusammenhängen. So finden wir manchmal Begriffe, die wir als Eigenschaften bezeichnen, als unabhängige Wesenheiten aufgefaßt. Der bestbekannte derartige Fall ist der des Begriffes „Krankheit". Während wir die Krankheit als einen Zustand des Organismus betrachten, wurde sie früher als ein Gegenstand, der in den Körper eindringt und wieder entfernt werden kann, aufgefaßt. Dieses wird durch die vielen Fälle belegt, in denen Krankheiten durch Saugen oder andere Manipulationen aus dem Körper entfernt werden; durch den Glauben, daß man eine Krankheit, — nicht etwa einen Krankheitserreger, — in den menschlichen Körper hineinwerfen, oder auch in einen Baum einsperren und so ihre Wiederkehr verhüten kann. Andere Eigenschaften werden ebenso behandelt. Erschöpfung, Hunger und ähnliche körperliche Zustände werden manchmal als Dinge aufgefaßt, die den Körper beeinflussen. Sogar das Leben selbst mag sich in der Form eines körperhaften Dinges darstellen, das sich vom Körper trennen kann; die Leuchtkraft der Sonne als ein Etwas, das die Sonne selbst anziehen und ablegen kann. Oft spiegeln sich auch diese Auffassungen in der Form des sprachlichen Ausdrucks.

Natürlich würde hier die sprachliche Form allein nicht einen streng bindenden Beweis für die herrschende Auffassung geben, denn auch wir können sagen, daß der Mensch Hunger hat, daß eine Krankheit im Körper sitzt, daß Zorn uns übermannt, und daß das Leben den Körper verläßt. Wenn aber bei uns auch all dieses nichts als eine Ausdrucksform ist, so wissen wir doch, daß diese sprachliche Auffassung bei den Kulturarmen lebendig ist und sich auf die verschiedenste Weise im Glauben und Handeln ausdrückt.

Eine eigenartige Klassifikation der Sinneseindrücke dürfte auch der anthropomorphen Auffassung der Natur bei den kulturarmen Völkern zugrunde liegen. Es steht zu vermuten, daß die Analogie zwischen der Bewegungsfähigkeit des Menschen und der Tiere, sowie mancher lebloser Gegenstände dazu geführt hat, diese Gruppen unter derselben Kategorie zusammenzufassen, was zur notwendigen Folge hat, daß der gesamten sich bewegenden Welt menschliche Motive untergeschoben werden. In ihrem Ursprunge dürften die auf dieser Anschauung beruhenden religiösen Ideen ebensowenig auf intellektuelle Vorgänge zurückgehen, wie die sprachlichen Kategorien. Während aber der Gebrauch der Sprache so automatisch ist, daß sich vor der Entstehung der Sprachwissenschaft nie eine Gelegenheit ergibt, bei der die grundlegenden Ideen ins Bewußtsein treten, geschieht dies im Bereich der Religion sehr häufig; und der äußere Eindruck auf uns ist deshalb ein anderer.

Wir müssen hier noch einmal auf die Tatsache zurückgreifen, daß Klassifikationen sich in allen Sprachen finden müssen, und daß die unbegrenzte Zahl der Erfahrungen durch eine beschränkte Anzahl von Wortstämmen ausgedrückt werden. Dieses bringt es mit sich, daß die besondere Form der Einzelerfahrung, wenn sie überhaupt zum Ausdruck kommen soll, auf Wortstämme zurückgeführt und durch Kombination oder Modifikation derselben ausgedrückt werden muß. Daher muß jede Sprache formale Elemente enthalten, welche dazu dienen, die Art und Weise anzugeben, in der Wortstämme zu einander in Beziehung treten oder in der ihre Bedeutung durch Modifikationen geändert wird. Wenn man jede Idee durch einen einzigen Stamm ausdrücken könnte, wären formlose Sprachen möglich. Da aber Begriffe immer in einer beschränkten Anzahl von Begriffsgruppen zusammengefaßt werden, ist der Ausdruck der Beziehungen zwischen den Gruppen ein wichtiger Teil der Sprache; und er wird um so mannigfaltiger sein, je kleiner die Zahl der Wortstämme ist, die einfache Ideen ausdrücken. In Sprachen, die ein sehr großes, festes Vokabular besitzen, kann die Zahl der formalen Elemente sehr klein werden. Sie können übrigens auch dazu dienen, die breiteren Kategorien, denen Begriffe zugezählt werden, zum Ausdruck zu bringen.

Ich will auf einige solcher formalen Elemente hinweisen, die uns aus europäischen Sprachen nicht geläufig sind. Bekanntlich klassifizieren die meisten indogermanischen Sprachen Gegenstände nach dem Geschlecht und dehnen den Geschlechtsbegriff auch auf leblose Gegenstände aus. Außerdem besteht noch eine grammatisch nicht ausgedrückte, aber nichtsdestoweniger deutliche Klassifikation der Gegenstände ihrer Form nach, die sich besonders im Gebrauche der Verben ausdrückt die Existenz bezeichnen. So „stehen" Häuser, „läuft" das Wasser, „liegt" ein Ort, „sitzt" ein Insekt. In vielen Sprachen ist diese Klassifikation von Gegenständen ihrer Form nach als lang, flach, rund, aufrecht, sich bewegend, das grammatische Grundprinzip, nach dem Objekte aufgefaßt werden; oder die Klassen können lebend und leblos, oder männlich und nicht-männlich, oder zum Stamm gehörig oder nicht zum Stamm gehörig unterscheiden. Sie können auch ganz fehlen.

Vielleicht noch auffallender ist die Verschiedenartigkeit der Klassifikationsprinzipien beim Verbum. Viele Sprachen, wie auch die unsere, bezeichnen allgemeine Bewegungsklassen und bestimmen die Richtung der Bewegung durch spezielle mehr oder weniger formale Elemente: wie auf, ab, aus, ein usw. In anderen Sprachen fehlt diese Möglichkeit ganz, und die Begriffe „Hineingehen", „Hinausgehen" müssen durch ganz verschiedene Worte ausgedrückt werden. Dagegen findet sich oft die Idee des zu einer Handlung gebrauchten Hilfsmittels durch mehr oder weniger formale Elemente ausgedrückt. Treten, schlagen, beißen, schneiden, stechen sind dann als eine Handlung aufgefaßt, die dadurch variiert wird, daß sie mit den Füßen, Händen, Zähnen, einem scharfen oder spitzen Gegenstande ausgeführt wird. So kann auch das Ziel, oder die in der Luft, im Wasser, auf der Erde, oder die geradlinig, zickzacklinig oder kreisförmig ausgeführte Bewegung durch Formelemente ausgedrückt werden; oder die in unseren Konjunktionen enthaltenen Denkformen können zu einer großen Vielheit der Modalformen führen. Man wird sofort einsehen, daß diese Eigentümlichkeiten des Sprechens auch den Wortschatz beeinflussen müssen, und daß es keine Äquivalenz von Wortstämmen in verschieden gebauten Sprachen gibt.

Die uralten Klassifikationen und Formen haben sich in den Sprachen der Gegenwart erhalten und üben unzweifelhaft einen Einfluß auf das menschliche Denken aus. Wir müssen daher auch auf diesen Zusammenhang eingehen und zu verstehen suchen, ob die Sprachen den Fortschritt zu klaren Denkformen verhindern können.

Es wird behauptet, daß die Genauigkeit und Klarheit des Denkens zum großen Teil durch die Sprache bestimmt werde. Man sagt, die Leichtigkeit, in einer modernen europäischen Sprache allgemeine Abstraktionen durch ein Wort auszudrücken, und die Möglichkeit, Verallgemeinerungen in einem einfachen Satze auszusprechen, seien die

Grundbedingungen für die Klarheit unserer Begriffe, für die logische Schärfe unseres Denkens und für die Genauigkeit, mit der Nebensächliches von Wesentlichem getrennt wird. Scheinbar spricht vieles für eine solche Anschauung. Wenn man etwa eine europäische Sprache mit einer oder der anderen Indianersprache vergleicht, die recht konkret in ihrer Ausdrucksform ist, ergibt sich ein auffallender Unterschied. Während wir sagen „Das Auge ist das Gesichtsorgan", kann der Indianer vielleicht nicht den allgemeinen Ausdruck „Auge" bilden, sondern muß mit Bestimmtheit sagen, ob das Auge eines Menschen oder eines Tieres gemeint ist, oder auch auf welches Auge er sich bezieht, so daß die Ortsbeziehung im demonstrativen Sinne für ihn unumgänglich nötig erscheint: mithin muß er etwa sagen „dieses Menschenauge hier". Ebensowenig kann er vielleicht den allgemeinen Begriff „Organ" durch ein Wort ausdrücken, sondern muß den spezifischeren Ausdruck „Mittel zum Sehen" gebrauchen, so daß der ganze Satz folgende Form annimmt: „Eines unbestimmten Menschen Auge ist sein Mittel zum Sehen". In dieser spezifischen Ausdrucksform ist aber trotzdem die allgemeinere Aussage deutlich enthalten. Es ist sehr fraglich, inwieweit die Ausbildung solcher spezifischer grammatischen Formen, deren Anwendung idiomatisch nötig ist, als ein Hindernis für die Bildung allgemeiner Gedanken aufgefaßt werden darf. Es ist viel wahrscheinlicher, daß die Armut an diesen Formen darauf beruht, daß sie im Leben der Naturvölker nicht nötig sind. Bei ihren Lebensverhältnissen dürften Unterhaltungen über abstrakte Begriffe kaum vorkommen. Die Interessen sind auf die Beschäftigungen und Ereignisse des äußeren und inneren täglichen Lebens gerichtet; und wenn philosophische Probleme berührt werden, erscheinen sie entweder in bezug auf bestimmte Individuen oder in der mehr oder weniger anthropomorphen Gestalt religiöser Ideen. Unterhaltungen über Eigenschaften ohne Bezug auf den Gegenstand, dem sie angehören, oder über Tätigkeiten oder Zustände ohne Bezug auf ein bestimmtes Subjekt, kommen wohl kaum vor. Der Indianer z. B. spricht nicht von „Güte", wohl aber von der Güte einer Person. Er redet nicht von „Glückseligkeit“, wohl aber von der Glückseligkeit des Menschen. Er bezieht sich nicht auf die Fähigkeit zu sehen, ohne das Individuum zu bezeichnen, das diese Tätigkeit besitzt. Aus diesem Grunde findet man in Sprachen, die den Besitz durch lautliche Elemente ausdrücken, die dem Substantivum angefügt werden, abstrakte Ausdrücke immer mit besitzanzeigenden Fürworten verbunden. Es ist aber leicht denkbar, daß ein philosophisch gebildeter Indianer die zugrunde liegenden Nominalstämme von den Possessivelementen loslösen und so abstrakte Formen bilden würde, die genau denen der modernen europäischen Sprachen entsprechen würden. Ich habe diesen Versuch mit einer der Sprachen der Vancouver-Insel, dem Kwakiutl, gemacht, einer Sprache, in der kein abstrakter Ausdruck ohne ein Possessivpronomen gebraucht wird. Nach einiger Zeit fand ich es nicht schwer, die abstrakte Idee bei dem Indianer zu entwickeln, der schließlich zugab, daß das Wort ohne Possessivpronomen einen verständlichen Sinn hat, obwohl es idiomatisch nie benutzt wird. Auf diese Weise konnte ich Worte wie „Mitleid“ und „Liebe“ isolieren, die gewöhnlich nur in Possessivformen, wie „mein Mitleid mit Dir“, oder „seine Liebe für ihn“, vorkommen. Die Richtigkeit dieser Anschauung läßt sich auch in Sprachen nachweisen, in denen die Possessivpronomina als selbständige Wörter vorkommen, wie z. B. bei den Sprachen der Siouxstämme. In allen solchen Fällen sind rein abstrakte Substantive häufig.

Es läßt sich auch zeigen, daß andere grammatische Elemente, die einen Wortstamm genau bestimmen, und die so charakteristisch für viele amerikanische Sprachen sind, ausgelassen werden können, wenn aus irgend einem Grunde eine verallgemeinerte Wortform verlangt wird. Im Kwakiutl wird das Wort „sitzen“ fast immer mit einem untrennbaren Suffix ausgedrückt, das den Platz bestimmt, wo man sitzt, wie „auf dem Boden“, „auf einem runden Gegenstande“, „am Ufer“ usw. Soll aber der Begriff des Sitzens bestimmt werden ohne Bezug auf irgend eine Örtlichkeit, so kann man ein Wort bilden, das etwa bedeutet „sich in Sitzstellung befinden". In diesem Falle gibt es also Mittel, den allgemeinen Ausdruck zu bilden, aber die Gelegenheit für seine Anwendung bietet sich selten, vielleicht nie. Ich glaube, diese Beobachtungen über einige amerikanische Sprachen ließen sich überall wiederholen. Daß allgemeine Ausdrucksformen nicht gebraucht werden, beweist nicht, daß das Volk nicht imstande ist, sie zu bilden; es beweist nur, daß der Kulturzustand so beschaffen ist, daß sie nicht nötig sind. Die Struktur der Sprache ist so beschaffen, daß sie entstehen, sobald der Mensch ihrer bedarf.

In unseren europäischen Sprachen fehlt es nicht an entsprechenden Beispielen. Während viele amerikanische Sprachen Schwierigkeiten haben, ihr Prädikat von örtlicher Bestimmtheit zu befreien, leiden wir an der Schwierigkeit, zeitliche Bestimmungen zu überwinden. Vom grammatischen Standpunkte aus ist ein Prädikat im Deutschen ohne Zeitbestimmung unmöglich, und nur dadurch, daß wir dem Präsens eine erweiterte Bedeutung beilegen, lassen wir es Vergangenheit, Gegenwart und Zukunft umschließen, d. h. eine für alle Zeit gültige Aussage bilden. Nur in diesem Sinne ist der Satz „die Fliege ist ein Insekt" allgemein gültig. Der grammatischen Form nach würden wir das Recht haben zu sagen, daß das Deutsche keine zeitlose grammatische Form hat und daher nicht verallgemeinern kann. Wie bei uns die Zeit, können anderswo Ort, Besitz usw. je nach Bedarf verallgemeinert werden.

Der hier entwickelte Gesichtspunkt wird ferner durch die Formen der Zahlsysteme primitiver Sprachen bestätigt. Es ist bekannt, daß es Sprachen gibt, in denen es nur Zahlenausdrücke für eins und zwei, oder für eins, zwei und drei gibt. Man hat hieraus schließen wollen, daß die Menschen, welche diese Sprachen sprechen, die höheren Zahlen entsprechenden Begriffe nicht bilden können. Ich glaube, dies ist nicht richtig. Stämme wie die südamerikanischen Indianer, bei denen diese unentwickelten Zahlsysteme gefunden werden, oder wie die Eskimo, deren altes Zahlsystem nur bis Zehn reicht, brauchen wahrscheinlich keine hohen Zahlausdrücke, weil sie nicht viel zählen. Kommen solche Völker in Berührung mit der Zivilisation und bekommen sie Wertmesser, die durch Zahlen ausgedrückt werden müssen, so nehmen sie mit Leichtigkeit höhere Zahlen aus fremden Sprachen an und entwickeln ein vollständigeres Zahlensystem. Das soll natürlich nicht heißen, daß jedes einzelne Individuum, das in seinem Leben keine höheren Zahlen gebraucht hat, nun sofort ein höheres Zahlensystem benutzen würde; der Stamm, als Ganzes betrachtet, scheint aber immer imstande zu sein, sich der Notwendigkeit des Zählens anzupassen. Man muß hierbei bedenken, daß das Zählen nicht nötig wird, bis Gegenstände in so allgemeiner Form betrachtet werden, daß ihre Individualität ganz vernachlässigt wird. Deshalb kommt es vor, daß der Besitzer einer Herde von Haustieren jedes einzelne bei Namen und dem Aussehen nach kennt, ohne je daran zu denken, sie zu zählen. Mitglieder eines Kriegszuges mögen einander kennen und alle Teilnehmer namentlich aufzählen können, ohne daran zu denken, sie zu zählen. Kurz und gut, es ist nicht zu beweisen, daß die Abwesenheit von Zahlausdrücken es verhindert, daß die Begriffe höherer Zahlgruppen gebildet werden, wenn das tägliche Leben sie erforderlich macht.

Um uns ein richtiges Urteil darüber zu bilden, inwieweit die Sprache die Denkentwicklung beherrscht, sollten wir uns dann erinnern, daß die modernen Sprachen stark durch das abstrakte Denken von Gelehrten beeinflußt sind. Ausdrücke wie „Existenz“, „Ideal“, „Realität“, die jetzt im allgemeinen Gebrauch sind, sind ursprünglich künstlich gebildet, um das Resultat abstrakten Denkens auszudrücken. Sie entsprechen daher den vorher erwähnten künstlichen, nicht idiomatischen Ausdrücken, die in Sprachen von Naturvölkern gebildet werden können.

Wir dürfen daher wohl schließen, daß die Form der Sprache die Bildung allgemeiner Begriffe nicht wesentlich hindert, und daß vermutlich die Sprache allein die Denktätigkeit eines Volkes nicht einschränken kann, wenn sein allgemeiner Kulturzustand einen Fortschritt im klaren Denken erfordert; daß vielmehr in solchem Falle die Sprache eher von der Kultur umgemodelt werden würde. Deshalb ist es mir nicht wahrscheinlich, daß es eine direkte

Beziehung zwischen Sprache und Kultur gibt, außer insofern, als die Sprache von der Kultur beeinflußt wird, nicht aber insofern, als die Kultur durch den grammatischen Bau der Sprache bestimmt wird.

Ist nun die Grundlage allen Denkens das Bewußtwerden der Kategorien, in welchen unsere Erfahrung aufgenommen wird, so besteht ein Hauptunterschied zwischen dem Geistesleben des Kulturarmen und der Kulturvölker darin, daß es uns gelungen ist, durch vernunftgemäßes Denken aus plumpen, unwillkürlich entstandenen Klassifikationen bessere Systeme unseres gesamten Wissens zu entwickeln, einen Schritt, den die Kulturarmen nicht gemacht haben.

Der erste Eindruck, den man aus der Bekanntschaft mit dem Denken der Kulturarmen gewinnt, ist der, daß ihre Sinneswahrnehmung hochentwickelt, ihre logische Deutung der Wahrnehmungen aber höchst mangelhaft ist. Es läßt sich nun zeigen, daß die Ursache hierfür keineswegs in der Geistesart der Kulturarmen beruht, sondern vielmehr eine Folge der eigentümlichen überlieferten Ideen ist, durch deren Vermittelung ein jeder neuer Sinneseindruck gedeutet wird; mit anderen Worten, daß die überlieferten Ideen, mit denen sich eine neue Erfahrung assoziiert, auch die Form der Schlußfolgerung bestimmen.

Auch in unserer eigenen Gesellschaft werden eine Menge Beobachtungen und Gedanken dem Kinde überliefert. Viele dieser Gedanken sind das Ergebnis sorgfältiger Beobachtung und scharfen Denkens unserer eigenen Generation und unserer Ahnen; dem einzelnen werden sie aber nicht viel anders als Volksüberlieferung übermittelt. Das Kind assoziiert seine eigenen Beobachtungen mit der ganzen Masse dieser Überlieferung und deutet sie dadurch. Es ist also ein Irrtum zu glauben, daß der von jedem einzelnen von uns vollzogene Denkprozeß eine vollständige logische Gedankenfolge darstellt. Eine neue Beobachtung assoziiert sich mit schon bekannten Tatsachen, deren Deutung durch Überlieferung als bekannt angenommen wird, und wir begnügen uns für gewöhnlich mit ihrer Rückführung auf ältere bekannte Tatsachen. Wenn z. B. der Durchschnittsmensch sieht, daß eine vorher unbekannte chemische Verbindung explodiert, so begnügt er sich damit zu denken, daß manche chemischen Verbindungen bei geeigneten Bedingungen explodieren, daß daher die neue Substanz dieselbe Eigenschaft hat. Im ganzen würde er kaum den Gedankengang weiter fortführen und wirklich versuchen, die Ursachen der Explosion zu verstehen. So muß auch heute in der Anschauung des Laien jede unbekannte Seuche von unbekannten Kleinorganismen hervorgerufen sein, wie sie früher von Miasmen erzeugt sein mußte; so muß alles Seiende in das Schema der Entwicklungstheorie hineingepaßt werden.

Der Unterschied in der Denkweise der Kulturarmen und der hoch Zivilisierten scheint nun ganz wesentlich in der Art der überlieferten Ideen zu beruhen, mit denen neue Wahrnehmungen sich assoziieren. Die Unterweisungen, die das Kind der Kulturarmen erhält, gründen sich nicht auf jahrhundertelange Forschung, sondern auf die rohe Erfahrung von Generationen. Wenn daher der Kulturarme eine neue Erfahrung macht, so führt der Prozeß der Assoziation, den wir bei uns beobachten können, zu einer Verschmelzung mit ganz anders gearteten Ideen und daher auch zu einer ganz anders gearteten Erklärung. Eine plötzliche Explosion wird sich in seinen Gedanken vielleicht mit mythischen Vorstellungen über den Ursprung der Welt verschmelzen und daher von Furcht vor dem Übernatürlichen begleitet sein. Die unbekannte Seuche wird vielleicht alte Ideen von Heimsuchungen von unsichtbaren Geistern ans Tageslicht fördern; und alles Seiende muß durch Umgestaltung während der mythischen Vorzeit oder durch Schöpfung ins Leben getreten sein.

Erkennen wir einmal, daß weder bei Kulturvölkern noch bei Kulturarmen der Durchschnittsmensch den Versuch der kausalen Erklärung von Erscheinungen bis zu Ende führt, sondern nur so weit, bis er sich mit anderen schon bekannten Erfahrungen verschmilzt, so sehen wir auch ein, daß das Resultat ganz von den Eigentümlichkeiten der Überlieferung abhängt. Hierin liegt die große Bedeutsamkeit der Volksüberlieferung für die Bestimmung der Form der Volksvorstellungen. Hierin liegt auch die grundlegende

Bedeutung herrschender religiöser und philosophischer Anschauung auf die Volksmassen, und der Einfluß herrschender wissenschaftlicher Theorien auf den Charakter wissenschaftlicher Arbeit.

Es würde vergebliches Mühen sein, wenn wir versuchten, die Entwicklung moderner Wissenschaft zu verstehen ohne ein Verständnis für die Entwicklung moderner Philosophie; wenn wir die Geschichte mittelalterlicher Wissenschaft erfassen wollten ohne Einblick in die mittelalterliche Theologie; und ebenso würden wir vergeblich versuchen die Weltanschauung der Kulturarmen zu begreifen ohne eine Kenntnis ihrer mythologischen Vorstellungen. In diesem Sinne sind Mythologie, Theologie und Philosophie verschiedene Namen für die Einflüsse, welche dem menschlichen Denken über die Ursachen der Erscheinungen Richtung geben und so den Charakter seiner Versuche, die Naturerscheinungen zu erklären, bestimmen. Der Kulturarme, dem gelehrt wird die Gestirne als belebt anzusehen, der in jedem Tier ein übermächtiges Wesen erkennt, für den Berge, Bäume, und Steine mit Lebenskraft begabt sind, wird auf Erklärungen der Natur kommen, die durchaus verschieden von den uns gewohnten sind, da wir unsere Schlüsse doch auf gewissen physikalischen Grundanschauungen aufbauen. Sollten wir einmal gezwungen werden, diese fallen zu lassen und neue Grundanschauungen an ihre Stelle zu setzen, so würde auch unsere gesamte Naturanschauung ein anderes Gesicht annehmen.

Bei wissenschaftlichen Untersuchungen sollten wir uns immer darüber klar sein, daß stets eine Anzahl von Hypothesen und Theorien in unsere Betrachtungsweise eingehen, und daß wir fast nie bei der Analyse eines gegebenen Problems auch nur den Versuch machen, die Gedankenreihe bis zu Ende zu denken. Täten wir dieses, so wäre ja auch aller extensive Fortschritt des Wissens so gut wie ausgeschlossen, da eine jede Naturerscheinung unendlich viel Zeit zur Durcharbeitung erfordern würde. Wir sind aber zu sehr geneigt, die allgemeinen und für die meisten rein traditionellen Grundlagen zu vergessen, die unserem Denken zugrunde liegen, und die Resultate unseres Denkens für absolute

Wahrheit auszugeben. Hierin begehen wir denselben Fehler, den die weniger hoch Zivilisierten so wie die Kulturarmen immer begehen und begangen haben. Sie sind in ihrem Denken leichter zufriedengestellt als wir; aber sie nehmen doch auch nur das überlieferte Wissen als wahr an und geben dann die durch Schlüsse daraus erhaltenen Resultate für absolute Wahrheiten aus. Es liegt auf der Hand, daß je weniger überlieferte Elemente in unseren Gedankengang eintreten, und je deutlicher wir uns den hypothetischen Charakter vieler Grundgedanken klar machen, desto logischer unsere Schlußfolgerungen sein werden. Bei fortschreitender Kultur entwickelt sich eine ausgesprochene Tendenz dahin überlieferte Elemente auszumerzen, und einen klaren Einblick in die hypothetischen Grundlagen unseres Denkens zu gewinnen. Es ist daher nicht zu verwundern, daß mit fortschreitender Kultur das Denken immer logischer wird, nicht weil die Individuen logischer denken, sondern weil das überlieferte Material im Laufe von Generationen durch das Denken vieler allmählich von Irrtümern befreit wird. Bei den Kulturarmen wird das überlieferte Wissen nur von sehr wenigen Individuen angezweifelt und geprüft, mit fortschreitender Zivilisation aber vergrößert sich, wie wir schon gesehen haben, die Zahl der Denker, durch deren Einfluß das überlieferte Material umgestaltet und schließlich geläutert wird.

Die Beziehungen zwischen Angehörigen verschiedener Volksgruppen mögen diesen Vorgang erläutern. Sie beweisen gleichzeitig die Langsamkeit mit welcher er sich vollzieht. Es gibt kulturarme Horden, bei denen jeder nicht stammesangehörige Fremde als Feind gilt, der unschädlich gemacht, wenn möglich getötet werden muß. Diese Anschauung gründet sich auf die Idee der gesellschaftlichen Absonderung der Horde von ihrer Umwelt, der sie als etwas Verschiedenes gegenübersteht, und aus dem Streben aller Mitglieder der Horde, sich gegen die feindliche Außenwelt zu schirmen. Jeder Mensch, der nicht ein Mitglied der Horde ist, wird daher als ein Mitglied der Außenwelt, als ein spezifisch verschiedenes Wesen aufgefaßt und dementsprechend behandelt. Von dieser Auffassung ausgehend läßt sich bei fortschreitender Kultur die allgemeine Erweiterung des Gemeinschaftsbewußtseins verfolgen. Das Gefühl der Zusammengehörigkeit der Horde entwickelt sich zum Gefühl der Einheit des Stammes, zur Erkenntnis der Gleichartigkeit der Bewohner eines größeren Gebietes und endlich zum Nationalitätsbewußtsein. Dieses scheint die Grenze zu bilden, bis zu der wir in der Entwicklung des Begriffes menschlicher Zusammengehörigkeit gelangt sind. Analysiert man das Nationalitätsbewußtsein, das in unserer Zeit so mächtig geworden ist und das allmählich die Interessengemeinschaft kleiner Landschaften überwuchert hat, so erkennt man leicht, daß seine Grundlage gewisse wirkliche oder angenommene spezifische Eigentümlichkeiten der Nation sind, der wir angehören, und denen die höchsten Werte zugeschrieben werden, — im Körperbau, in der Sprache, den Sitten und Überlieferungen, sowie der Glaube, daß alle äußeren Einflüsse, die diese Eigenheiten bedrohen können, feindlich sind und bekämpft werden müssen; nicht nur um dem berechtigten Wunsche nach Erhaltung der eigenen Art genug zu tun, sondern auch um ihr Geltungsbereich auszudehnen. Das Nationalitätsgefühl, wie wir es hier ausgedrückt haben, und das Zusammengehörigkeitsgefühl der Horde sind von gleicher Art, nur durch die allmähliche Erweiterung der Idee der Gemeinschaft und durch Milderung der Sitten in ihren Äußerungen verändert; aber der ethische Gesichtspunkt, der es gegenwärtig als recht erscheinen läßt, das Wohlergehen einer Nation auf Kosten der Menschheit zu fördern, und die Neigung, die Eigenart unseres Volkes als absolut höher — nicht als uns lieber — anzuschlagen, als die aller anderen Völker, ist dem Gefühle gleichzusetzen, das den Kulturarmen veranlaßt, in jedem Fremden einen Feind zu sehen und nicht zu ruhen, bis er aus dem Wege geschafft ist. Es ist ja einigermaßen schwierig für uns zu erkennen, daß der Wert, den wir unserer Zivilisation beilegen, nur darin begründet ist, daß wir selbst in dieser Zivilsation leben, und daß sie unsere Handlungen von der Wiege an beherrscht hat. Es ist aber gewiß denkbar, daß es andere gleichwertige Kulturen gibt, die vielleicht andere Überlieferungsformen und ein anderes Verhältnis von gefühls-

und verstandesmäßigen Elemente voraussetzen, aber darum an Wert der unseren nicht nachstehen; freilich wird es uns schwer, diesen Wert zu würdigen, da die Grundelemente uns fremd anmuten. So gibt uns die ethnologische Betrachtung eine allgemeinere Grundlage für die Bewertung menschlicher Tätigkeiten, und damit eine größere Willigkeit, die Verdienste fremder Kulturformen anzuerkennen, als heutzutage im allgemeinen beliebt ist.

X. Die gefühlsmäßigen Assoziationen bei den Kulturarmen.

Nachdem wir gesehen haben, daß eine große Anzahl überlieferungsmäßiger Grundbestandteile in der Denkweise des Kulturarmen sowohl wie des Kulturmenschen enthalten sind, sind wir besser vorbereitet, gewisse Einzelzüge im Denken beider zu verstehen.

Ein Merkmal im Geistesleben der Kulturarmen, das früh die Aufmerksamkeit von Forschern auf sich gezogen hat, ist das Vorkommen enger Assoziationen zwischen Tätigkeiten, die uns als nicht zusammengehörig erscheinen. Religion und Wissenschaft, Mode und Moral, Musik, Tanz und Dichtkunst finden sich dort in unlösbarer Verschlingung. Wir können diese allgemeine Beobachtung auch so ausdrücken: die Kulturarmen haben bei jeder Handlung nicht nur ihren unmittelbaren Zweck im Auge, ein jeder ihrer Gedanken hat nicht nur eine Beziehung auf seine unmittelbare Veranlassung und sein nächstes Ziel, sondern er verbindet sich leicht mit anderen Gedankenreihen, meist solchen religiöser oder doch symbolischer Natur. So kommt es, daß sie gewissen Ideen und Handlungen eine größere Bedeutung beilegen, als sie uns zu verdienen scheinen. Jedes Tabu ist ein Beispiel solcher Assoziationen anscheinend unbedeutender Handlungen mit Ideen, die so heilig gehalten werden, daß eine Abweichung von der gewohnten Sitte das Gefühl des stärksten Abscheus hervorruft. Die Auffassung vom

Schmuck als schützendem Amulett, von der Zierkunst als Symbol, vom Tanz als Ausdruck religiösen Gefühls, erläutert denselben Vorgang einer eigenartigen Vermengung von Ideen, die im großen und ganzen dem Wesen unseres Denkens fremd geworden sind.

Wir wollen zunächst untersuchen, ob alle Spuren ähnlicher Denkformen aus unserer Zivilisation verschwunden sind. In unserem heutigen Leben, das die vollste Anwendung der Denkkraft und Zurückdrängung des Gefühls verlangt, haben wir uns zu einer kalten, nüchternen Betrachtung unserer Handlungen und Beweggründe erzogen. Wir brauchen indessen nicht weit zu gehen, um Gemüter zu finden, die anderen Lebensanschauungen huldigen. Wenn der Mann, der mitten im Drange des hastigen, lärmenden Lebens wirkt und schafft, auch nicht über rationelle Beweggründe und Ziele hinaussieht, so treiben doch andere in ruhigerem Fahrwasser und sehen in demselben Getriebe das Abbild einer Welt der Ideale, die sie sich in ihrem Innern aufgebaut haben. Dem Künstler erscheint die Welt als ein Symbol der Schönheit, die seine Seele erfüllt; dem hingebenden religiösen Gemüte als ein Symbol der transzendentalen Wahrheit, in der er lebt.

Instrumentale Musik, die der eine rein als formenschön empfindet, löst in der Seele eines anderen bestimmte Vorstellungen aus, deren Empfindungsgehalt ihm mit den musikalischen Themen und ihrer Verarbeitung verknüpft erscheint. In der Tat liegt die Verschiedenheit der Art, wie der einzelne sich äußeren Reizen gegenüber verhält, und die Mannigfaltigkeit der Assoziationen, die von dergleichen Sinneseindrücken bei verschiedenen Individuen ausgelöst werden, so offenkundig da, daß sie kaum einer eingehenden Besprechung bedarf.

Für den Zweck unserer Untersuchung ist nun besonders die Beobachtung wichtig, daß wir alle, die wir unter den gleichen Gesellschaftsformen leben, uns gewissen Eindrücken gegenüber in ganz gleicher Weise verhalten, ohne aber imstande zu sein, den Grund für unser Verhalten anzugeben. Ein Beispiel hierfür bieten Verstöße gegen den gesellschaftlichen guten Ton. Ein Betragen, das nicht mit den gewohnten Sitten übereinstimmt und stark von ihnen abweicht, ruft gewöhnlich unangenehme Empfindungen hervor; und es bedarf einer ziemlich starken inneren Anstrengung, uns klar zu machen, daß ein Betragen, das gegen die Sitte verstößt, nicht auch unsittlich ist. Menschen, die nicht an entschlossenes und streng folgerichtiges Denken gewöhnt sind, verwechseln beständig Verstöße gegen gewohnheitsmäßiges Handeln mit solchen gegen die Moral. Die Worte Sitte und Sittlichkeit drücken ja auch die nahe Verwandtschaft der Begriffe aus. Bei gewissen Seiten unseres Verhaltens ist die Verwandtschaft zwischen der überlieferten Sitte und der Sittlichkeit so eng, daß es sogar für einen klaren Denker schwer ist, sich von dem Gefühle der Zusammengehörigkeit zu befreien. Dieses ist z. B. der Fall bei Handlungen, die gegen die Schamhaftigkeit verstoßen. Selbst eine ganz oberflächliche Kenntnis der Geschichte der Tracht beweist, daß was zu einer Zeit als züchtig gilt, zu anderen Zeiten für schamlos gehalten wird. Die Sitte, Körperteile zu bedecken, hat überall und immer das Gefühl hervorgerufen, daß die Bloßstellung dieser Teile schamlos sei. Dieses Gefühl für das Schickliche ist so unberechenbar, daß eine Tracht, die bei einer Gelegenheit passend ist, zu anderen Zeiten herausfordernd unschicklich wirkt; wie z. B. ein tiefgeschnittenes Gesellschaftskleid oder ein Badeanzug, in einem Straßenbahnwagen zur Geschäftszeit. Welche Art der Bloßstellung als unziemlich gilt, hängt nur von der Mode ab. Es ist mithin klar, daß die Tracht nicht von der Schamhaftigkeit bestimmt wird, vielmehr ist die Geschichte der Tracht von vielen verschiedenartigen Ursachen beeinflußt. Trotzdem nun ist die Tracht auf ganz typische Weise mit dem Gefühle der Schamhaftigkeit assoziiert, so daß eine ungewohnte Bloßstellung immer sofort die unangenehmen Gefühle, die mit einer Verletzung des Anstands verbunden sind, auslöst. All dieses hat nichts mit bewußtem Nachdenken darüber, was anständig und was unanständig ist, zu tun, sondern das Gefühl wird ganz unmittelbar durch den Gegensatz gegen das Übliche geweckt. Jeder fühlt instinktiv, daß es, selbst in einer von der unseren verschiedenen Gesellschaftsform, der Überwindung starker Widerstände bedürfen würde, um ein Verhalten anzunehmen, daß wir für schamlos halten; und es muß heftige unangenehme Gefühle hervorrufen, wenn wir uns plötzlich in eine Gesellschaft versetzt denken, deren Anstandsgefühle ganz verschieden von den unseren sind.

Hierher gehört auch das bei uns übliche, als anständig geltende Verschweigen aller das Geschlechtsleben betreffenden Dinge. Es ist lehrreich zu sehen, welcher Anstrengungen es bedarf, einer verständigen Aufklärung über geschlechtliche Hygiene auch nur Gehör zu verschaffen, obwohl doch die Verhältnisse so liegen, daß eine Kenntnis der Krankheitsgefahren und ihres Einflusses auf die Nachkommenschaft ein vernunftgemäßes Erfordernis ist. Es gibt wohl keine wichtige Lebensfrage, in bezug auf welche die Eltern nicht bemüht wären, ihre Kinder wohlunterrichtet ins Leben hinauszusenden, während in den geschlechtlichen Fragen Schweigen die Regel ist oder doch eine freie, natürliche Aussprache und Behandlung in unseren Gesellschaftsformen kaum erreichbar erscheint. Die Entwicklung dieses Gefühls in seiner vollen Stärke ist nicht auf die europäische Zivilisation beschränkt, sondern auch in China vorhanden, und seine Keime dürften auch in sehr einfachen Kulturen zu beobachten sein. Aber die Scheu davor, ernsthaft von geschlechtlichen Dingen zu reden, ist weder allgemein menschlich, noch beruht sie auf einem unmittelbaren Instinkte. Als Beispiel möge an die väterliche Ermahnung des mexikanischen Jünglings, die Sahagun mitteilt, erinnert sein, sowie an die Freiheit der Erzählung, die sich bei einfacheren Völkern trotz größter vorgeschriebener Sittenreinheit findet, und die etwa durch die Sagen nordwestamerikanischer Indianer belegt wird; oder auch an die Beschränkung freier Äeußerung über geschlechtliche Gegenstände zwischen bestimmten Verwandten, während unter anderen Personen keine solche Zurückhaltung herrscht.

Die Kleidung liefert noch andere Beispiele, die unser Verhalten gegenüber dem, was als schicklich gilt, erläutern insofern, als unmoderne Kleidung nicht das Gefühl der Unanständigkeit, wohl aber das der Lächerlichkeit auslöst. Das verbreitete Bild, das den Kontrast der Krinoline und des heutigen engen Frauenrocks mit dem Motto: „Wie lächerlich sehen Sie aus, meine Liebe!“ darstellt, bringt dieses mit voller Klarheit zur Anschauung. Andere Eigenheiten in der Kleidung oder der Art sie zu tragen, lösen andere Widerstandsgefühle aus. So wird es als Zeichen von Mangel an gesellschaftlicher Bildung empfunden, wenn ein Mann seinen Hut schief vorn über ins Gesicht schiebt und etwa dabei eine Zigarre schief nach oben gerichtet im Munde hält; oder wenn er den Hut im Zimmer aufbehält, und ein ganz bestimmtes Gefühl der Feindseligkeit macht sich sofort gegen den, der das tut, geltend. Trägt er gar einen Hut in einer feierlichen Versammlung, in der Kirche oder bei einem Begräbnis, so erscheint dieses Gefühl noch verstärkt durch die größeren Gefühlswerte, welche die feierliche Handlung enthält. Noch anders wirken ungewohnte Kleidungsformen, die gegen die Mode verstoßen, ohne sich an eine andere Mode anzulehnen, und die unserem Schönheitssinne widerstreben, — wie häßlich auch die herrschende Mode sein mag.

Die Willkürlichkeit der Deutung gewohnheitsmäßiger Handlungen läßt sich an unseren Tischsitten erläutern. Es ist leicht einzusehen, das dieselben nur auf der Überlieferung beruhen und ihr Ursprung nicht rationell erklärt werden kann. Mit den Lippen zu schmatzen gilt uns als eine schlechte Manier, die Ekel hervorruft. Unter den Indianern dagegen gehört das Schmatzen zum guten Ton, weil es ausdrückt, daß dem Gast das Essen schmeckt, während ein Gast, der nicht schmatzt, mit dem ihm vorgesetzten Mahle unzufrieden erscheint und einen Verstoß gegen die Höflichkeit begeht. Die Art zu essen hat aber an sich natürlich nichts mit ihrer Deutung und den ausgelösten Gefühlen gemein. Es ist für den Indianer ebenso schwer wie für uns, andere Sitten anzunehmen, die den gewohnheitsgemäßen zuwiderlaufen, und die Schwierigkeit liegt nicht nur in der Ungewohntheit neuer Bewegungsarten, sondern auch darin, daß starke Gefühlswiderstände zu überwinden sind. Diese erheben sich auch, wenn wir andere unseren Sitten zuwider handeln sehen. Wenn wir mit Leuten essen, die fremdartige Tischmanieren haben, so fühlen wir ein Unbehagen, das sich bis zu Ekel und Übelkeit steigern kann. Auch in diesem Falle sind wir geneigt, Erklärungen für unser Verhalten zu geben, die vermutlich nur retrospektive Versuche sind und nichts mit der wahren Entstehung der Sitte zu tun haben. So sagen wir, daß man nicht mit dem Messer ißt, weil man sich in den Mund schneiden könnte, aber es ist doch wohl sehr zweifelhaft, ob dieser Gedanke irgend etwas mit der Sitte zu tun hat. Jedenfalls könnte man ebenso gut sagen, daß die scharfen Stahlgabeln, die früher im allgemeinen Gebrauch waren, den Mund ebensoleicht verletzen wie die Messerschneide.

Die Neigung, Erklärungen für unsere Beharrlichkeit, die sich in dem Widerstande gegen ungewohnte Handlungen äußert, zu geben, ist für das Problem, das wir untersuchen, von größter Wichtigkeit. Sie äußert sich nicht nur bei Gewohnheiten, wie den bisher besprochenen, sondern kann auch bei andern, wichtigeren Handlungen beobachtet werden.

Zur Erläuterung diene das Tabu, das von der Sitte geheiligte Verbot, gewisse Handlungen zu verrichten oder gewisse Gegenstände zu gebrauchen. Obwohl wir eigentlich keine bestimmten Tabus haben, — abgesehen von wenigen dem kirchlichen Leben angehörigen, — könnte es dem außerhalb unserer Kultur stehenden leicht scheinen, daß unsere Sitte, uns des Gebrauchs gewisser Tiere als Nahrungsmittel zu enthalten, von diesem Gesichtspunkte aus aufzufassen ist. Wenn etwa jemand, der gewohnt ist Hunde zu essen, uns früge, warum wir keine Hunde essen, könnten wir nur sagen, daß es nicht Sitte ist; und er dürfte behaupten, daß Hunde bei uns in demselben Sinne tabuiert sind, wie manche anderen Tiere oder Dinge bei kulturarmen Völkern. Sollten wir gedrängt werden, eine Ursache für unsere Sitte anzugeben, so würden wir vielleicht sagen, daß wir Hunde nicht essen, weil sie schmutzig sind, oder daß es nicht unserem Fühlen entspricht, Tiere zu essen, mit denen wir auf so freundschaftlichem Fuße leben wie mit Hunden oder auch mit Pferden. Wenn es sich um andere Tierarten, wie etwa Insekten oder deren Larven handelt, würde naturgemäß der Ekel allein als hinreichender Grund angegeben werden. Dann wieder erscheint Menschenfresserei uns so abscheulich, daß wir uns schwer überzeugen können, daß sie in dieselbe Klasse von Tabuformen, wie die obengenannten, gehört; da der Grundbegriff der Heiligkeit des menschlichen Lebens und die Tatsache, daß die meisten Tiere nicht ihresgleichen fressen, die Menschenfresserei als eine der scheußlichsten Verirrungen der menschlichen Natur zu kennzeichnen scheint. Bei diesen drei Typen von Widerwillen ist wohl der Ekel das erste Gefühl, das bei dem Gedanken an ein Durchbrechen der Sitte zu unserem Bewußtsein kommt. Wir erklären die Entstehung des Ekels auf verschiedene Weise, je nach der Art der Ideen, die mit dem Gegenstande der Sitte verbunden sind, und die durch die Verletzung der Sitte mit besonderer Stärke uns ins Bewußtsein kommt. Im ersten jener drei Fälle erhalten wir den Eindruck, daß die persönliche Beziehung zu den Tieren der wahre gefühlsmäßige Grund für ihren Nichtgebrauch zu Nahrungszwecken ist, obwohl wir bei eingehenderer Prüfung vielleicht auch die Gewohnheiten der Tiere als Ursache für unseren Widerwillen auffassen könnten. Im zweiten Fall begnügen wir uns ohne weiteres mit dem Gefühle des Ekels; im dritten würde die Unsittlichkeit der Menschenfresserei als alleiniger genügender Grund gelten.

Andere Beispiele retrospektiver Erklärung bieten die zahlreichen Sitten, die zu einer Zeit eine religiöse oder halbreligiöse Bedeutung angenommen hatten, und die nun auf Grund von mehr oder weniger sicheren Nützlichkeitstheorien fortgesetzt und erklärt werden. Hierher gehört die große Gruppe von Gebräuchen, die sich auf blutschänderische Ehen beziehen. Es ist bekannt, daß bei den Völkern der Erde die Verwandtschaftsgrade, unter denen Ehen verboten sind und als Blutschande gelten, stark variieren; bei den einen umfaßt sie eine große, nicht durch nachweisbare Blutsverwandtschaft zusammenhängende Unterabteilung des Stammes; bei anderen Vettern und Kusinen, deren Eltern Geschwister gleichen Geschlechts sind, während solche, deren Eltern Geschwister entgegengesetzten Geschlechts sind, nicht darin eingeschlossen sind; oder sie ist die Gruppe der wirklichen nächsten Blutsverwandten. Der Umfang der Gruppen hat sich also offenbar oft und stark verändert, doch der Abscheu gegen derartige Ehen bleibt gleichmäßig stark.

Statt religiöser Vorschriften gibt man aber jetzt zur Begründung Nützlichkeitsprinzipien an, indem man annimmt, daß bei Ehen zwischen nahen Verwandten die Nachkommenschaft Degenerationserscheinungen zeigt. — Ebenso wurden früher Menschen, die von widerwärtigen Krankheiten heimgesucht waren, gemieden, weil man glaubte, daß Gott sie gestraft habe, während jetzt dieselbe Isolierung aus Furcht vor Ansteckung fortgesetzt wird. — Das allmähliche Verschwinden von Flüchen im Englischen in der Sprache der Gebildeten wurde zunächst durch ein religiöses Verhalten bestimmt und wurde schließlich nur eine Sache des guten Tons.

Um ein ganz anders geartetes Beispiel dieser Erscheinungen zu finden, brauchen wir uns nur in eine noch nicht lange vergangene Zeit zu versetzen, in der ein Abweichen von den herrschenden religiösen Anschauungen noch als ein Verbrechen galt und demgemäß behandelt wurde. Die Unduldsamkeit der Konfessionen und die energische Verfolgung der Ketzerei kann man nur verstehen, wenn man das Verhalten der Menschen nicht vom vernunftmäßigen Standpunkte aus ansieht, sondern die Heftigkeit der Gefühle in Betracht zieht, die eine Abweichung von der gewohnten Denkweise hervorrief, weil diese eben gegen die von Kindheit an zur Natur gewordenen Prinzipien des Denkens und Fühlens verstießen. Es handelte sich gar nicht um die logische Richtigkeit oder Unrichtigkeit neuer Ideen, sondern um die Gefühlserregung, die unmittelbar durch den Widerspruch gegen gewohnheitsmäßige Denkformen ausgelöst wurde und alle weiteren damit verknüpften Denkprozesse beherrschte. Die verstandesmäßige Verurteilung der Ketzerei war gewöhnlich nur eine Rechtfertigung der gefühlsmäßig eingenommenen Stellung.

In allen diesen Fällen stützt sich die verstandesmäßige Erklärung des Widerstandes gegen eine Änderung des Verhaltens auf die Ideengruppe, die in unmittelbarer Beziehung zu den ausgelösten Gefühlen stehen. Wo es sich um die Tracht handelt, werden Gründe dafür angeführt, warum die eine schicklich, die andere unschicklich ist; handelt es sich um den Glauben, so wird ein Grund dafür gesucht, warum der Unglauben ein Verbrechen ist; und ebenso verhält es sich in allen anderen Fällen. Die genauere Untersuchung der geistigen Vorgänge beweist aber aufs deutlichste, daß diese verstandesmäßigen Gründe nur dazu dienen, uns psychologisch unser Unbehagen zu erklären; daß jedoch unser Widerstand gegen das Ungewohnte nicht durch zielbewußtes Denken bestimmt wird, sondern zu allermeist durch die gefühlsmäßige Wirkung des neuen Gedankens, der eine Dissonanz mit dem Gewohnheitsmäßigen schafft, die nur kräftige Naturen überwinden.

In allen diesen Fällen gehorcht der Mensch der Sitte so oft und so regelmäßig, daß die gewohnheitsmäßige Handlung ganz automatisch wird. Daher ist auch der Gefühlswert dieser Handlungen meist sehr gering. Je automatischer, je weniger bewußt aber eine Handlung ist, um so schwerer ist es, eine ihr widersprechende Handlung auszuführen, um so größere Willenskraft ist für deren Durchführung nötig, und um so unbequemer oder unangenehmer wird die ungewohnte Handlung sein. Man kann auch beobachten, daß die Ausführung einer ungewohnten Handlung durch eine andere Person sofort die Aufmerksamkeit stark auf sich lenkt und in vielen Fällen unangenehme Gefühle hervorruft. Auf diese Weise werden bei Gelegenheit eines Bruches mit dem Gewohnten all die Ideengruppen, mit denen dasselbe assoziiert ist, ins Bewußtsein gerufen. Eine Schüssel voll Hundefleisch, die uns vorgesetzt wird, würde uns die engen Beziehungen zwischen Mensch und Hund zum Bewußtsein bringen; ein Menschenfresserfest würde all die gesellschaftlichen Grundsätze, die uns zur zweiten Natur geworden sind, wachrufen. Je automatischer eine Reihe von Handlungen oder gewisse Denkformen sind, ein um so größerer, bewußter Energieaufwand ist nötig, um mit der alten Handlungs- und Denkweise zu brechen, und um so größer die Überraschung und oft auch das Unbehagen, das durch die Neuerung hervorgerufen wird. Der Widerstand gegen sie ist eine Reflexhandlung, die von Gefühlen begleitet ist, die nicht auf bewußtem Nachdenken beruhen. Sobald wir uns nun dieser gefühlsmäßigen Reaktion bewußt werden, suchen wir sie durch verstandesmäßiges Denken zu verstehen. Die Erklärung muß sich dann notgedrungen auf die Ideen stützen, welche beim Bruche mit dem alten Brauche ins Bewußtsein treten; mit anderen Worten, unsere rationalistische Erklärung muß von dem Charakter der mit dem Vorgange assoziierten Ideen abhängen. Nicht minder heftig tritt diese gefühlsmäßige Reaktion ein, wenn es sich um Anschauungen handelt, die den herrschenden Ideen zuwiderlaufen, und die um so heftiger befehdet werden, je mehr das Befehdete mit unserem ganzen Wesen verwachsen ist, in je früherer Jugend es ein Teil unseres Denkens geworden ist. Diesem Widerstand wird auch hier die rationalistische Erklärung gegeben, die assoziativ am engsten mit den betreffenden Ideen verbunden ist. Bei religiösen Fragen wird bei uns deshalb auch oft das ethische Argument herangezogen.

Es ist daher von großer Wichtigkeit zu wissen, woher die mit derartigen Handlungen assoziierten Ideen stammen, besonders auch, ob wir annehmen dürfen, daß diese Assoziationen in verschiedenen Perioden Änderungen unterliegen. Es ist nicht ganz leicht, Beispiele für solchen Assoziationswechsel in unserer Kultur zu geben, weil im großen und ganzen die rationalistischen Tendenzen unserer Zeit viele derartige Assoziationen zerstört haben, selbst wo der Gefühlston fortbesteht; so daß bei uns der Wechsel eher ein Verschwinden als ein Wechsel der Assoziationen ist. Aber das Gesagte genügt, um zu beweisen, daß die aus unserem modernen Fühlen abgeleiteten Erklärungen einer Gewohnheit nur selten mit denen übereinstimmen, die zu der Zeit als die Gewohnheit sich bildete, herrschend waren, und daß sie psychologische, nicht historische Erklärungen sind.

Wir können uns nun den analogen Erscheinungen im Leben der kulturarmen Völker zuwenden. Hier ist das Widerstreben gegen alles, was gegen die Sitte verstößt, noch bedeutend größer als in unserer Kultur. Wenn es nicht Sitte ist, mit dem Kopfe dem Feuer zugewendet zu schlafen, so wird ein Zuwiderhandeln gefürchtet und ängstlich vermieden. Wenn Glieder der gleichen Unterabteilung eines Stammes nicht unter einander heiraten, so wird sich auch eine schauervolle Furcht und ein unüberwindlicher Widerwille gegen derartige Ehen äußern. Es ist wohl nicht nötig, Beispiele zu häufen, denn es ist ja wohlbekannt, daß je kulturärmer ein Volk ist, desto strenger es durch Sitten, die das tägliche Leben regeln, gebunden ist. Wir dürfen nun wohl unsere eigene Erfahrung auf die Kulturarmen übertragen und schließen, daß wie bei uns, so auch bei ihnen, der Widerstand gegen ein Überschreiten der Sitte durchaus auf einem gefühlsmäßigen Eindruck, nicht auf bewußtem Denken beruht. Dieses schließt natürlich nicht die Möglichkeit aus, daß die erste Einzelhandlung, die sich zur Sitte entwickelt, bewußt vollzogen wurde; es ist aber wahrscheinlich, daß viele Sitten nicht als absichtliche Handlung ins Leben treten. Sie müssen sich analog den Kategorien, die in dem Sprachbau zum Ausdruck kommen, entwickelt haben, ein Vorgang, der, wie wir schon gesehen haben, dem Volke, das die Sprache gebraucht, nie zum Bewußtsein gekommen sein kann.

Ein Beispiel hierfür ist die Entwicklung der australischen gesellschaftlichen Systeme. Nach Cunow ist das Prinzip der Systeme in seiner einfachsten Form folgendes. Die Stämme teilen sich in vier exogame Gruppen. Der Sitte nach muß ein Mitglied der ersten Gruppe eines der zweiten, ein Mitglied der dritten Gruppe eines der vierten heiraten. Die Kinder des ersten Paares gehören dann, je nachdem ob die Mutter der ersten oder zweiten Gruppe angehört, der dritten oder vierten an. Die Kinder des zweiten Paares gehören ebenso, je nachdem ob die Mutter der dritten oder vierten Gruppe angehört, der ersten oder zweiten an. Nimmt man nun an, daß die erste, dritte, fünfte Generation, d. h. alle ungeraden Generationen einen gemeinsamen Namen, und alle geraden Generationen einen anderen Namen haben, und daß die Sitte heischt, daß nur Mitglieder derselben Generation untereinander heiraten, so entwickelt sich, beim Vorhandensein zweier exogamer Abteilungen, die den ganzen Stamm umfassen, das oben beschriebene System. Nennt man nämlich die beiden exogamen Gruppen A und B, die endogamen Generationen 1 und 2, so ergibt sich folgendes:

Der Mann A1 heiratet die Frau B1 und ihre Kinder sind B2
„ „ B1 „ „ „ A1 „ „ „ „ A2

Der Mann A2 heiratet die Frau B2 und ihre Kinder sind B1
„ „ B2 „ „ „ A2 „ „ „ „ A1

Nimmt man hier z. B. an, daß ursprünglich jede Generation allein lebt, so waren aus diesem Grund Ehen zwischen verschiedenen Generationen unmöglich, da nur heiratsfähige Individuen derselben Generation in Berührung kamen. Später, als die folgenden Generationen nicht so stark im Alter differierten und damit ihre Isolierung aufhörte, mag die Sitte schon so gefestigt gewesen sein, daß sie bei den veränderten Bedingungen nicht wieder verschwand.

In einer Anzahl von Fällen ist es wenigstens denkbar, daß die älteren Sitten eines Volkes in neuer Umgebung sich in Tabus entwickeln. Ich halte es z. B. für wohl möglich, daß das eskimoische Tabu, durch das der Gebrauch von Renntier und Seehund am gleichen Tage verboten ist, auf das wechselnde Leben des Volkes im Binnenlande und an der Küste zurückgeht. Wenn die Eskimos im Binnenlande jagen, haben sie keine Seehunde und leben von Renntieren und anderen Landtieren. Jagen sie auf dem Meer, so haben sie keine Renntiere und leben nur von Seetieren. Der von ihrer Lebensweise bedingte Umstand, daß in einer Jahreszeit nur Landtiere, in einer anderen nur Seetiere zur Verfügung stehen, kann leicht zu einem Widerstande gegen einen Wechsel in dieser Lebensweise geführt haben, so daß daraus, daß lange Zeiten hindurch die beiden Tierarten nicht zu gleicher Zeit gebraucht werden *konnten*, sich das Gesetz entwickelte, daß sie nicht zusammen gebraucht werden *durften*. Ebenso mag das Fischtabu einiger Stämme Arizonas und Neu Mexikos wohl darauf zurückgehen, daß die Stämme lange Zeit in Gebieten lebten, in denen es keine Fische gab, und daß daraus, daß sie keine Fische gebrauchen *konnten*, sich die Idee entwickelte, daß sie keine Fische gebrauchen *durften*. Diese hypothetischen Fälle beweisen, daß der unbewußte Ursprung von Gebräuchen wohl denkbar, wenngleich natürlich nicht notwendig ist. Es scheint indessen ebenfalls sicher, daß, wenn bewußtes Denken zur Bildung einer Sitte geführt hat, die Ursachen ihrer Bildung rasch vergessen werden, so daß wir später einen unmittelbaren gefühlsmäßigen Widerstand gegen ein Zuwiderhandeln finden.

Andere Handlungen, die als schicklich oder unschicklich gelten, werden nur durch die Macht der Gewohnheit stetig ausgeführt oder vermieden; und keine Gründe für die herrschende Auffassung werden angegeben, obwohl die Widerstände gegen das Unschickliche sehr stark sein mögen. So gilt es bei den Indianern von Vancouver Island als unpassend für ein junges, adliges Mädchen ihren Mund weit aufzumachen und rasch zu essen, und ein anderes Verhalten würde so sehr als eine Unschicklichkeit empfunden werden, daß es die gesellschaftliche Stellung des Mädchens beträchtlich schädigen würde. Ähnliche Gefühle werden bei den Standesgenossen ausgelöst, wenn bei uns ein Mitglied des Adels unter seinem Range heiratet. Bei anderen, geringfügigeren Anlässen bringt das Überschreiten der Grenze des Schicklichen nur den Eindruck des Lächerlichen hervor. All diese Fälle aber gehören vom psychologischen Gesichtspunkte in die Klasse rein gefühlsmäßiger Reaktionen gegen einen Bruch mit den gewohnten, automatischen Handlungen.

Nun könnte es vielleicht scheinen, als ob bei kulturarmen Völkern sich kaum Gelegenheiten bieten würden, bei denen die starken gefühlsmäßigen Widerstände gegen Verletzung der Sitte ins Bewußtsein kommen könnten, da eben die Sitte jeden einzelnen aufs strengste bindet. Es findet sich aber im Volksleben eine Erscheinung, die dazu beiträgt, das zähe Festhalten an den Lebensgewohnheiten immer wieder ins Bewußtsein zu rufen, nämlich die Jugenderziehung. Das Kind nimmt einen großen Teil des gewohnheitsmäßigen Betragens seiner Stammesgenossen durch unbewußte Nachahmung an. Oft aber wird es auch anders handeln, als die Sitte erheischt, und dann von den älteren Stammesgenossen zurückgewiesen werden. Ein jeder, der mit dem Leben der Kulturarmen wirklich durch Beobachtung vertraut ist, weiß, daß die Kinder immer wieder ermahnt werden, dem Beispiele der Erwachsenen zu folgen, und jede sorgfältig angelegte Sammlung von Überlieferungen enthält viele Stellen, in denen erzählt wird, daß Eltern ihre Kinder ermahnen und sie dazu anhalten, die Stammessitten zu beobachten. Je größer der Gefühlswert einer Sitte ist, um so stärker wird auch der Wunsch sein, sie den Kindern einzuprägen. Auf diese Weise ergibt sich häufig Gelegenheit, den gefühlsmäßigen Widerwillen gegen Verstöße wider die Sitte ins Bewußtsein zu bringen.

Es will mir scheinen, daß diese Verhältnisse einen sehr starken Einfluß auf die Bildung von Vorstellungen gehabt haben müssen, die mit den Sitten in Beziehung stehen; denn sobald ein Verstoß gegen die Sitte vorkommt, werden notwendiger Weise die Menschen entweder infolge von Kinderfragen oder durch ihren eigenen Denktrieb veranlaßt, sich vor die Tatsache gestellt finden, daß es gewisse mächtige Ideen gibt, die gar nicht zu begründen sind, die aber eben da sind. Der Wunsch, die eigenen Gefühle und Handlungen zu motivieren und die Natur zu verstehen, ist aber auch bei den Kulturarmen stark entwickelt, und daher ist es nicht zu verwundern, daß auf allen uns bekannten Kulturstufen der Mensch über die Motive seiner Handlungen nachgedacht hat. Wir haben nun gesehen, daß viele dieser Handlungen nicht bewußten Motiven entsprungen sind, und deshalb wird der Mensch notgedrungen zur Suche nach bestimmenden Motiven geführt. Aus diesem Grunde werden überall, auf allen Kulturstufen, gewohnheitsmäßige Handlungen zum Gegenstande sekundärer Erklärungen, die gar nichts mit ihrem tatsächlichen Ursprung zu tun haben, sondern zumeist psychologische Schlüsse aus der Lebenserfahrung des Volkes sind. Das Vorkommen solcher sekundärer, nachträglicher Deutungen gewohnheitsmäßiger Handlungen ist eine der allerwichtigsten ethnologischen Erscheinungen, und ist, wie wir gesehen haben, bei uns selbst nicht weniger häufig, als bei den Kulturarmen. Es ist ja eine bekannte Beobachtung, daß wir zuerst wünschen und handeln, dann erst unsere Wünsche und Handlungen rechtfertigen. Wenn wir zu einer bestimmten politischen Partei gehören, sind wir kaum immer durch die klare Überzeugung geleitet, daß die Prinzipien derselben die einzig richtigen sind, vielmehr kommen wir zu diesem Schluß, weil wir gewohnt sind, sie als die im Recht befindliche Partei anzusehen; dann erst rechtfertigen wir unseren Standpunkt, indem wir uns selber beweisen, daß ihre Prinzipien die richtigen sind. Ohne ein solches Vorgehen wäre die Stabilität politischer

Parteien einerseits, ihre geographische und gesellschaftliche Verteilung anderseits gar nicht zu verstehen. Daß bewußten Interessenkonflikten keine grundlegende Bedeutung zukommt, zeigt die parallele Erscheinung im kirchlichen Leben; denn auch die gesellschaftliche und geographische Verteilung von Konfessionen würde ohne das Vorhandensein analoger Denkprozesse ganz unverständlich sein. Nicht minder wird diese Anschauung durch die Einzelfälle belegt, in denen ein Individuum sich von der in seinem Kreise herrschenden Meinung loslöst, ein Vorgang, der typischer Weise zu den heftigsten Seelenkämpfen führt und die gefühlsmäßige, nicht rationale Grundlage der herrschenden Anschauungen in das klarste Licht stellt. Eine freimütige Untersuchung unserer eigenen Seelenzustände muß uns überzeugen, daß in bei weitem den meisten Fällen der Durchschnittsmensch im täglichen Leben zunächst nicht vernunftgemäß handelt, sondern daß er erst handelt und dann nachträglich seine Handlung gemäß den herrschenden Anschauungen erklärt und rechtfertigt.

Das Hauptresultat unserer Untersuchung bildet also der Schluß, daß der Ursprung der Gebräuche der Kulturarmen nicht in rationalen Vorgängen gesucht werden darf. Die meisten Forscher, die versucht haben, Geschichte von Sitten und Tabus zu erklären, sind der Meinung, daß sie Resultate des Nachdenkens über das Verhältnis zwischen dem Menschen und der Natur seien; der Kulturarme nämlich sehe die Welt von übernatürlichen Mächten erfüllt, die ihm beim geringsten Anlaß Schaden zufügten, und der Versuch, die Feindschaft dieser Mächte abzuwehren, bestimme die unzähligen abergläubischen Lebensvorschriften. Die Grundanschauung ist mithin, daß die Gewohnheiten und Anschauungen der Kulturarmen auf bewußtem Denken beruhten. Allerdings würde diese Erklärungsweise auch ihre Geltung behalten, wenn wir dieselben Vorgänge als unbewußt, aber ausschließlich aus der Sinneserfahrung entstanden auffaßten. Allein selbst wenn wir sie so auffassen wollten, ließen wir doch offenbar den wichtigen Einfluß des Gefühlslebens ganz außer Betracht. Auch bedürfen diese Anschauungen einer Ergänzung, da, wie wir gesehen haben, die

Sitten oft ohne irgend welches bewußte oder unbewußte Denken entstanden sind, und erst ins Bewußtsein traten, wenn sich diese Bedingungen änderten. Es ist ja unzweifelhaft, daß manche Sitten mehr oder weniger bewußtem Denken entstammen, aber es ist gerade so sicher, daß andere ganz ohne Willen und Wissen der Völker entstanden sind; und unsere Theorien müssen beide Entstehungsweisen in Betracht ziehen.

Wir haben bislang den Ursprung und die Erklärungsweise von Sitten betrachtet, bei denen ein Verstoß gegen das Herkommen ihren Gefühlswert zum Bewußtsein bringt und einen starken Widerstand auslöst; und bei denen die Überlegung über die Ursachen dieses Verhaltens zur sekundären Konstruktion von Gründen führt, die als treibende Kräfte angenommen werden. Wir haben bei den Kulturvölkern beobachtet, daß die ausgelösten Gefühle mit bestimmten Begriffen assoziiert sind, und daß diese daher die Quelle abgeben, aus der das Material für die Erklärungen geschöpft wird. Bei den Kulturarmen überwiegt in allen diesen Fällen die Assoziation mit der allgemeinen Weltanschauung und der Religion; das heißt, fast alle Ursprungserklärungen von Sitten werden bei ihnen aus religiösen und mythologischen Quellen entnommen. Die religiöse Färbung tritt allerdings nicht überall gleich ausgesprochen hervor. Sie äußert sich oft nur in einer mehr oder weniger unklaren Symbolik oder bleibt auch wohl auf die unbestimmte Furcht vor unheilvollen Folgen reduziert.

Außer den bislang besprochenen Formen finden wir nun aber im Leben der Kulturarmen noch einen ganz anderen Typus von Assoziationen verschiedenartiger Geistestätigkeiten, die sich nicht so leicht verstehen lassen. Einige Erscheinungen, die auf diesen Typus zurückgehen, kommen auch noch in unserer Kultur vor. So sind in unserer Seele düstere Farben und deprimierte Gefühle eng verbunden, obwohl diese Verbindung keineswegs für die ganze Menschheit gültig ist. Lärm in einem Trauerhause gilt uns als unpassend, obwohl bei Kulturarmen das Klagelied der natürliche Ausdruck der Trauer ist. Die Zierkunst steht im Dienste der Schönheit, aber Zierformen wie das Kreuz oder die Flagge können wegen ihrer Bedeutung nicht frei als ästhetische Motive verwandt werden.

Im großen und ganzen freilich sind bei modernen Kulturvölkern solche Assoziationen zwischen psychologisch anscheinend ganz getrennten Vorstellungsgruppen nicht häufig. Daß sie jedoch einst in größerer Zahl bestanden haben, geht sowohl aus historischen Quellen wie aus Überbleibseln hervor, bei denen die alten Ideen zugrunde gegangen sind, obwohl die äußere Form der Handlung noch fortlebt. Im Leben der Kulturarmen sind sie leichter aufzufinden, da sie dort in großem Umfang vorkommen. Wir wollen zunächst von Fällen ausgehen, die modernen Vorkommnissen ähneln und uns daher leicht verständlich sind.

Das Ritual dürfte das Gebiet sein, in dem derartige Verbindungen im allerweitesten Umfange vorkommen. Als Begleiterscheinungen wichtiger Handlungen finden wir zahlreiche feste, immer wieder angewandte Riten, die an sich mit der Handlung selbst in gar keiner Beziehung zu stehen brauchen, sondern formale Anwendungen bestimmter Gebräuche auf beliebige Lebenslagen sind. Dabei kommt für unsere Frage nicht in Betracht, ob etwa früher einmal eine innigere Verbindung bestanden hat, die im Laufe der Zeit vergessen ist (geht doch der Ursprung mancher in unserer Zeit erhaltenen Ritualformen vielleicht bis auf prähistorische Zeiten zurück). Bei uns ist nun der Gebrauch des Rituals beträchtlich eingeschränkt, aber bei kulturarmen Völkern beherrscht er das ganze Leben. Keine einzige wichtige Handlung wird von ihnen vollzogen, die nicht von mehr oder weniger umständlichen Riten begleitet ist. Wir wissen nun, daß bei den Ritualen unaufhörlich die vorhin besprochene Tendenz mitwirkt, sekundäre Erklärungen zu erfinden. Deshalb sind auch, wie oft nachzuweisen ist, die Riten selber älter und stabiler als ihre Erklärungen, und derselbe Ritus symbolisiert bei verschiedenen Völkern und in verschiedenen Zeitperioden verschiedene Ideen. So kommt es, daß sie ihre Deuter zu den wunderlichsten Assoziationen mit den Handlungen, die sie begleiten, veranlassen.

Während dieses Verhältnis im Prinzip klar liegt, läßt es sich nur schwer in den einzelnen Erscheinungen des religiösen Ritus verfolgen. Deutlicher tritt es in anderen Fällen zutage, und von diesen aus öffnet sich ein Weg zum Verständnisse mancher der am schwersten erklärlichen Erscheinungen des Völkerlebens.

Im modernen Kulturleben ist die Betrachtung der Himmelserscheinungen immer mit der Frage assoziiert, wie sie auf Grund des Kausalitätsprinzips ausreichend erklärt werden können. Bei den kulturarmen Völkern führt die Betrachtung derselben Erscheinungen zu typischen Assoziationen, die von den unseren ganz verschieden sind, die aber mit großer Regelmäßigkeit bei den Volksstämmen aller Erdteile auftreten. Unter diesen nimmt den allerersten Platz die Verbindung zwischen Himmelserscheinungen und Ereignissen des menschlichen Lebens ein, auf welcher die Naturmythen beruhen. Mir erscheint als der Grundzug aller Naturmythen die Assoziation der Beobachtung von Naturvorgängen mit einer Erzählung, deren Inhalt aus dem Leben der menschlichen Gesellschaft gegriffen ist. Die Erzählung könnte sich ebensowohl unter Menschen abspielen, aber ihre Assoziation mit den Gestirnen, dem Gewitter, dem Wind oder Regen macht sie für uns zu einer Naturmythe. Ein Hauptunterschied zwischen Märchen und Naturmythen beruht eben in der wesentlichen Beziehung des Mythos auf Naturphänomene. Diese Assoziation entwickelt sich nicht mehr naturgemäß unter modernen Verhältnissen. Wenn sie sich bei uns noch hin und wieder findet, beruht sie auf der Erinnerung an die alte Überlieferung. Unter den kulturarmen Völkern dagegen kommt sie regelmäßig vor.

Ein anderes Beispiel der hier besprochenen Assoziationstypen bietet die primitive Zierkunst. Bei uns ist der einzig wesentliche Zweck der Zierkunst die Verschönerung der Gebrauchsgegenstände. Allerdings läßt sich nun eine gewisse Beziehung zwischen dem Gebrauchszwecke eines Gegenstandes und seiner Verzierung nicht ablehnen, insofern wenigstens als der Gefühlswert des Ornamentes nicht mit den vom Gebrauche geweckten Gefühlswerten im Widerspruch stehen darf. Abgesehen hiervon aber werden der Wert und die Auswahl des Ornamentes nicht von inhaltlichen, sondern von rein ästhetischen, formalen

Gesichtspunkten aus bestimmt. Diese Verhältnisse liegen nun bei kulturarmen Völkern ganz anders. Reiches Material über die Zierkunst der Kulturarmen aller Erdteile liegt jetzt vor und beweist, daß außerordentlich häufig das dekorative Muster eine mehr oder weniger deutlich ausgesprochene symbolische Bedeutung hat. Es gibt nur wenige Fälle, in denen kulturarme Stämme nicht irgendeine Erklärung der von ihnen benutzten Muster geben können. Manchmal ist die symbolische Beziehung nur schwach, gewöhnlich aber ist sie stark entwickelt.

Wie man bei jedem Volke einen bestimmten Kunststil erkennen kann, so hat auch die Symbolik oder die assoziative Verknüpfung der Muster mit Gegenständen ihren eigenen Stil, der für die Kunstentwicklung bei dem Einzelstamme nicht ohne Bedeutung ist. Bei den Sioux-Indianern ist wohl die hohe Bewertung kriegerischer Tüchtigkeit und die Sitte, kriegerische Taten zur Erhöhung des eigenen Ansehens vor versammeltem Stamme prahlerisch in Wort und Handlung vorzutragen, die Veranlassung dazu gewesen, daß die Männer die auf ihrer Kleidung angebrachten Ziermuster als Symbole ihrer eigenen Kriegstaten gedeutet haben, während die Frauen in den formgleichen Elementen ihres Kleidungsschmuckes ganz andere Ideen verkörpert sehen (Wissler). In diesem Falle wenigstens ist es nicht schwer, der Denkweise zu folgen, die zu einer Assoziation zwischen der Zierform und der Darstellung von Kriegstaten führt, obwohl der Schritt für uns offenbar eine viel bewußtere Arbeit erfordert als für den Indianer; denn die weite Verbreitung der Symbolik der Zierkunst beweist ja, daß die Verbindung sich automatisch, ohne Vorhandensein willkürlicher Deutung vollzieht.

So will es fast scheinen, daß es bei vielen Kulturarmen eine Zierkunst um ihrer selbst willen kaum gibt. In unserer modernen Kunst bieten Symbole, wie das Kreuz, die Flagge oder die Abzeichen geheimer Gesellschaften und ähnliches wohl die einzigen Analoga, die aber im Vergleich zu der weit verbreiteten Symbolik der Kulturarmen kaum eine Rolle spielen. Wir haben hier also bei den Kulturarmen einen Assoziationstypus, der von dem unseren grundverschieden ist. Dort ist das ästhetische Motiv typisch mit dem symbolischen verknüpft, während es bei uns entweder ganz unabhängig davon erscheint oder mit gewissen dem Gebrauche des verzierten Gegenstandes entspringenden Ideen verknüpft ist.

Gegen die hier vertretene Anschauung ließe sich geltend machen, daß das, was wir Assoziationen genannt haben, in Wirklichkeit Überbleibsel alter Einheiten sind; daß also die Naturmythe in ihrem Ursprung tatsächlich eine Erzählung, die an Naturerscheinungen anknüpfte, war; und daß die Zierkunst ursprünglich bestimmte Ideen zum Ausdruck brachte. Die Phantasie des Kulturarmen also hätte so oft die Naturerscheinungen unmittelbar in der Form menschlicher Schicksale und menschlicher Handlungen aufgefaßt, und er hätte so regelmäßig in seiner Zierkunst bestimmte Ideen zum Ausdruck gebracht, daß diese Auffassungen alle anderen beherrschten und der späteren Entwicklung ihren Stempel aufdrückten. Da wir nun, unseren ganzen früheren Betrachtungen gemäß, eine Gleichartigkeit im Geistesleben aller Kulturarmen voraussetzen, so müßten auch diese Richtungen sich jetzt noch nachweisen lassen.

In Wirklichkeit liegen aber die Verhältnisse anders, und eine ursprüngliche Einheit der Auffassung, die der mythischen Erzählung oder der Symbolik der Zierkunst zugrunde läge, läßt sich nicht auffinden. Das ergibt sich aus dem Mangel einer jeden festeren Verbindung zwischen dem Inhalt der Erzählung und der Naturerscheinung, die er zur Darstellung bringt, und ebenso aus den besonderen Formen der Zierkunst im Verhältnis zu den Ideen, die sie darstellen, und es wird besonders deutlich in all den Fällen, wo ein ornamentaler Stil oder ein Mythus von einem Volke zum anderen wandert. Der allgemein symbolische Charakter der Zierkunst steht nicht im Widerspruch mit der Möglichkeit, daß die Muster und der besondere Stil, der sich in ihrer technischen Ausführung und in der Komposition kundgibt, von fremden Völkern entlehnt sind. Dieses ist etwa bei den Indianern der Prärien Nordamerikas der Fall, die alle Hauptbestandteile ihrer Kunst von ihren südwestlichen Nachbarn entlehnt haben. Sie haben aber nicht ihre Art der symbolischen Auffassung mit übernommen, sondern ihre eigene Auffassung hineingelegt. Ein Beispiel bildet das gleichschenklige Dreieck, von dessen horizontaler Basis aus eine Anzahl kurzer Linien senkrecht absteigen. Im regenarmen Südwesten wird dieses Ornament auf die Regenwolke gedeutet, aus der fruchtbringender Regen niederträufelt; bei den wandernden Präriestämmen auf das Zelt mit seinen Zeltpflöcken; bei anderen auf einen Berg, an dessen Fuße Quellen entspringen. Im fernen Nordwesten soll dieselbe Form die Tatze und Klauen des Bären darstellen. Auch aus anderen Gebieten sind ähnliche Beispiele zu erbringen, wie die Umdeutung der Spiralmuster Sibiriens in Vogelformen, die am Amur herrschend ist (Laufer) und ihre Auffassung als Pferdehufe bei den Jakuten, wie Jochelson sie beschrieben hat. Hierher darf man auch die Entwicklung des gravierten Y-förmigen Ornaments der Eskimo rechnen, das nach Verbreiterung der Basis und der Arme in den Schwanz eines Walfisches gedeutet, jedoch nach Zufügung kleiner Kreise an den Spitzen der aufstrebenden Arme als Blume aufgefaßt wird.

Ich denke mir die Deutung entliehener Muster als Ergebnis eines geistigen Vorgangs, der begann, als die Muster ansprachen und deshalb nachgeahmt wurden. Gemäß der herrschenden Gedankenrichtung wurde eine Bedeutung der Muster erwartet und deshalb auch im Einklange mit den Denkformen des Stammes gefunden. So viel steht fest, daß in solchen Fällen die Muster älter sind als ihre jetzige Erklärung.

Diese Betrachtungen lassen sich mit fast noch größerer Sicherheit auf die Mythologie der Kulturarmen anwenden. Dieselben Erzählungen finden sich über außerordentlich große Gebiete verbreitet, aber ihre jeweiligen örtlichen mythologischen Formen sind grundverschieden. Eine und dieselbe Geschichte erklärt einmal die Merkmale eines Tieres, gesellschaftliche Sitten, eigentümliche Landesformen oder gar den Ursprung von Himmelskörpern und Sternbildern. T. T. Waterman hat solche Fälle zusammengestellt. Ich erwähne aus seiner Arbeit die Geschichte von der Frau, die einen Hund zum Mann nahm, und ihren Kindern, die in Amerika weit verbreitet ist. Bei den Eskimos erklärt diese Geschichte den Ursprung der Europäer; an der Südküste von Alaska den Ursprung der Milchstraße, des Regenbogens und des Gewitters, auf der Vancouver-Insel die Entstehung gewisser Riffe und bei einem anderen Stamme die Abstammung des Volkes. Im Innern von Britisch-Kolumbien wird aus der Geschichte ein Tabu erklärt; weiter im Norden der Ursprung des Orion und auch die Merkmale verschiedener Tiere; bei den Schwarzfüßen der Ursprung des sogenannten Hundebundes; und bei den Arapahos, warum der Hund ein Freund des Menschen ist. Beispiele dieser Art sind in großer Menge zu finden.

Deshalb hege ich nicht den geringsten Zweifel daran, daß diese Geschichten selber älter sind als ihre mythologische Deutung. Das charakteristische Merkmal der Naturmythe ist zunächst, daß die Geschichte sich mit Versuchen verbunden hat, Naturerscheinungen zu erklären, wovon wir eben gesprochen haben; dann aber darin, daß, als die Denker unter den Kulturarmen sich des Welträtsels bewußt wurden, sie das ganze Feld ihres Wissens durchsuchten, bis sie etwas fanden, daß auf ihr Problem anwendbar war und eine befriedigende Erklärung bot. Hierbei muß natürlich die mythische Vorstellung, d. h. die Auffassung der eindrucksvollsten Naturphänomene als belebter, menschenartiger Wesen je nach ihrer besonderen Form einen wesentlichen Einfluß auf die Art der Assoziation bewirkt haben. Während also die allgemeine Begriffsbildung, die Assoziationstypen und der Widerstand gegen Änderungen im Verhalten automatisch sind, müssen viele der sekundären Erklärungen, wie sie die Symbolik in der Kunst und der Mythus bieten, auf bewußtem Denken beruhen.

In unserem modernen Leben beruhen die Grundlagen der Gesellschaftsordnung, der Gruppierung der Familien in kleineren gesellschaftlichen Einheiten wesentlich auf Blutsverwandtschaft. Abgesehen davon, daß die Kirche sich mit Geburt, Heirat und Tod befaßt, gibt es keine Beziehung zwischen der Abgrenzung und den Tätigkeiten des Familienverbandes und der Religion. Dieses Verhältnis ist bei den Kulturarmen ganz anders, wo wir oft die Ideen und Sitten, welche Gesellschaft und Religion betreffen, in unauflöslicher Verbindung finden. Wie in der Zierkunst die Form sich mit wesensfremden Ideen verbindet, so verbindet sich der Begriff der gesellschaftlichen Unterabteilung des Stammes mit verschiedenen anderen Begriffen, die ihm an sich ganz fremd zu sein scheinen, mit Begriffsgruppen, welche Erscheinungsformen der äußeren Welt umfassen, besonders aber mit dem Begriffe der Tierspezies. Dieses scheint mir der Grundzug des weit verbreiteten Totemismus zu sein. Ich habe diesen Grundzug schon beschrieben: er beruht auf der Idee, daß eine besondere Beziehung zwischen einer Art von Dingen, gewöhnlich Tieren, und einer einzelnen gesellschaftlichen Gruppe besteht, eine Beziehung, die zwar für keine andere solche Gruppe gültig ist, die aber bei ihnen durch andere, der Form nach gleiche, dem Inhalte nach verschiedene Beziehungen ersetzt wird. Sehr häufig ist die gesellschaftliche Gruppe, die totemistische Beziehungen hat, eine Gruppe von wirklichen oder vermeintlichen Blutsverwandten, und damit treten Fragen der Berechtigung von Heiraten unter den Mitgliedern der Gruppe in den Vordergrund der Betrachtung. Ferner finden wir in vielen Fällen die Beziehungen zwischen der Gesellschaftsgruppe und der ihr zugeordneten Klasse von Dingen besonders von der religiösen Seite erfaßt, so daß jeder der Gruppen Beziehungen zu bestimmten Teilen der übersinnlichen Welt, besondere Kräfte und der Schutz besonderer Mächte zugeschrieben wird. Bei dieser Art den Totemismus anzusehen, wird nun die Beziehung der Gesellschaftsgruppe zu den übernatürlichen Mächten verständlich. Daß solche Gefühle durchaus nicht unwahrscheinlich oder selten sind, ergibt sich sofort aus der psychologischen Analyse der Anschauungen des hohen Adels oder des auf die Spitze getriebenen Nationalgefühls. Es ist wohl nicht schwer zu verstehen, daß die unmäßige enthusiastische Selbstbewunderung eines Gemeinwesens zu einer mächtigen Leidenschaft auswachsen kann, die bei Mangel einer rational begründeten Weltanschauung die Mitglieder des Gemeinwesens in unmittelbare und ausschließliche Beziehung zu den weltbeherrschenden Mächten setzt.

Vom psychologischen Gesichtspunkte dürfen wir daher den Totemismus mit den wohlbekannten Gruppenbildungen vergleichen, wenn bestimmte Klassen Vorrechte von Gottes Gnaden beanspruchen oder die zerstreuten Nachkommen einer Nation sich der besonderen Obhut ihres Gottes rühmen oder endlich ein Ortsheiliger die Ortsangehörigen unter seinem besonderen Schutze hält. Trotz dieser psychologischen Analogien ist es für uns außerordentlich schwer, die Beziehungen, die bei den Kulturarmen vorkommen, in ihrem ganzen Formenreichtum zu verstehen, da der genannte Assoziationstypus in unserer Kulturform zum größten Teil schon verschwunden ist.

Wie solche Verbindungen neu entstehen können, lehrt die moderne Programmusik, die in ihrem Wesen der formalen Musik des achtzehnten Jahrhunderts scharf entgegengesetzt ist. Die letztere war Musik der Formenschönheit. Sie bestand nur der Musik willen. In der ersteren assoziiert sich das Musikalische mit Elementen aus anderen Erfahrungsgebieten, die ihm selbst ganz fremd sind.

Ich glaube, diese Betrachtungen beweisen, daß die Sonderung all dieser Erscheinungen nicht durch die Zersetzung ursprünglicher Einheiten entstanden ist, daß vielmehr die verschiedenartigen Ideen- und Tätigkeitsgruppen ihre gesonderte Existenz hatten, aber immer wieder in Verbindung traten, so daß die Assoziationen ihrem Inhalt nach außerordentlich wechselnd, in ihren typischen Formen außerordentlich konstant waren.

Wie nun aber auch die Verbindungen ursprünglich entstanden sein mögen, es kann keinem Zweifel unterliegen, daß sie vorhanden sind, und daß sie, wie die vorher besprochenen gefühlsmäßigen Assoziationen, leicht ins Bewußtsein treten; daß dann das rationalistische Denken, das ganz der Daten für eine historische Erklärung ermangelt, die herrschenden Bräuche gemäß der herrschenden Gedankenrichtung deutet und bei einem Wechsel der herrschenden Gedankenrichtung entsprechend umdeutet, daß also immer wieder eine psychologische Erklärung an Stelle einer geschichtlichen untergeschoben wird. Wir müssen uns daher bemühen, die Sitten und Bräuche der Völker durch objektive Vergleichung zu erforschen, da alle jetzt beobachteten Erklärungen und Assoziationen vermutlich nicht ursprünglich, sondern sekundär sind.

Es ist vielleicht voreilig, jetzt schon den Ursprung dieser Assoziationstypen aufdecken zu wollen; aber wir dürfen immerhin doch auf einige der allgemeinsten Erscheinungen hinweisen, die in dieser Beziehung die Kultur der Kulturarmen von der der Kulturvölker unterscheiden. Von unserem Gesichtspunkte aus ist die große Anzahl von Assoziationen zwischen ganz verschiedenartigen Begriffsgruppen eines der auffallendsten Merkmale der Kultur der Kulturarmen. Hierher gehören die Verbindungen von Naturerscheinungen mit dem individuellen Gefühlsleben, von gesellschaftlicher Gruppierung mit religiösen Ideen, von Zierkunst mit Symbolik. Mit der Annäherung an unsere Zivilisation haben solche Verbindungen die Neigung zu verschwinden, obwohl eine eindringende Analyse unseres eigenen Lebens die Spuren des Fortbestehens mancher von ihnen erweist und feststellt, daß jede automatische Handlung die Tendenz hat, ihre eigenen Assoziationen je nach den Verbindungen, in denen sie gewöhnlich erscheint, zu bilden. Eine der wesentlichen Änderungen, die stattgefunden haben, läßt sich dahin fassen, daß bei den Kulturarmen die Eindrücke der Außenwelt sich sämtlich mit den subjektiven Gefühlen verbinden, die sie hervorrufen, die aber selbst wieder zum größten Teil von der Gesellschaftsform, in der der Einzelne lebt, bestimmt sind. Allmählich erkennt der Mensch, daß diese Verbindungen nicht so regelmäßig sind wie andere, die für die ganze Menschheit, für alle Gesellschaftsformen gültig sind. So setzt die allmähliche Ausmerzung der subjektiven Assoziationen ein, die ihren Gipfel in der wissenschaftlichen Methode unserer Zeit erreicht. Man kann dieses auch so ausdrücken, wir verbinden unmittelbar mit einem anderen einen Eindruck vermittels logischer Beziehungen, der Kulturarme jedoch vermittels gefühlsmäßiger.

Wenn dieses richtig ist, so sind offenbar die Assoziationen der Kulturarmen nur von unserem Gesichtswinkel aus gesehen heterogen, da wir eben kein Verständnis mehr für die wirksamen Zwischenglieder haben. Für den Kulturarmen kann nur seine eigene Denkart vernunftgemäß sein. Die unsere muß ihm zusammenhanglos erscheinen, da für ihn die Zwischenglieder zwischen den Begriffen, die nach Verlust der gefühlsmäßigen Assoziationen auftreten und sich mit der Erweiterung der Kenntnisse einstellen, noch nicht da sind, so daß er nicht die Möglichkeit hat, unserem Denken zu folgen.

Aus diesen Eigentümlichkeiten der Assoziation erklärt sich auch die Beharrlichkeit der Kultur der Kulturarmen und die leichte Beweglichkeit und Veränderlichkeit vieler Merkmale der Hochkultur. Ich habe zu beweisen gesucht, daß der Widerstand gegen Wechsel wesentlich auf gefühlsmäßige Ursachen zurückgeht, und daß bei Kulturarmen gefühlsmäßige Assoziationen den vorherrschenden Typus bilden; daher der Widerstand gegen Neuerungen. In unserer Zivilisation andererseits werden viele Handlungen nur als Mittel zu rationalen Zwecken ausgeführt. Sie wurzeln nicht so tief im Geistesleben, daß sie gefühlsmäßige Verbindungen schaffen: daher unsere Bereitwilligkeit Neuerungen anzunehmen. Es ist aber leicht zu sehen, daß wir nicht ohne starken gefühlsmäßigen Widerstand irgendwelche grundlegende Form des Denkens und Handelns, wie solche, die auf den Eindrücken der frühesten Kindheit beruhen und all unserem Handeln zugrunde liegen, ändern können. Dieses beweist das Verhalten der Kulturvölker religiösen, politischen und künstlerischen Fragen gegenüber und zeigt sich sogar bei der Entwicklung der grundlegenden Begriffe der Wissenschaft.

Bei kulturarmen Völkern kann der Durchschnittsmensch die gefühlsmäßigen Widerstände nicht durch seine Verstandestätigkeit überwinden, und es bedarf daher der Zerstörung aller herrschenden gefühlsmäßigen Assoziationen durch stärkere Kräfte, um eine Änderung hervorzubringen. Dieses kann nur durch Ereignisse zuwege gebracht werden, die das Volk bis in seine Tiefen erregen, oder durch ökonomische und politische Veränderungen, gegen die aller Widerstand fruchtlos ist.

Bei den Kulturvölkern dagegen finden wir eine stete

Bereitwilligkeit die Tätigkeiten zu ändern, die keine Gefühlswerte haben; nicht nur Tätigkeiten, die ausschließlich praktischen Zwecken dienen, sondern auch andere, wenn sie keine starken gefühlsmäßigen Assoziationen mehr haben und der Mode unterliegen. Trotzdem gibt es auch solche, die mit großer Zähigkeit festgehalten werden, und die sich allem vernunftgemäßen Denken gegenüber erhalten, weil eben ihre Kraft aus gefühlsmäßigen Quellen fließt. Die Geschichte der Wissenschaften bietet uns zahllose Beispiele, welche die Widerstandskraft alter Ideen beweisen, selbst nachdem der Zuwachs an Kenntnissen den Grund untergraben hat, in dem sie wurzeln. Sie unterliegen erst, wenn neue Generationen erwachsen sind, denen das Alte nicht mehr wert und teuer ist.

Außerdem gibt es noch Tausende von Tätigkeiten und Gedanken, die den Hintergrund unseres täglichen Lebens bilden, und die uns ganz unbewußt bleiben, bis wir mit fremden Gewohnheiten in Berührung kommen, oder bis wir verhindert sind, unserer Art und Weise gemäß zu handeln. Von vielen unter ihnen können wir auf keine Weise behaupten, daß sie vernunftgemäßer sind als andersgeartete Gewohnheiten, und dennoch halten wir zäh an ihnen fest. Es will mir scheinen, daß diese bei uns kaum weniger zahlreich sind als bei den Kulturarmen, weil sie eben die ganze Reihe von festen Gewohnheiten bilden, die die gewohnte, tägliche Lebensführung bestimmen, und die weniger durch Erziehung als durch unbewußte Nachahmung erworben sind.

Während man also bei l o g i s c h e n Prozessen mit wachsender Kultur eine zunehmende Neigung findet, überlieferte Elemente auszumerzen, kann man keine so entschiedene Abnahme des Einflusses der Überlieferung bei d e n Formen unseres Denkens und unserer Tätigkeiten finden, die vom Gefühle beherrscht werden, und die bei uns kaum weniger von der unrationalen Sitte beherrscht werden, als bei den Kulturarmen. Wir haben gesehen, warum dieses der Fall sein muß. Die geistigen Vorgänge, aus denen sich Urteile entwickeln, enthalten ganz wesentlich Assoziationen mit früheren Urteilen. Der Assoziationsvorgang ist der gleiche bei kulturarmen und fortgeschrittenen Völkern, und der Unterschied beruht wesentlich auf der Inhaltsänderung des überlieferten Materials, mit dem unsere neuen Wahrnehmungen verschmelzen. Bei den Denk- und Tätigkeitsformen liegen die Dinge etwas anders. Die Überlieferung spricht sich in der Form einer von jedem Individuum ausgeführten Handlung aus. Je häufiger diese Form beobachtet wird, um so mehr setzt sie sich fest, und um so geringer wird ihr bewußter Inhalt, so daß schließlich gewohnheitsmäßige, immer wiederkehrende Handlungen ganz unbewußt derselben Form folgen. Mit der Abnahme des Bewußtseinsinhalts vergrößert sich aber der Gefühlswert der Handlung, die dem Gewohnheitsmäßigen widerspricht, oder auch nur des Unterlassens der gewohnheitsmäßigen Handlung. Große Willenskraft ist nötig, im Denken und Handeln eine Form beiseite zu legen, die sich zu einer Gewohnheit entwickelt hat, und als Begleiterscheinungen treten starke Unlustgefühle auf.

So scheint ein wichtiger Schritt in der Entwicklung der Kultur in der Ausmerzung von sozial bestimmten Assoziationen zwischen Sinneseindrücken und Tätigkeiten zu bestehen, an deren Stelle dann allmählich intellektuell bestimmte Assoziationen treten. Dieser Vorgang wird von einer Abnahme an Beharrlichkeit der Sitten und Denkformen begleitet; sie erstreckt sich allerdings nicht bis auf Gebiete gewohnheitsmäßiger, unbewußt bleibender Tätigkeiten und macht sich nur langsam auf dem Gebiete der Denkweise geltend, welche die Grundformen alles durch Erziehung übermittelten Wissens bestimmt.

XI. Zusammenfassung.

Ich will nun noch einmal kurz den Gedankengang unserer Untersuchung zusammenfassen. Einleitend haben wir versucht zu verstehen, was uns dazu führt anzunehmen, daß es hochbegabte und minderwertige Rassen gibt, und es ergab sich als Grundlage dieser Auffassung die Voraussetzung, daß höhere Leistungen notwendigerweise ein Ergebnis höherer Begabung sind, und daß deshalb auch die Körpermerkmale der Rassen, die unserem Urteile nach die größten Leistungen aufzuweisen haben, die Merkmale geistiger Überlegenheit sind. Diese Voraussetzungen hielten einer kritischen Untersuchung nicht Stand. So viele andere Ursachen beeinflussen den Fortschritt in der Kultur, wirken hemmend oder beschleunigend, und Parallelerscheinungen kommen bei so vielen Menschenrassen vor, daß wir erbliche Geistesmerkmale, besonders aber geistige Vorzüge einzelner Rassen höchstens als ein unterstützendes Element der Kulturentwicklung, sicher nicht als ihre bestimmende Ursache ansehen konnten.

Wir wandten uns dann zu einer Betrachtung der erblichen Einflüsse auf die Menschentypen und versuchten zunächst uns ein klares Bild von der Breite der individuellen Verschiedenheiten im Vergleich zu den Rassenverschiedenheiten zu machen. Hier fanden wir, daß besonders bei physiologischen und psychologischen Merkmalen die individuellen Unterschiede viel bedeutsamer als die Rassenunterschiede sind.

Die individuellen Unterschiede in einer Menschengruppe werden dadurch erhalten, daß jedes Individuum in seinen von der Erblichkeit bestimmten Einzelmerkmalen auf den Individualtypus von Vater oder Mutter oder entfernterer Ahnen zurückschlägt, so daß eines seiner Merkmale einem Ahnen, ein anderes einem anderen angehört. Die Bestimmtheit der erblichen Formen durch die Ahnenreihe erklärt auch zum Teil die Entwicklung lokaler Typen, in denen die Individualeigenschaften weniger Ahnen zu Gruppentypen geworden sind. Ferner erkannten wir die Wichtigkeit des Durchbrechens alter, durch Inzucht gefestigter Linien in Fällen, in denen lange getrennte Zweige derselben Rasse sich miteinander mischen. Den Schluß, daß ähnliche Verhältnisse im Geistesleben obwalten, konnten wir nur durch Analogie belegen.

Wir wandten uns dann der Frage zu, inwiefern die gegenwärtigen Menschenrassen als stabil angesehen werden dürfen, und inwieweit die Individualentwicklung von der Umwelt beeinflußt wird. Solche Einflüsse ließen sich unmittelbar überall da beweisen, wo die Wachstumsgeschwindigkeit, die von äußeren Einflüssen bedingt wird, die endgültige Körperform beeinflußt. Hierbei erkannten wir besonders, daß ein früher Abschluß der Wachstumsperiode nicht notgedrungen eine ungünstige Entwicklung bedeutet, da oft eine rasche, kurze Entwicklung einem günstigen Einfluß entspricht. Ferner sehen wir, daß menschliche Typen sich durch natürliche Auslese ändern können, und daß die Umwelt auch einen unmittelbaren Einfluß auf die Körperform ausübt, was durch die Typenänderung beim Übergang vom Landleben zum Stadtleben, sowie durch die Formveränderungen europäischer Menschentypen bei der Auswanderung nach Amerika bewiesen wurde. Nichts aber bewies, daß diese Formveränderungen bestimmte Grenzen überschreiten, Grenzen, die allerdings nicht zu eng gezogen werden dürfen. Besondere Aufmerksamkeit wandten wir auch den Körperformen zu, die den Menschen als eine domestizierte Spezies kennzeichnen, und die, aus Eigentümlichkeiten der Ernährung und Lebensweise hervorgehend, die Rassenkreuzung erleichtern. Die geistigen Eigenschaften erscheinen auch durch diesen Vorgang stark beeinflußt.

Aus der Diskussion der Entwicklungsbedingungen der Körpermerkmale ergab sich naturgemäß die Frage nach ihrem Zusammenhang mit der geistigen Begabung. Von phylogenetischem Gesichtspunkte aus muß man eine Entwicklung der Körper- und Geistesmerkmale annehmen. Diese macht sich auch heute bei individuellen Merkmalen geltend, die teils die spätere Entwicklung des menschlichen Körpers kennzeichnen, teils auf ältere Stadien zurückweisen. Solche finden sich bei Individuen aller Rassen. Gleichzeitig aber kann man bei den Menschenrassen auch eine stärkere oder geringere Differenzierung vom Tiere erkennen. Der Unterschied zwischen Mensch und Tier ist immer groß im Vergleich zu den Unterschieden zwischen den Menschenrassen, und der Grad der Differenzierung ist in manchen Punkten bei der einen Rasse am stärksten, in anderen bei einer anderen. Eine Beziehung zwischen irgendwelchen derartigen Erscheinungen und der

Geistesanlage ist nicht nachzuweisen. Ebensowenig ergab die Untersuchung der rassenhaften Eigenschaften des Gehirns Rassenunterschiede, die im Vergleich zu den Individualunterschieden ins Gewicht fallen. Auch die unmittelbare psychologische Beobachtung der Rassen ergab keine Andeutungen brauchbarer Rassenunterschiede.

Da die biologische Untersuchung uns keinen Anhalt bot, zwischen organisch begabten und unbegabten Rassen zu unterscheiden, wandten wir uns der allgemeinen Frage zu, ob feste Beziehungen zwischen Rasse, Sprache und Kultur bestehen; denn auch aus einer solchen Zusammengehörigkeit könnten Rückschlüsse auf die geistigen Fähigkeiten der Völker gemacht werden. Ein durchgängiger Mangel an festen Beziehungen trat auch hier zutage, und es ergab sich eine Verteilung, die zu dem Schlusse führt, daß die Menschentypen älter sind als die Sprachfamilien unserer Zeit, und daß jeder Menschentypus mehr als eine Sprache entwickelt hat. Weder für Sprachen noch für mittlere Kulturstufen ließ sich irgendeine rassenmäßige Verteilung feststellen.

Da mithin die erblichen Rasseneinflüsse relativ belanglos erschienen, wandten wir uns den sozial bedingten Merkmalen des seelischen Lebens zu, um aus ihnen die Eigentümlichkeiten der Kulturarmut und der Zivilisation zu entwickeln. Eine Analyse der Willenstätigkeit, der Aufmerksamkeit und der originellen Schöpfungskraft zeigte keine wesentlichen Unterschiede zwischen Kulturarmen und Zivilisierten. Allgemein menschliche Ähnlichkeiten beschränken sich aber nicht auf diese allgemeinen Charakterzüge, sondern finden sich sogar in den einzelnen Kulturäußerungen. Sie sind zum Teil der gleichartigen Wirkung der Erdräume auf ihre Bewohner, der umgestaltenden Kraft der geographischen Umgebung zuzuschreiben. Anderes ist wohl uraltes Erbgut, das der Mensch aus früher Kulturgemeinschaft in seine neue Heimat verschleppt hat. Noch andere Kulturmerkmale mögen neuerdings von Volk zu Volk gewandert sein. Einiges ist aber gewiß der Gleichartigkeit des menschlichen Denkens zuzuschreiben.

Diese oft gleichartigen Kulturelemente treten nun in

bestimmten Verbindungen als Kulturformen auf, und wir mußten die Anschauung untersuchen, ob diese Kulturformen eine einzige stetig fortschreitende Entwicklungsreihe darstellen. Obwohl es nun Kulturfortschritte in verschiedenen Richtungen unzweifelhaft gibt, so besteht doch kein Zusammenhang zwischen ihnen, und es gibt daher keine eindeutig bestimmte Reihenfolge der Entwicklung. Aus gleichen Anfängen gehen oft ganz verschiedenartige Kulturreihen hervor; anderseits aber fließen auch ganz verschiedenartige Ursprünge in ähnliche Formen zusammen. Oft auch ist die Gleichheit der Kulturformen nur eine scheinbare, und die Verschiedenheit tritt bei sorgfältiger Analyse deutlich hervor. Endlich mußten wir noch die Konstruktionsversuche ablehnen, in denen eine vom Einfachen bis zum Verwickelten fortschreitende Reihe oder eine Folge von logischen Schlüssen ohne weiteres als eine chronologische Entwicklungsreihe angesehen wird.

Der Kulturfortschritt an sich freilich bleibt wie gesagt eine unleugbare Erfahrungstatsache und muß als solche auch begrifflich zu erfassen sein. Wir versuchten zu diesem Zweck uns seine verschiedenen Seiten vor Augen zu führen. Besonders wichtig erschien uns die Befreiung des Individuums von dem Zwange des täglichen Nahrungserwerbes. Denn hierdurch gelangt der Mensch zur spielenden Betätigung seiner Kräfte auf den Gebieten der Technik, des Denkens und der Phantasie. Aus dieser aber geht die intellektuelle, industrielle und künstlerische Entwicklung hervor, deren fortschrittlicher Charakter ohne weiteres einleuchtet.

Andere Bedingungen sind es, die den Kulturfortschritt auf anderen Gebieten bewirken. Wir versuchten uns hier besonders die Anordnung des Bewußtseinsinhalts klarzumachen, der gewisser Klassifikationen bedarf. An der Hand der Sprachen wurde uns die Verschiedenartigkeit solcher Gruppierungen und ihr unbewußter und ungewollter Ursprung klar. Wir sahen, wie die Sprachen dem fortschreitenden Erkenntnisbedürfnis sich anpassen. Die Klassifikationen, die vor dem bewußten Denken entstanden sind, werden aber naturgemäß das überlieferte Material, aus dem sich richtigere Erkenntnis entwickelt. So ist einer der Vorgänge des Kulturfortschritts die Verarbeitung der überlieferten Kategorien wie des gesamten Inhalts der Erkenntnistradition. Die geläuterte Tradition wirkt aber nicht minder kräftig weiter als die überlieferten falschen Ideen der Kulturarmen.

Von besonderer Wichtigkeit für das Verständnis des Kulturfortschrittes wurde uns dann eine Betrachtung der Denkformen, welche Gefühlswerte repräsentieren. Wir verfolgten die gefühlsmäßigen Assoziationen gewohnheitsmäßiger Handlungen und die Tendenz, rationale Erklärungen für dieselben aufzusuchen. Wir fanden, daß diese Erscheinungen bei den Kulturarmen ungemein häufig sind, und beobachteten, daß außerordentlich verschiedenartige Ideengruppen und Tätigkeitsarten auf solche Weise in Verbindung treten und sich in eigentümlichen Begriffen und Sitten äußern. Andere charakteristische Assoziationen beruhen nicht auf gefühlsmäßigen Assoziationen, werden aber wie diese nachträglich rationalistisch Erklärungen annehmen. Beim Fortschritt von der Kulturarmut zur Zivilisation verringert sich die Anzahl gefühlsmäßiger Assoziationen, und infolge der allmählichen, logischen Denkarbeit, der Überlieferung und Ausmerzung irrtümlicher Beobachtungen und Deutungen verbessert sich das Material, das für die gewohnheitsmäßige geistige Arbeit benutzt wird. Damit vollzieht sich, ohne wesentliche Veränderung des Denkprozesses selber, ein Fortschritt gegenüber den Kulturarmen.

XII. Das Rassenproblem im sozial-politischen Leben.

Unsere wissenschaftliche Betrachtung des Rassen- und Kulturproblems ging von der innigen Berührung der Rassen und Völker in modernster Zeit aus. So wollen wir zum Schluß, zu dieser Frage zurückkehrend, die praktischen Konsequenzen aus unseren Überlegungen zu ziehen versuchen.

Zunächst die Frage der Rassenreinheit! Für Europa, wo fast überall große, geschlossene Völkerkomplexe nebeneinander sitzen, ist die Frage nach dem Einflusse der gegenseitigen Durchdringung nicht von grundlegender Wichtigkeit, obwohl sie bisweilen eine nicht unwesentliche Rolle spielt, wie bei dem Eindringen der Polen in Westfalen, bei den schwierigen Verhältnissen, die durch die Erstarrung der allmählichen Germanisierung des Ostens entstanden sind, oder bei der Stellungnahme gegen die Juden als Mitglieder der Nation.

Viel wichtiger ist die Frage der Durchdringung der Nationalitäten in überseeischen Ländern, besonders in Nordamerika und dem südlichen Südamerika, in Australien und Südafrika. In all diesen Ländern haben sich Probleme entwickelt, die zeitweise die heftigsten Leidenschaften entfesseln.

In Europa macht sich die Frage nach der erblichen Beanlagung der Menschentypen wesentlich in der Stellungnahme der Nationen zueinander und in der Bewertung ihrer Kulturleistungen geltend.

Da wir nicht einmal in der Lage gewesen sind, bei den Hauptrassen organische Unterschiede in der Begabung festzustellen, die im Vergleich zu den großen individuellen Unterschieden irgendwelche Bedeutung in Anspruch nehmen können; da wir ferner gesehen haben, daß die angeblichen spezifischen Unterschiede zwischen Völkern verschiedener Kulturstufen auf gleichartige, geistige Eigenschaften zurückgeführt werden müssen: so dürfen wir ohne weiteres ein Eingehen auf angeblich erbliche geistige Eigenschaften der verschiedenen Zweige der weißen Rasse als unfruchtbar ablehnen. Unendlich viel ist ja über die erblichen Geistesanlagen des Deutschen, Italieners, Franzosen, Irländers, Juden und Zigeuners gesagt und geschrieben worden; aber es scheint mir nicht, daß je auch nur der leiseste erfolgreiche Versuch gemacht ist, neben den geschichtlichen und gesellschaftlichen Ursachen, die den Charakter eines Volkes bestimmen, noch andere festzustellen; und ich halte es auch für ausgeschlossen, daß dieses je geschehen kann, und daß sich überhaupt erbliche Unterschiede zwischen den genannten

Typen finden lassen, die im Vergleich zu den individuellen Unterschieden in Betracht kommen könnten. Eine unbefangene Umschau zeigt vielmehr, daß der Glaube an erbliche Rasseneigenschaften und die eifersüchtige Sorge für Reinheit der Rasse auf der Annahme von Verhältnissen beruht, die es überhaupt nicht gibt. In Europa ist seit langer Zeit kaum irgendwo eine reine Rasse vorhanden gewesen, und es hat sich nirgendswo herausgestellt, daß andauernde Mischung an sich zu einer Schädigung geführt hat. Man könnte genau so gut behaupten und mit ebenso guten Gründen beweisen, daß die Völker, die keine Störungen in ihrer Blutmischung von außen her erlitten haben, des Anreizes zum Fortschritt entbehrt haben und deshalb einer allmählichen Erschlaffung verfallen sind. Die Geschichte Spaniens oder, außerhalb Europas, die Geschichte der abgelegeneren Gebirgstäler der atlantischen Staaten Nordamerikas könnten als schlagende Beispiele angeführt werden.

Nun läßt sich ja die Frage nach der tatsächlichen Wirkung der Völkermischung durch eine allgemeine historische Betrachtung nur wahrscheinlich machen. Die Vertreter des Glaubens, — denn weiter ist es nichts, — daß die Langköpfe durch Eindringen niedriger stehender Kurzköpfe in ihrem geistigen und körperlichen Werte herabsinken, werden sich nie damit zufrieden geben, daß wir ihnen die Unwahrscheinlichkeit und Unbeweisbarkeit ihrer Behauptungen zeigen, da doch die gegenteilige Ansicht von der Belanglosigkeit der Kopfform ebenso wenig streng beweisbar ist. Der wirkliche Verlauf der Jahrtausende dauernden Mischungen in Europa wird uns nie genauer bekannt werden. Wir wissen nichts über die relative Zahl der gemischten Linien im Vergleiche zu den reinen Linien; nichts über die weiteren Geschicke der gemischten Familien im Vergleich zu denen reiner Abstammung. Offenbar muß die ganze Frage nach biologisch-statistischen Methoden an genau kontrollierbarem Material gelöst werden, mit anderen Worten, die Beantwortung aller solcher Fragen erheischt eine extensive und intensive anthropologische Familienstatistik. Immerhin deutet nichts in den historisch bekannten Erscheinungen darauf hin, daß Erhaltung der Rassenreinheit eine hohe Kulturstellung sichert. Sonst müßte man diese in jeder kleinen, abgeschlossenen Dorfschaft erwarten.

Wenn also nach den gesamten in diesem Buche enthaltenen Betrachtungen die geringfügigen körperlichen Unterschiede zwischen europäischen Typen für ihre Geistesanlagen belanglos erscheinen, wenn sich keinerlei Grund dafür auffinden läßt, weshalb die Langköpfe Europas den Kurzköpfen ihrer erblichen Anlage nach überlegen sein sollten, so wird diese Sachlage noch durch die alte Durchdringung der Typen verstärkt, und wir können einen auf gemeinsamer reiner Abstammung gegründeten Nationalitätenstolz nicht anerkennen.

Was die Nationalität ausmacht, ist offenbar nicht die Blutsgemeinschaft innerhalb der europäischen Rasse, sondern die Gefühlsgemeinschaft, die aus den Gewohnheiten des täglichen Lebens, aus den Formen des Denkens und Fühlens eine objektive Einheit schafft, in der der Einzelne sich zwanglos ausleben kann. Für diese ist die Gemeinsamkeit der Sprache ein schwerwiegendes Moment, das uns viele Gefühlsgegensätze übersehen läßt. Wohl durch dieses Gefühl, daß nur bei Gemeinsamkeit der Sprache ein jeder seine Tätigkeit frei entfalten kann, gelangen wir zur Identifizierung der Nation und der Sprachgemeinschaft. Dazu kommt noch die historische Assoziation mit dem Staatsgedanken, der die Individuengruppe sich dem Fremden gegenüber als Einheit fühlen läßt. Es ist aber nicht zu verkennen, daß der Nationalität keine **objektive** Einheit entspricht, daß sie weder durch ein einzelnes Individuum, noch durch eine Volksklasse repräsentiert wird, daß der Begriff vielmehr aus den herrschenden Formen des Denkens und Fühlens abstrahiert ist. Ein starker Gefühlston ist ihm eigen und wird, wie gesagt, noch durch die Staatsidee verstärkt. So ergibt sich als die tatsächliche Grundlage des modernen Nationalitätsideals die einheitliche staatliche Entwicklung des gleichsprachigen Volkes. Nur auf dieser Grundlage und aus ihrer Einwirkung auf das Gefühlsleben kann sich der Begriff der Interessengemeinschaft gegenüber andern Nationen entwickeln.

Das diese Entwicklung begleitende Gefühl der rassenhaften Überlegenheit der eigenen Nation ist psychologisch zu verstehen, aber nicht wissenschaftlich zu begründen, — vielmehr müssen wir die Versuche solcher Begründung als einen Ausdruck der vorher ausführlich beschriebenen Tendenz betrachten, gefühlsmäßig gewonnene Anschauungen verstandesmäßig zu rechtfertigen und zu erklären. Nur auf diese Weise sind die Versuche zur Identifikation von Rasse und Nation zu begreifen.

Wie hoch wir nun auch den Gefühlswert des nationalen Wesens anschlagen mögen, so können wir uns doch, wenn dieser Deutungsversuch richtig ist, nicht der Überzeugung verschließen, daß die Nationalitätsidee, die aus Gefühlswerten erwächst, das Schicksal aller anderen gleichartigen Ideen teilen und unter der vernunftmäßigen Analyse starke Änderungen erleiden wird. Bei der beständig zunehmenden rationellen Ausgestaltung der Lebensgewohnheiten, Denkweisen und Staatseinrichtungen, mildern sich die schroffen Gegensätze zwischen den Lebensformen der Nationen, und damit vermindert sich die Intensität des Gefühles der nationalen Zusammengehörigkeit, das ja das Gegenstück zu dem Gefühle der nationalen Verschiedenartigkeit ist. Nicht daß sich der Gefühlswert der eigenen Lebensformen vermindern würde, oder daß eine vollständige, auf rationaler Grundlage beruhende Ausgleichung zu erwarten wäre! Wir haben ja gesehen, daß die Formen als solche ein großes Beharrungsvermögen besitzen, und, selbst wenn ein Wechsel eintritt, die neue Form ein gleich starkes Beharrungsvermögen entwickelt. In diesem Sinne wird wohl immer lokale Individualität gewahrt bleiben trotz der stets fortschreitenden Ausgleichung der rational zu beeinflussenden Seiten der Lebensführung. Wohl aber dürfen wir daher der Zeit entgegensehen, wo das Nationalitätsgefühl die vollkommene Ausbildung der gefühlsmäßigen Eigenart des Volkes als das eigentliche, ja einzige Feld seiner Betätigung anerkennen wird. Die rasche Vergrößerung der Interessensphären, die vielen wissenschaftlichen, industriellen, Handels- und Arbeitervereinigungen, welche jetzt schon die Schranken der Nationen durchbrechen, beweisen, daß der Nationalismus, soweit er rationale Fragen von gefühlsmäßigem Standpunkte zu behandeln bestrebt ist, dem Zwange der Verhältnisse nicht Widerstand zu leisten vermag. So verständlich dieses Streben auch von gefühlsmäßigem Standpunkte aus sein mag: das gefühlsmäßige Irrationale wird dem Zweckmäßigen, rational Durchdachten zum Opfer fallen, und neue, auf Grund der veränderten Verhältnisse erwachsene Gefühlswerte werden die Stelle der alten einnehmen.

Hieraus ergiebt sich nun auch, was als das Erstrebenswerte erscheinen muß: klare Erkenntnis der Übergriffe des Nationalitätsgefühls in Gebiete, die von rein rationellen Gesichtspunkten aus behandelt werden sollten, und Pflege der Eigenart, die sich gefühlsmäßig entwickelt und mit vernunftgemäßem Denken nicht im Widerspruch steht. Daß hiermit die maßlose Selbstüberhebung der einzelnen Nationen als unhaltbar fallen wird, liegt auf der Hand. Gegenüber den weltumfassenden ökonomischen und wissenschaftlichen Interessen, die das Nationalitätswesen beeinflussen, wird zunächst die theoretische Betrachtung wenig ins Gewicht fallen, aber die immer wiederholte Prüfung des Begriffs, der Nachweis seiner rein gefühlsmäßigen Quellen und seiner irrationellen Ausdehnung auf Gebiete, die ihm naturgemäß nicht unterliegen, werden im Laufe der Zeit das Ihre zur Klärung beitragen.

Ein eigenes Licht wird auf das ganze Rassen- und Nationalitätenproblem geworfen, wenn wir das Verhalten der europäischen Auswanderer in fremden Erdteilen in Betracht ziehen. Oft ist darüber geschrieben worden, wie leicht der Deutsche in fremden Nationalitäten aufgeht. Aber was vom Deutschen gilt, ist nicht weniger auf Mitglieder anderer Nationalitäten, die als einzelne in fremdsprachliche Umgebung geworfen werden, anwendbar. In Amerika läßt sich der Nachkomme von irgendwelchen europäischen Einwanderern in der zweiten Generation, besonders wenn der Name anglisiert ist, nur selten von den älter angesessenen Landeskindern unterscheiden. Bei Auswanderern und ihren Nachkommen schwinden eben die alten Gefühlswerte, die auf nationalen Gewohnheiten beruhten, mit diesen selbst widerstandslos dahin, weil die Umwelt ihnen keine Nahrung mehr bietet. Wohl haben die Auswanderer ihr Scherflein zur Umgestaltung ihrer gesellschaftlichen Umwelt beigetragen, aber sie selbst haben doch viel mehr fremdartiges aufgenommen. Es würde wohl kaum jemand in den Sinn kommen, hier von rassenhaften Eigenheiten zu sprechen.

Andere Seiten dieser Fragen treten bei den Kolonisationsproblemen auf, und ihre endgültige Lösung ohne Rücksicht auf die Augenblicksinteressen ist von größter Bedeutung für die Geschichte der Menschheit. Wir haben die Wahl. Entweder treibt der Europäer die fremden Rassen durch strengen Arbeitszwang in die Stellung eines gedrückten Proletariats, hält sie in geistiger Armut und niederer Stellung, ja weiht sie eben hierdurch oft genug dem Untergang, — oder er zieht sie durch sorgfältigste Pflege technischer und geistiger Interessen mit ihrer zunehmenden Differenzierung zu höherer Entwicklung heran. Wo die Behandlung des eingeborenen Elementes nur von dem Verlangen nach Arbeitskräften für Plantagenbau und Industrie bestimmt wird, gibt es nur ein ungünstiges Resultat.

Auf die Frage der Rassenmischung will ich hier nicht eingehen. Obwohl von biologischer Seite kein Einwand gegen Rassenmischung zu erheben ist, liegen doch häufig die sozialen Verhältnisse so, daß sie den Mischling in jeder Weise ungünstig stellen und die Entwicklung gesellschaftsschädlicher Eigenschaften in ihm fördern. In solchen Fällen werden die Mischlinge zunächst eine Schädigung sein. Ob nicht andererseits die Milderung der typischen Rassenunterschiede im Laufe der Zeiten trotz dieser Schädigung Vorteile mit sich bringt, wird nicht allgemein zu entscheiden sein. Der Erfolg hängt vielmehr von der Fähigkeit der Kolonisten ab, mit gegebenen Verhältnissen zu rechnen und zu wirtschaften. Für die eingeborene Indianerbevölkerung Amerikas ist sicher das einzige Heil in der langsam fortschreitenden Europäisierung zu suchen, die auch für die Gesamtbevölkerung keinerlei Bedenken birgt.

Wir dürfen unseren Gegenstand nicht verlassen, ohne mit einem Worte der inneren Entwicklung der Völker zu gedenken.

Wir verstehen heute besser als je die Wichtigkeit der

individuellen erblichen Eigenschaften, und sind vielleicht augenblicklich sogar geneigt, die Rasse der Individualpflege gegenüber zu stark zu betonen. Besonders stehen die europäischen Völker unter dem Eindruck der drohenden Degeneration, der zu dem Versuche geführt hat, eine kräftige Rassenhygiene aufzubauen. Wohl ist es von Wichtigkeit, erbliche pathologische Tendenzen zu bekämpfen und, soweit das möglich ist, auf eine Verbesserung der Rasse hinzuwirken; doch muß die Gefahr richtig verstanden werden. Die Statistik zeigt allerdings eine Zunahme der gesellschaftlich Schwachen, die der Gesundheitspflege, der Armenpflege, und der Rechtspflege anheimfallen. Gleichzeitig leben wir aber in einer Zeit ungemein rasch zunehmender Differenzierung der Bevölkerung, die eine vergrößerte Gesamtvariabilität hervorruft, ohne notwendigerweise mit einem Steigen oder Fallen des Durchschnitts verbunden zu sein. Aus dieser Tendenz würde sich die Zunahme sowohl der Schwachen, wie auch die der ganz Starken ergeben, ohne daß eine Verschlechterung des Gesamtzustandes sie begleitet. In vielen Beziehungen dürfte dieses den wahren Verhältnissen entsprechen. Natürlich sind die gesellschaftlich Starken keiner Statistik zugänglich, da sie nicht, wie die Schwachen, individuell der staatlichen Aufsicht anheimfallen. Ihre Gegenwart drückt sich aber in der größeren Intensität unseres Lebens aus.

Dürfen wir daher auch weniger beängstigt der Zukunft entgegensehen, so muß doch für Hebung des Gesamtniveaus Sorge getragen werden. Die Beseitigung der Nachkommenschaft der Schwachen ist das Allheilmittel der Eugeniker. Aber was hilft dies, so lange unsere industriellen Verhältnisse die ungeheure Masse von geisttötender Arbeit verlangen, die nur die gesellschaftlich Schwachen zu leisten gewillt sind, und die daher nach Ausmerzung einer Gruppe sofort neue Kreise in die gleichen Verhältnisse ziehen? Hier wirkt nicht die Erblichkeit allein, denn das Proletariat ist ja durch ökonomische Verhältnisse aus einer gesunden Bevölkerung herangezüchtet. Variabel ist der Mensch immer. Daß da bei der Ausdehnung des Proletariats und dem niederen Stande des Durchschnitts eine beträchtliche Zahl minderwertig ausfallen, nimmt kein Wunder. Und so wird es bleiben, so lange es ein solches Proletariat gibt. Allein wenn wir auch erkannt haben, daß gewisse pathologische Zustände erblich sind, so ist damit doch nicht bewiesen, daß sie sich auch bei geeigneten Verhältnissen spontan entwickeln.

Deshalb hat die Rassenhygiene eine Doppelaufgabe. Sie soll nicht nur die unzweifelhaft erblich schwer belasteten an der Fortpflanzung verhindern, — ich glaube dieses ist ihre kleinere Aufgabe, — sie muß vor allem auf Beseitigung der Verhältnisse wirken, welche die massenhafte Zucht der Schwachen begünstigt. Eine schwere Aufgabe, aber eine Aufgabe voller Verheißung auf Erfolg.

Die Meinung, daß die Rassenhygiene durch Beschränkung der Berechtigung zur Fortpflanzung gutes wirken kann, ist in bezug auf die erblich Belasteten wohl berechtigt, obwohl hierdurch ja auch eine beträchtliche Anzahl von Gesunden, die gesunde Nachkommen erzeugen können, nicht zur Entwicklung gelangen würde. Es fragt sich eben, ob der Ausfall an Gesunden durch andere Gesunde aus erblich besser gestellten Familien ersetzt werden kann. Sonst wäre es vielleicht für die Gesellschaft vorteilhafter, die Minderwertigen zu dulden, als den Ausfall an Gesunden zu tragen. Wir dürfen eben nicht vergessen, daß die Kulturarbeit von der Anzahl der frei arbeitenden Gesunden abhängt, so daß unser Streben sein muß, ihre Zahl und ihre Freiheit zu vergrößern. Mithin wird es mehr darauf ankommen, die genügende Fortpflanzung der Besten zu erzwingen, als die der Minderwertigen zu beschränken, und wenn es der Rassenhygiene gelingt hier das soziale Gewissen zu wecken, so wird sie Großes erreicht haben. Immerhin unterliegt die Möglichkeit einer Rassenzucht durch geeignete künstliche Auslese den schwersten Bedenken. Theoretisch ist sie ja vorhanden. Praktisch ist sie aber nicht zu erzielen, ohne eine Unterordnung der Persönlichkeit unter die Gesellschaftsinteressen, die unserer ganzen heutigen Anschauungsweise zuwiderläuft. Es kann hier nicht unser Ziel sein, die Durchführbarkeit einer solchen Idee zu diskutieren, wohl aber sollte die Verantwortung betont werden, welche die Generation auf sich nimmt, die einen solchen Schritt wagen würde. Wir wissen, was wir für erstrebenswert halten, und können das uns Erstrebenswerte durch Zuchtwahl zu kräftiger Entfaltung bringen. Durch einen Eingriff in die langsame Entwicklung werden aber die Keime zu möglichen, neuen Formen, die wir nicht kennen, unterbunden, und unsere Ideale werden zu den endgültigen Idealen der Menschheit gemacht.

Was wir auch erstreben mögen, die Entwicklungsmannigfaltigkeit dürfen wir unseren Nachkommen nicht rauben. Wohin der Weg der Menschheit führen mag, wer kann es voraussagen? Gewiß aber dürfen wir nichts tun, der Entwicklung ein Ziel zu setzen, das nicht überschritten werden kann.

Anhang.

Die Meßbarkeit der Variabilität.

Untersuchungen über variable Erscheinungen im Gebiete der Messungen von Pflanzen, Tieren und Menschen, gesellschaftlicher und volkswirtschaftlicher Verhältnisse, so-

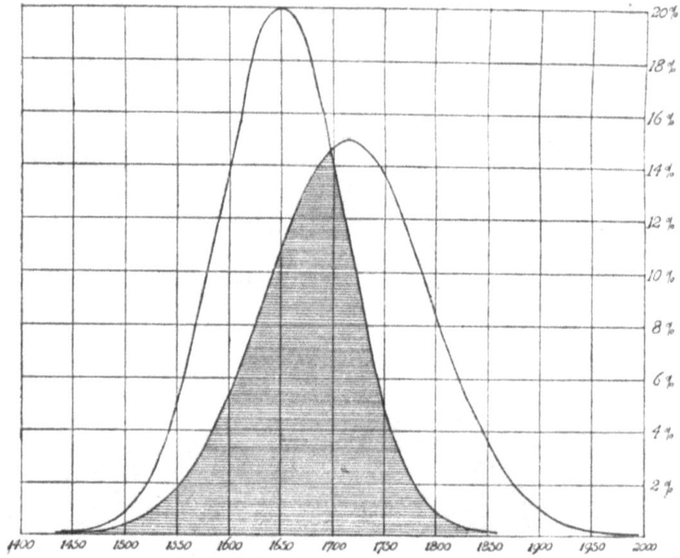

wie physikalischer Phänomene wie der Meteorologie haben zu der Entdeckung geführt, daß fast immer ein und dasselbe Gesetz annähernd genau die Verteilung der Häufigkeit der Abweichungen beherrscht (Lock, Bowley, Westergaard, Yule).

Wir haben schon darauf aufmerksam gemacht, daß die in einem variablen Typus enthaltenen Formen so verteilt sind, daß ein gewisser Zahlenwert häufig vorkommt, und daß mit der Größe des meßbaren Unterschiedes zwischen einer Einzelform und der Norm ihre Häufigkeit abnimmt. Die Art dieser Häufigkeitsverteilung ist auf S. 238 zur Darstellung gebracht, wo auf der horizontalen Linie die Zahlenwerte der verschiedenen Formen abgetragen sind, während die senkrechten Abstände von der Horizontalen bis zu der Kurve die Häufigkeit ausdrückt, mit der der betreffende auf der Horizontalen verzeichnete Beobachtungswert gefunden wird. Die Figur stellt die Verteilung von Körpergrößen bei einem Typus dar, die zahlenmäßig wie folgt verteilt sind:

Intervall	von	1415—1455	mm	5	Individuen
„	„	1455—1495	„	11	„
„	„	1495—1535	„	44	„
„	„	1535—1575	„	135	„
„	„	1575—1615	„	325	„
„	„	1615—1655	„	607	„
„	„	1655—1695	„	882	„
„	„	1695—1735	„	1000	„
„	„	1735—1775	„	882	„
„	„	1775—1815	„	607	„
„	„	1815—1855	„	325	„
„	„	1855—1895	„	135	„
„	„	1895—1935	„	44	„
„	„	1935—1975	„	11	„
„	„	1975—2015	„	5	„

Zum Zwecke bequemerer Darstellung haben wir uns hier die in jedem Intervall enthaltenen Individuen auf den Mittelwert jedes Intervalles konzentriert gedacht. Der mittlere, häufigste Wert dieser Serie, den wir die Norm genannt haben,[1] liegt in dem Intervall 1695—1735 mm, oder auf dem

[1] Die gewählten Zahlen stellen nicht eine wirkliche Beobachtungsserie dar, sondern sind nur der Theorie gemäß ausgewählt, um die Verhältnisse, um die es sich handelt, zur Anschauung zu bringen.

Mittelwert 1715 mm; der mittlere Wert für die in dem Intervall von 1975—2015 mm liegenden Individuen beträgt etwa 1995 mm; die Abweichung dieser Gruppe von der Norm ist daher 280 mm. Diese große Abweichung findet sich 5 mal in einer 5018 Individuen umfassenden Serie. Der mittlere Wert für die in dem Intervall 1775—1815 mm liegenden Individuen beträgt etwa 1795 mm; ihre Abweichung von der Norm ist daher 80 mm. Dieser kleinere Wert der Abweichung findet sich 607 mal. Berechnet man aus all diesen Abweichungen die mittlere Abweichung, so findet sich ein Wert von 62,7 mm, der als Maß der Variabilität betrachtet werden kann.

Dieses wird besonders deutlich, wenn wir den ersten Typus mit einem zweiten, verschiedenen vergleichen, der in der folgenden Zahlenreihe beschrieben ist.

Intervall	von	1425—1455	mm	5	Individuen
„	„	1455—1485	„	11	„
„	„	1485—1515	„	44	„
„	„	1515—1545	„	135	„
„	„	1545—1575	„	325	„
„	„	1575—1605	„	607	„
„	„	1605—1635	„	882	„
„	„	1635—1665	„	1000	„
„	„	1665—1695	„	882	„
„	„	1695—1725	„	607	„
„	„	1725—1755	„	325	„
„	„	1755—1785	„	135	„
„	„	1785—1815	„	44	„
„	„	1815—1845	„	11	„
„	„	1845—1875	„	5	„

Hier ist die Norm 1650 mm, und die, wie vorher bestimmt, mittlere Abweichung 47,0 mm. Wie nach den gewählten Zahlenwerten zu erwarten steht, beträgt die letztere drei Viertel der mittleren Abweichung der ersten Serie.

Diese zwei Zahlenpaare geben uns nun ein unmittelbares Bild der Verschiedenartigkeit der beiden Typen. Als Norm dient uns also der Durchschnittswert, als Maß der Verschiedenartigkeit der Durchschnittswert aller vorkommenden Abweichungen von der Norm.

Es liegt ja nun auf der Hand, daß diese Beschreibung eines Typus willkürlich ist; denn ebensogut wie die zwei Durchschnittswerte lassen sich andere willkürliche Werte auswählen, welche von der Verteilung der Häufigkeit des Vorkommens der verschiedenen Maße bestimmt werden. So könnte man den Punkt bestimmen, an dem das häufigst vorkommende Maß sich findet, oder auch den Punkt, der die Individuenreihe in zwei gleiche Hälften teilt, von der die eine alle kleinen, die andere alle großen Individuen enthält, und ebenso lassen sich verschiedenartige Ausdrücke für die Variabilität oder Verschiedenartigkeit der in der Serie enthaltenen Formen finden. Man könnte z. B. bestimmen, innerhalb welcher Grenzen die mittlere Hälfte aller gemessenen Individuen eingeschlossen ist, d. h. das Viertel abzählen, das alle kleinsten Individuen, und ebenso das Viertel, das alle größten Individuen enthält, und bestimmen, bei welchem Maße diese Viertel anfangen. Dann wird der Abstand dieser beiden Maße die mittlere Hälfte der Individuen umfassen. Natürlich gibt uns keine all dieser Methoden die wahre Verteilung der Individuen, welche allein den Typus vollständig bestimmen kann.

Die Gründe, die uns veranlassen, die Serie durch ein paar Zahlen, welche die Norm und die Variabilität ausdrücken, zu ersetzen, müssen hier kurz dargelegt werden. Der einfachste Grund ist der, daß wir nur selten in der Lage sind, die Eigentümlichkeit der ganzen Serie zu bestimmen. Ein Blick auf die Regelmäßigkeit der oben gegebenen theoretischen Beispiele und die Unregelmäßigkeit einer auf wirklichen Beobachtungen beruhenden Zahlenreihe beweist, daß die wahre Verteilung nur bekannt werden kann, wenn uns ungeheuer viele Fälle zu Gebote stehen. Daß die Unregelmäßigkeit der Verteilung nicht etwa auf wirklichen Verschiedenheiten des Typus beruht, zeigt sich empirisch daraus, daß Messungen von verschiedenen derselben Serie entnommenen Individuengruppen nie ganz die gleichen Resultate geben, sondern Verschiedenheiten enthalten, die um so stärker sind, je kleiner die Gruppen sind. Solche

Verschiedenheiten beruhen auf dem Zufall, und es läßt sich theoretisch bestimmen, wie groß die zu erwartenden Unterschiede sind. So lange wir also auf Serien beschränkt sind, die in der Häufigkeitsverteilung von Individualmaßen stark vom Zufall abhängen, sind wir gar nicht in der Lage, die genauere Verteilung zu erforschen.

Dazu kommt noch, daß der Vergleich zweier ungenau bekannter Serien sehr schwierig ist. Jede Serie besteht, wie wir oben gesehen haben, aus einer langen Reihe von Zahlenwerten, aus denen man sich weder unmittelbar noch graphisch ein klares Bild machen kann. Läßt sich dagegen die Serie auf einige wenige Zahlenwerte reduzieren, so ist der Vergleich leichter, und um so leichter, je weniger Zahlen zu vergleichen sind, und je weniger ihre Größe vom Zufall abhängt, dessen Einfluß ja nie ganz beseitigt werden kann. Nun haben die Durchschnittswerte den Vorteil, daß sie weniger als andere Werte vom Zufall abhängen, so daß sie ein bequemes Mittel sind Serien zu vergleichen, wenn auch der Vergleich nie erschöpfend ist. Zu erschöpfender Behandlung bedarf man eben so großer Individuenzahlen, daß sie für die praktische Arbeit nur selten zur Verfügung stehen.

Ferner hat die erfahrungsmäßige Untersuchung vieler sehr großer Serien gelehrt, daß sie sich meist mit ziemlich großer Genauigkeit aus dem Durchschnittswerte der Beobachtungen und dem Durchschnittswerte der Abweichungen von der Norm zahlenmäßig nach einer ganz bestimmten Formel berechnen lassen, und man kann daher verallgemeinernd schließen, daß die Häufigkeitsverteilung in der Serie sich meist annähernd aus den beiden genannten Werten so berechnen läßt, daß der Einfluß der zufälligen Abweichungen nur gering ist. Natürlich machen wir hierbei die Annahme, daß die beobachtete Form der Verteilung immer annähernd dieselbe ist.

Wir können diese Bemerkungen dahin zusammenfassen, daß wir erkennen, daß jeder Typus eine große Zahl verschiedenartiger Individuen umfaßt, daß die relative Häufigkeit dieser Individuen den Typus ausmacht, und daß daher die Beschreibung des Typus auf der Häufigkeitsverteilung aller in ihm enthaltenen Einzelformen fußen muß. Diese

Verteilung läßt sich meist nur mit annähernder Genauigkeit angeben, und zwar ist es üblich, sie vermittels zweier Werte auszudrücken, die unter gewissen Annahmen eine theoretische Bestimmung der Häufigkeitsverteilung gestatten. Eine unmittelbare Bestimmung der Häufigkeitsverteilung ist nur möglich, wenn die Serie eine außerordentlich große Individuenzahl umfaßt.

Wir haben auf S. 238 als Beispiel die theoretisch angenommene Verteilung von Körpergrößen zweier verschiedener Typen angegeben. Ein Blick auf diese Verteilung zeigt nun, daß dieselben Körpergrößen in beiden Serien vorkommen. Die Werte zwischen 1575 mm und 1695 mm erscheinen z. B. in der ersten Serie 1814mal, in der zweiten Serie 3371 mal. Das Verhältnis erscheint ganz deutlich in der Figur, in welcher die Verteilung für beide Typen zugleich gezeigt ist. Die Kurve, welche die erste Serie ausdrückt, erscheint niedriger und breiter ausgezogen, weil die gleiche Zahl Fälle, die in der zweiten Serie auf ein Intervall von 3 cm fallen, in der ersten auf ein Intervall von 4 cm fallen. Da nun die durch senkrechte Linien aus den Kurven ausgeschnittenen Flächen die Zahl des Vorkommens andeutet, muß natürlich die Kurve, die die erste Serie darstellt, niedriger verlaufen, weil auf das Intervall von 3 cm weniger Fälle kommen. Da beide Kurven sich an dem Punkte 1697,4 mm schneiden, sieht man leicht, daß in dem vorerwähnten Intervall von 1575 bis 1695 mm die Fläche, welche beiden Kurven gemeinsam ist, die Individuen darstellt, deren Maße beiden Serien gemeinsam sind, den Zahlenwerten nach also 1814 Individuen, während die übrigen diesem Intervall angehörigen 1557 Individuen (nämlich 3371—1814) nur bei dem ersten Typus vorkommen. Offenbar gehören alle Individuen, die in den beiden Kurven gemeinsamen Flächenraum fallen, beiden Typen an. Dieser Flächenraum ist hier schraffiert angegeben worden. Ich habe die Größe dieses Flächenraumes für unser Beispiel berechnet. Bei gleicher Zahl beider Serien würden 62,8 Prozent der Körpergrößen jeder Serie auch der anderen angehören, während 37,2 Prozent jeder Serie in der zweiten Serie nicht vorkommen würde. Hierbei ist, wie gesagt, im

Auge zu behalten, daß Individuen, die gleiche Maße haben, aber verschiedenen Serien angehören, deshalb nicht von biologischem Gesichtspunkt aus identisch sind, daß sie aber als um so ähnlicher angenommen werden dürfen, je weniger sich die Serien als Ganze unterscheiden. Denn in diesem Falle müssen wir annehmen, daß die Definitionen der beiden Klassen und die unbekannten, die Variation bedingenden Ursachen ebenfalls ähnlich sind.

Die Beobachtung lehrt nun, daß beim Vergleich von Menschenrassen mitunter die individuellen Variationen innerhalb des Typus im Vergleich zu den Unterschieden der Normen sehr klein sind. Bei zahlenmäßiger Darstellung des Vorkommens aller individueller Variationen in beiden Typen würde dieses sich dadurch ausdrücken, daß keines der Maße des einen Typus sich beim anderen fände, oder graphisch ausgedrückt: man würde finden, daß die Kurven, die beide Typen zur Darstellung bringen, ganz voneinander getrennt sind. So ist die Farbe des Sudannegers, die Form und Farbe seines Haares, und die Form seiner Lippen und Nase trotz aller individuellen Variation durchweg von den entsprechenden Kennzeichen bei den Schweden verschieden. Hier findet kein Übergreifen der Zahlenwerte und der Merkmale statt.

Dieses ist aber verhältnismäßig selten der Fall. In bezug auf viele, wohl die meisten Körpermerkmale ist die individuelle Variation so groß, der Unterschied zwischen den Normen so klein, daß weitausgedehntes Übergreifen der Serien Regel wird; und dieses gilt nicht nur von ähnlichen Nachbartypen, sondern auch von Typen, die sowohl den Wohnorten nach, wie auch der Form nach, weit voneinander getrennt sind.

Für die richtige Beurteilung von Rassenverschiedenheiten müssen wir uns die Bedeutung des häufigen Vorkommens des Übergreifens stets vor Augen halten. Je näher die Normen zweier Serien aneinander liegen, um so mehr haben wir das Recht, gleichmäßige Individuen beider Serien für annähernd äquivalent zu halten. Bei weit auseinanderliegenden Normen darf diese annähernde Gleichsetzung nicht ohne weiteres geschehen.

Ferner ist zu bedenken, daß die Verschiedenheit der Normen nach zwei Gesichtspunkten beurteilt werden kann. Einmal können wir den absoluten morphologischen Unterschied bestimmen, wie z. B. den zwischen der Negernase und der Nase der Nordeuropäer; sodann können wir aber auch den Unterschied im Verhältnis zu seiner Variationsbreite bemessen. Es ist nämlich offenbar nicht das Gleiche, wenn wir einen gewissen Normunterschied haben, der in jeder Serie so geringe Abweichungen aufweist, daß alle Individualwerte der ersten Serie von allen Individualwerten der zweiten Serie verschieden sind, oder wenn wir den gleichen Normunterschied haben mit so großen Abweichungen, daß die Individualabweichungen der beiden Serien stark ineinandergreifen. Im ersten Falle haben wir offenbar zwei ganz verschiedene Klassen oder Typen, im zweiten Falle zwei Typen, die möglicherweise Unterglieder einer Klasse sein können, und um so wahrscheinlicher gemeinsame Definitionselemente enthalten, je stärker ihr Übergreifen ist, und in je mehr untersuchten Merkmalen beide Serien einander teilweise decken. In einem solchen Falle werden eben die Normalwerte selbst die gemeinsamen Elemente der beiden Klassen zum Ausdruck bringen, und diese Gemeinsamkeiten kommen den Verschiedenheiten der Klassen gegenüber stark zur Geltung. Es ist natürlich nicht notwendig, daß ein solches Übergreifen auf dem Vorhandensein gemeinsamer Elemente in beiden Klassen beruht. Auch dieser Fall läßt sich am besten an dem Verhalten anorganischer Substanzen darlegen: Wenn zwei Flüssigkeiten von verschiedener chemischer Zusammensetzung, aber nahezu dem gleichen spezifischen Gewicht, durch verschiedene Stoffe verunreinigt sind, so können die spezifischen Gewichte beider Klassen so variieren, daß die Varianten einander überschneiden. Dennoch sind beide Klassen ganz verschieden. Handelt es sich aber, wie bei Menschenrassen, um homologe Erscheinungen, die gleichartigen Einwirkungen unterliegen, so wird es höchstwahrscheinlich, daß die verschiedenen Klassen gleiche ursächliche Elemente enthalten, d. h. Untergruppen größerer natürlicher Klassen sind.

Auf dieser Betrachtung beruht es, daß bei gleichmäßigen

Individuen zweier Serien diese als um so ähnlicher ihrem Wesen nach angenommen werden dürfen, je kleiner der Unterschied der Normen im Vergleich zur Variabilität der Serien ist. Diese Übereinstimmung darf sich aber nicht nur auf ein Merkmal stützen, sondern muß sich entweder bei vielen Merkmalen nachweisen lassen, oder man muß auf andere Weise zeigen können, daß die geprüften Merkmale in beiden Serien gleichwertig sind.

Literaturnachweise.

S. 6. Leo Frobenius, Und Afrika sprach. Berlin 1912—13.

S. 8. A. Penck, Das Alter des Menschengeschlechtes (Zeitschrift für Ethnologie, Bd. 40, S. 390ff. ; Penck und Brückner, Die Alpen im Eiszeitalter. Leipzig.

Th. Waitz, Anthropologie der Naturvölker (2. Auflage). Bd. 1, S. 381.

S. 13. Georg Gerland, Das Aussterben der Naturvölker; F. Ratzel, Anthropogeographie. Bd. 2, S. 330ff.

S. 14. H. Barth, Travels and Discoveries in North and Central Africa (2. Auflage. London 1857—1858). Bd. 2, S. 253ff.; Bd. 3, S. 425ff., 528ff.; Bd. 4, S. 406ff., 579ff.

Gustav Nachtigal, Sahărâ und Sûdân. Bd. 2, S. 391ff., 691ff.; Bd. 3, S. 270ff., 355ff.

S. 15. Mary White Ovington, Half a Man, the Status of the Negro in New York. New York, Longmans, Green & Co., 1911.

S. 24. W. Johannsen, Elemente der exakten Erblichkeitslehre. Jena 1909.

S. 28. Francis Galton, Natural Inheritance. London 1889.

Karl Pearson, Law of Ancestral Heredity (Proceedings of the Royal Society of London, Bd. 62, S. 387); Law of Reversion (Ebenda, Bd. 66, S. 142ff.); On a Criterion which may serve to test Various Theories of Inheritance (Zeitschrift für Morphologie und Anthropologie, Bd. 7, 1904, S. 524ff.).

S. 29. E. Baur, Einführung in die experimentelle Vererbungslehre. Berlin 1911.

L. Plate, Vererbungslehre. Leipzig 1913.

Felix von Luschan, Die Tachtadschy und andere Überreste der alten Bevölkerung Lykiens (Archiv für Anthropologie. Bd. 19, S. 31—53).

S. 30. Franz Boas, Zur Anthropologie der nordamerikanischen Indianer (Zeitschrift für Ethnologie, Bd. 27, Berlin 1895, S. 366ff.).

Franz Boas und Helene M. Boas, The Head-Forms of the Italians as influenced by Heredity and Environment. (American Anthropologist, Bd. 15, 1913, S. 163ff.).

S. 31. Eugen Fischer, Die Rehobother Bastards. Jena 1913.

Ch. B. Davenport, Heredity of Eye-Color in Man (Science, Neue Serie, Bd. 26, S. 589—592); Heredity of Hair-form in Man (American Naturalist, Bd. 42, S. 341—349; Bd. 43, S. 193—211).

S. 33. Karl Pearson, On the Law of Heredity in Man (Biometrika, Bd. 2, 1902—03, S. 357ff.).

Franz Boas, Heredity in Anthropometric Traits (American Anthropologist, Neue Serie, Bd. 9, 1907, S. 453ff.).

S. 37. Ottokar Lorenz, Lehrbuch der gesamten wissenschaftlichen Genealogie. Berlin 1898. S. 289ff., 308, 310, 311.

S. 41. M. D. und Raymond Pearl, On the Relation of Race Crossing to the Sex Ratio (Biological Bulletin, Bd. 15, 1908, S. 194ff.).

Stuart Courtis, Report on Courtis Tests in Arithmetic, Interim Report of the Committee on School Inquiry; Board of Estimate and Apportionment of New York City, 1911—12, N. Y., S. 70—75.

S. 42. Edward L. Thorndike, Measurements of Twins. New York, Science Press, 1905.

S. 43. Ridolfo Livi, Anthropometria Militare. Rome 1896.

R. Collignon, Anthropologie de la France; Dordogne, Charente, Creuse, Corrèze, Haute-Vienne (Mém. Soc. d'anthropologie, Serie 3, Bd. 1, S. 3—79).

S. 49. Roland B. Dixon, 13th Census of the United States, 1910, Bulletin. Population: United States. Statistics of the Indian Population. Washington 1913.

S. 51. J. Kollmann, Beiträge zu einer Kraniologie der Europäischen Völker (Archiv für Anthropologie, Bd. 13, 14); Die Rassenanatomie der Hand und die Persistenz der Rassenmerkmale (Ebenda, Bd. 28, S. 91ff.).

S. 52. J. Deniker, The Races of Man. London 1900.

B. A. Gould, Investigations in the Military and Anthropological Statistics of American Soldiers, New York, 1869; J. H. Baxter, Statistics, Medical and Anthropological, Washington 1875.

H. P. Bowditch, The Growth of Children (8th Annual Report of the State Board of Health of Massachusetts, Boston 1877).

Geo. W. Peckham, The Growth of Children (6th Annual Report of the State Board of Health of Wisconsin for 1881, Madison 1882, S. 28—73).

Otto Ammon, Zur Anthropologie der Badener. Jena 1899, S. 514.

Edw. Ph. Mackeprang, De Värnepligtiges Legemsøjde i Danmark (Meddelelser om Danmarks Antropologi, Kopenhagen 1907, Bd. 1, S. 11—68).

Harald Westergaard, Undersøgelser over Legemsøjden i Danmark (Ebenda, S. 351—391).

S. 53. William Z. Ripley, The Races of Europe. New York 1899, S. 381.

S. 54. S. Weißenberg, Das Wachstum des Menschen. Stuttgart 1911.

F. Boas und Clark Wissler, Statistics of Growth. Report of the U. S. Commissioner of Education for 1904, S. 25—132.

S. 55. E. Neumann, Vorlesungen zur Einführung in die experimentelle Pädagogik. Leipzig 1907, Bd. 1.

S. 56. Rieger, Über die Beziehungen der Schädellehre zur Psychologie, Psychiatrie und Ethnologie. 1882.

Joseph Engel, Untersuchungen über Schädelformen. Prag 1851.

G. Walcher, Über die Entstehung von Brachy- und Dolichokephalie (Zentralblatt für Gynäkologie, Bd. 29, 1904, Nr. 7); Anton Nyström, Über die Formenveränderungen des menschlichen Schädels und deren Ursachen (Archiv für Anthropologie, Bd. 27, S. 211ff.).

Otto Ammon, Zur Anthropologie der Badener, S. 641; Die natürliche Auslese beim Menschen; De Lapouge, Recherches sur l'anthropologie de l'Ille-et-Vilaine (Bulletin de la Soc. scient. et médicale de l'Ouest, Rennes 1895).

Ridolfo Livi, Antropometria Militare. S. 87ff.

S. 57. Ripley, siehe S. 53.

S. 58. Wilhelm Schallmayer, Vererbung und Auslese im Lebenslauf der Völker. 1903.

S. 59. F. C. Shrubsall, Physical Characters and Morbid Proclivities (St. Bartholomews Hospital Reports 1904, Bd. 39, S. 63ff.).

David Macdonald, Pigmentation of the Hair and Eyes of Children suffering from the Acute Fevers, its Effects on Susceptibility, Recuperative Power and Race Selection (Biometrika, Bd. 8, S. 13—39).

A. M. Carr Saunders, Pigmentation in relation to Selection and to Anthropometric Characters (Ebenda, S. 354—384).

S. 61. Franz Boas, Changes in Bodily Form of Descendants

of Immigrants. New York, Columbia University Press, 1912.

S. 68. Gustav Fritsch, Die Eingeborenen Südafrikas. Breslau 1872, S. 30ff.

S. 69. C. Keller, Die Haustiere als menschlicher Kulturerwerb (Der Mensch und die Erde, Berlin 1906, S. 165—304); Naturgeschichte der Haustiere, Berlin 1905; Die Stammesgeschichte unserer Haustiere, Leipzig 1909.

Th. Studer, Die prähistorischen Hunde in ihrer Beziehung zu den gegenwärtig lebenden Rassen. Zürich 1901.

S. 70. Beckmann, Geschichte und Beziehung der Rassen der Hunde. Braunschweig 1894—95.

W. Bogoras, The Chukchee (Publications of the Jesup North Pacific Expedition, Leiden 1904—09, Bd. 7, S. 73ff.). Man vergleiche aber J. A. Allen, Report on the Mammals collected in Northeast Siberia by the Jesup North Pacific Expedition (Bulletin of the American Museum of Natural History, New York 1903, Bd. 19, S. 126).

S. 72. Karl Pearson, Mathematical Contributions to the Theory of Evolution, III (Philosophical Transactions, 1896—97, S. 253ff.).

S. 73. H. H. Risley und E. A. Gait, Census of India 1901, Calcutta 1903, Bd. 1, S. 489ff.

G. Nachtigal, Sahărâ und Sûdân. Bd. 2, S. 424ff.

Rudolf Martin, Die Inlandstämme der Malayischen Halbinsel. Jena 1905, S. 1011—1012.

S. 76. Robert Bennett Bean, On a Racial Peculiarity in the Brain of the Negro (American Journal of Anatomy, Bd. 4, 1905).

Franklin P. Mall, On Several Anatomical Characters of the Human Brain, said to vary according to Race and Sex (Ebenda, Bd. 9, S. 1—32).

S. 78. R. Wiedersheim, Der Bau des Menschen. Freiburg 1887, S. 107.

S. 81. H. Klaatsch, The Skull of the Australian Aboriginal (Reports from the Pathological Laboratory of the Lunacy Department, New South Wales Government, Bd. 1, Teil 3, Sydney 1908, S. 43—167; Der primitive Mensch der Vergangenheit und Gegenwart (Verh. der Ges. deutscher Naturf. u. Ärzte, 80. Vers. zu Cöln, Teil 1, S. 95). Anatomische Hefte 1902, S. 635ff.

C. H. Stratz den Haag, Das Problem der Rasseneinteilung der Menschheit (Archiv für Anthropologie, Neue Serie, Bd. 1, S. 189ff.).

Otto Schoetensack, Die Bedeutung Australiens für die Heranbildung des Menschen aus einer niederen Form (Zeitschrift für Ethnologie, Bd. 33, 1901, S. 127ff.).

D. J. Cunningham, The Lumbar Curve in Man and Apes (Cunningham Memoirs, Dublin 1886).

S. 83. Karl Pearson, On the Relationship of Intelligence to Size and Shape of Head, and to other Physical and Mental Characters (Biometrika, Bd. 5, S. 136ff.).

S. 84. L. Manouvrier, Les aptitudes et les actes dans leurs rapports avec la constitution anatomique et avec le milieu extérieur (Bull. de la Soc. d'Anthropologie de Paris, 4. Serie, Bd. 1, 1890, S. 918ff.).

P. Topinard, Eléments d'Anthropologie générale, S. 620. Der hier für Neger angegebene Wert ist sehr klein. Eine andere Reihe (S. 622), aus 100 Schädeln jeder Gruppe bestehend, ergibt folgende Werte: Pariser 1551 cc, Auvergnaten 1585 cc, Afrikanische Neger 1477 cc, New Kaledonier 1488 cc.

S. 85. L. Manouvrier, Sur l'interprétation de la quantité dans l'encéphale (Mém. de la Soc. d'Anthropologie de Paris, 2. Serie, Bd. 3, S. 284, 277, 281).

Francis Galton, Head Growth in Students at Cambridge (Journal of the Anthrop. Institute of Great Britain and Ireland, Bd. 18, S. 156).

S. 86. A. da Costa Ferraira, La capacité du crâne chez les Portugais (Bull. et Mém. de la Société d'Anthropologie de Paris, 5. Serie, Bd. 4, 1903, S. 417ff.).

H. Matiegka, Über das Hirngewicht, die Schädelkapazität und die Kopfform, sowie deren Beziehungen zur psychischen Tätigkeit des Menschen (Sitzungsberichte der K. Böhmischen Ges. der Wissenschaften, 1902, Prag 1903).

S. 87. H. H. Donaldson, The Growth of the Brain, 1905.

Raymond Pearl, Variation and Correlation in Brain-Weight (Biometrika, Bd. 4, S. 13ff.).

Franklin P. Mall, siehe Anmerkung zu S. 76.

S. 88. Gustav Klemm, Allgemeine Kulturgeschichte. Leipzig 1843. Bd. 1, S. 196ff.

A. Wuttke, Geschichte des Heidentums. Breslau 1852 bis 1853, Bd. 1, S. 36.

Carl Gustav Carus, Über die ungleiche Befähigung der verschiedenen Menschheitsstämme für höhere geistige Entwicklung (Denkschrift zum hundertjährigen Geburtsfeste Goethes, Leipzig 1849).

J. A. de Gobineau, Essai sur l'inégalité des races humaines. Paris 1853—55.

Nott und Gliddon, Types of Mankind, Philadelphia 1854; Indigenous Races of the Earth, Philadelphia 1857.

S. 89. Herbert Spencer, Principles of Sociology.

Edward B. Tylor, Researches into the Early History of

Mankind, London 1878; Primitive Culture, London 1891.

Theodor Waitz, Anthropologie der Naturvölker (2. Auflage, 1877, Bd. 1, S. 387).

Fritz Schultze, Psychologie der Naturvölker. Leipzig 1900.

L. Lévy-Bruhl, Les fonctions mentales dans les sociétés inférieures. Paris 1910.

S. 92. A. MacDonald, Colored Children: A Psychophysical Study (Journal of the American Medical Association, 27te Mai 1899, Chicago).

S. 93. Galton und Pearson, siehe Anmerkung zu S. 28.

S. 94. W. H. R. Rivers, Observations on the Senses of the Todas (Journal of Psychology, Bd. 1, 1905, S. 322ff.).

R. S. Woodworths Resultate sind noch nicht vollständig veröffentlicht. Siehe Frank G. Bruner, The Hearing of Primitive Peoples, New York, Science Press 1908.

A. Wernich, Geographisch-medizinische Studien nach den Ergebnissen einer Reise um die Erde. Berlin 1878, S. 81.

S. 95. Rudolf Virchow, Die physischen Eigenschaften der Lappen (Verh. der Berliner Ges. f. Anthr., Ethn. und Urg., Bd. 7, 1875, S. 34; Bd. 22, 1890, S. 411).

S. 96. Charles Darwin, Journal of Researches into the Natural History and Geology of the Countries visited during the Voyage of H. M. S. Beagle round the World, New York 1895, S. 228—229.

S. 97. Sigismund Freud, The Origin and Development of Psychoanalysis (Clark University Lectures and Addresses, 1910, Part. I, S. 1—38, Worcester, Mass.).

S. 100. Eine Geschichte der Klassifikation der Menschenrassen findet sich in P. Topinard, Éléments d'anthropologie générale. Paris 1885.

H. Huxley, On the Geographical Distribution of the Chief Modifications of Mankind (Journal of the Ethnological Society, N. S., Bd. 2, 1870, S. 404—412).

S. 101. Friedrich Müller, Allgemeine Ethnographie. Wien 1879.

S. 102. Ripley, Deniker, siehe Anmerkungen zu S. 52, 53.

F. Sarasin, Ergebnisse naturwissenschaftlicher Forschungen auf Ceylon. Wiesbaden 1892—93, Bd. 3, S. 569.

C. G. Seligmann, The Veddas. Cambridge 1911.

E. Bälz, Menschenrassen Ost-Asiens mit spezieller Rücksicht auf Japan (Verh. der Berliner Ges. f. Anthr., Ethn. u. Urg., Bd. 33, 1901, S. 166—189).

H. ten Kate, Anthropologisches und Verwandtes aus Japan (Internationales Zentralblatt für Anthropologie, Bd. 7, S. 659).

W. Jochelson, The Yukaghir and the Yukaghirized

Tungus (Publications of the Jesup North Pacific Expedition, Bd. 9, 1910, S. 59).

S. 103. Maurice Fishberg, The Jews. A Study of Race and Environment. London 1911.

S. 104. F. W. Hodge, Handbook of American Indians. Washington 1907. Karte.

Franz Boas, A. J. Stones Measurements of Natives of the Northwest Territories (Bulletin of the American Museum of Natural History, Bd. 14, New York 1901, S. 53—68); Zur Anthropologie der nordamerikanischen Indianer (Verh. der Berliner Ges. f. Anthr., Ethn. u. Urg., Bd. 27, 1895, S. 367).

Pliny Earle Goddard, Life and Culture of the Hupa (University of California Publications, American Archaeology and Ethnology, Bd. 1, Berkeley 1903–1904).

Washington Matthews, Navaho Legends. Boston 1897.

P. A. G. Morice, The Great Déné Race (Anthropos, Bd. 1, 2, 4, 1906, 1907, 1909).

S. 105. A. L. Kroeber, Types of Indian Culture in California (University of California Publications, American Archaeology and Ethnology, Bd. 2, 1904—07, S. 81—103).

Franz Boas, The Tribes of the North Pacific Coast (Annual Archaeological Report, Toronto, Ontario 1906, S. 235—249).

S. 111. B. Ankermann, Kulturkreise und Kulturschichten in Afrika (Zeitschrift für Ethnologie, Bd. 37, Berlin 1905, S. 54ff.).

S. 115. Herbert Spencer, The Principles of Sociology. New York 1893, Bd. 1, S. 55, 59—61.

S. 119. G. M. Sproat, Scenes and Studies of Savage Life, 1868, S. 120.

Herbert Spencer, a. a. O., S. 70.

S. 120. Paul Ehrenreich, Die Mythen und Legenden der südamerikanischen Urvölker. Berlin 1905.

Franz Boas, The Growth of Indian Mythologies (Journal of American Folk-Lore, Bd. 9, 1896, S. 1—11).

James Mooney, The Ghost-Dance Religion (14th Annual Report of the Bureau of Ethnology, S. 641ff.).

Paul Radin, A Sketch of the Peyote Cult of the Winnebago: A Study in Borrowing (Journal of Religious Psychology, Bd. 7, 1914, S. 1—22).

S. 121. A. W. Nieuwenhuis, Die Veranlagung der Malaiischen Völker. Leiden 1913.

E. Torday et T. A. Joyce, Notes Ethnographiques sur les peuples communément appelés Bakuba (Annales du Musée du Congo Belge, Brüssel 1911).

Leo Frobenius, Und Afrika sprach. Bd. 1.

Rudolf Lehmann, Schopenhauer. S. 2—3.

S. 122. G. Tarde, Les lois de l'imitation. Paris 1895.

S. 124. Adolf Bastian, Ideale Welten, Berlin 1982; Die Welt in ihren Spiegelungen unter dem Wandel des Völkergedankens, Berlin 1887; Allerlei aus Volks- und Menschenkunde, Berlin 1888; Geographische und ethnologische Bilder, Jena 1873 usw.

Richard Andree, Ethnographische Parallelen und Vergleiche, Stuttgart 1878; Neue Folge, Leipzig 1889.

Albert H. Post, Grundriß der ethnologischen Jurisprudenz. Oldenburg und Leipzig 1894.

Edward Westermarck, The Origin and Development of the Moral Ideas, London 1906, 1908; The History of Human Marriage, 1894.

Tylor und Spencer, siehe Anmerkung zu S. 89.

J. G. Frazer, The Golden Bough; Totemism and Exogamy; London.

S. 125. Richard Andree, Scapulimantia (Boas Anniversary Volume, New York 1906, S. 143ff.).

Franz Boas, Indianische Sagen von der Nord-Pazifischen Küste Amerikas. Berlin 1895, S. 338—339.

S. 126. Franz Heger, Aderlaßgeräthe bei den Indianern und Papuas (Mitteilungen der Anthr. Ges. in Wien, Bd. 23, 1893, Sitzungsberichte, S. 83—87).

Roland B. Dixon, Basketry Designs of the Indians of Northern California (Bulletin of the American Museum of Natural History, Bd. 17, S. 28).

S. 130. Waldemar Bogoras, The Chukchee (Publications of the Jesup North Pacific Expedition, Bd. 7, Leiden 1904—09).

Franz Boas, The Central Eskimo (6th Annual Report Bureau of Ethnology, Washington 1888).

Leonhard Schultze, Aus Namaland und Kalahari. Jena 1907.

Rudolf Martin, siehe Anmerkung zu S. 73.

Skeat and Blagden, Pagan Races of the Malay Peninsula. London 1906.

William Allan Reed, Negritos of Zambales. Manila 1904.

Bogoras, a. a. O., S. 177; Boas, a. a. O., S. 551, 595.

S. 134. K. Weule, Die Kultur der Kulturlosen. Stuttgart 1910.

F. Ratzel, Anthropogeographie, Bd. 2, 1891, S. 693.

F. Gräbner, Methode der Ethnologie. Heidelberg 1911.

S. 135. Ed. Hahn, Die Haustiere. Leipzig 1896, S. 464, 465.

A. de Candolle, Origin of Cultivated Plants. New York 1886, S. 50, 139.

Karl von den Steinen, Durch Centralbrasilien, 1886; S. 310; Unter den Naturvölkern Zentral-Brasiliens, 1894, S. 210—212.

Berthold Laufer, The Introduction of Maize into

Eastern Asia (Congrès International des Americanistes, 15te session, Quebec 1907, S. 223, 250 bis 252). In bezug auf die Einführung des Tabaks in Ostasien siehe J. Rein, Petermanns Mitteilungen, Bd. 24, 1878, S. 215.

Victor Hehn, Kulturpflanzen und Haustiere, 8. Aufl., neu herausgeg. von O. Schrader, Berlin 1911.

S. 137. Ed. Hahn, Die Entstehung der Pflugkultur. Heidelberg 1909.

Richard Laasch, Der Eid. Stuttgart 1908.

S. 138. P. Julius Jetté, Riddles of the Ten'a Indians (Anthropos, Bd. 8, S. 630).

S. 139. Bastians Gesichtspunkte sind von Th. Achelis in seiner Modernen Völkerkunde, Stuttgart 1896, S. 189ff. dargestellt.

S. 141. Wilhelm Wundt, Völkerpsychologie. Leipzig.

Otto Stoll, Suggestion und Hypnotismus in der Völkerpsychologie. Leipzig 1894.

S. 143. E. B. Tylor, Primitive Culture. 3. Auflage, S. 16.

S. 144. E. B. Tylor, On a Method of Investigating the Development of Institutions (Journ. of the Anthrop. Inst. of Great Britain and Ireland, Bd. 18, 1889, S. 245).

S. 145. Otis T. Mason, The Origins of Invention. London 1895.

W J McGee, The Beginning of Zooculture (American Anthropologist, Bd. 10, 1897, S. 215).

Ed. Hahn, a. a. O., siehe Anmerkungen zu S. 135, 137.

S. 146. H. Colley March, The Meaning of Ornament, or its Archaeology and its Psychology (Transactions of the Lancaster and Cheshire Antiquarian Society, 1889).

—, Polynesian Ornament a Mythology (Journal of the Anthrop. Institute of Great Britain and Ireland, Bd. 22, 1893, S. 307).

Hjalmar Stolpe, Entwicklungserscheinungen in der Ornamentik der Naturvölker (Mitt. d. Anthrop. Ges. in Wien, Bd. 22, 1892, S. 19).

Charles H. Read, On the Origin and Sacred Character of Certain Ornaments of the S. E. Pacific (Journal of the Anthrop. Institute of Great Britain and Ireland, Bd. 21, 1892, S. 139).

A. C. Haddon, The Decorative Art of British New Guinea (Cunningham Memoirs, Nr. 10, Dublin 1894).

Karl von den Steinen, Unter den Naturvölkern Zentral-Brasiliens. Berlin 1894.

W. H. Holmes, Ancient Art of the Province of Chiriqui, Colombia (6th Annual Report of the Bureau of Ethnology, Washington 1888, S. 3).

F. W. Putnam, Conventionalism in Ancient American Art (Bull. Essex Institute, Bd. 18, 1886, S. 155—167).

George Grant Mc Curdy, A Study of Chiriquian Antiquities (Memoirs of the Connecticut Academy of Arts and Sciences, New Haven 1911).
von den Steinen, Prähistorische Zeichen und Ornamente (Bastian Festschrift, Berlin 1896, S. 247—288).
A. C. Haddon, Evolution in Art. 1895.
Ernst Große, Die Anfänge der Kunst. 1894.
S. 152. William I. Thomas, Source Book for Social Origins, S. 25.
S. 154. John R. Swanton, Social organization of American tribes (American Anthropologist, N. S., Bd. 7, 1905, S. 663).
S. 157. A. L. Kröber, Ethnology of the Gros Ventre (Anthropological Papers of the American Museum of Natural History, Bd. 1, New York, 1908, S. 151ff.).
Franz Boas, The Decorative Art of the North American Indians (Popular Science Monthly, 1903, S. 481—498).
Karl von den Steinen, Die Bedeutung der Textilmuster für den geometrischen Stil der Naturvölker (Correspondenz-Blatt d. deutschen Ges. f. Anthr., Ethn. und Urg., Bd. 34, 1904, S. 126).
Max Schmidt, Indianerstudien in Zentral-Brasilien. Berlin 1905, S. 330ff.
Heinrich Schurtz, Urgeschichte der Kultur. 1900, S. 540.
A. S. F. Hamlin, in The American Architect and Building News, 1898.
S. 159. Richard Andree, Ethnographische Parallelen und Vergleiche. Neue Folge, 1889, S. 107ff.
Washington Matthews, The Gentile System of the Navajo Indians (Journal of American Folk-Lore, Bd. 3, 1890, S. 89—110).
S. 160. John G. Bourke, Notes upon the Gentile Organization of the Apaches of Arizona (Journal of American Folk-Lore, Bd. 3, S. 111—126).
J. Walter Fewkes, The Kinship of a Tanoan-speaking Community in Tusayan (American Anthropologist, Bd. 7, 1894, S. 162ff.).
John R. Swanton, Contributions to the Ethnology of the Haida (Publications of the Jesup North Pacific Expedition, Bd. 2, Leiden 1905—09, S. 102ff.).
—, Social Condition, Reliefs, and Linguistic-Relationship of the Tlingit Indians (26th Annual Report of the Bureau of American Ethnology, 1908, S. 391ff.).
S. 162. Westermarck, siehe Anmerkung zu S. 124.
S. 167. Beispiele in Franz Boas, Handbook of American Indian Languages, Bd. 1, Washington 1911.
Carl Stumpf, Die Anfänge der Musik. Leipzig 1911.
S. 178. Franz Boas, On Alternating Sounds (American Anthropologist, Bd. 2, 1889, S. 47ff.).

Pliny Earle Goddard, The Phonology of the Hupa Language (University of California Publications, American Anthropology and Ethnology, 1907, Bd. 5, Nr. 1).

S. 199. Bernardino de Sahagun, Historia general de las cosas de Nueva España, Mexico 1829, Bd. 2, S. 92ff.

S. 206. Heinrich Cunow. Die Verwandtschafts-Organisation der Australneger. Stuttgart 1894.

S. 214. Clark Wissler, Decorative Art of the Sioux Indians (Bulletin of the American Museum of Natural History, Vol. 18 [New York 1904], S. 231—278).

S. 216. Berthold Laufer, The Decorative Art of the Amur Tribes (Publications of the Jesup Nord Pacific Expedition, Vol. IV [1902], S. 1—86).

Waldemar Jochelson, Kumiss Festivals of the Yakut and the Decoration of Kumiss Vessels, Boas Anniversary Volume, S. 257—271. New York 1906.

T. T. Watermann, The Explanatory Element in the Folk-Tales of the North-American Indians (Journal of American Folk-Lore, Vol. XXVII [1914], S. 1—54).

S. 238. R. H. Lock, Recent Progress in the Study of Variation, Heredity and Evolution, 1906, S. 73ff.

A. L. Bowley, Elements of Statistics, 1901.

Harold Westergaard, Die Grundzüge der Theorie der Statistik, Jena 1890.

Yule, An Introduction to the Theory of Statistics, London 1911.

MIX
Papier | Fördert gute Waldnutzung
FSC® C083411

Zeitfracht Medien GmbH
Ferdinand-Jühlke-Straße 7
99095 Erfurt, Deutschland
produktsicherheit@kolibri360.de